主编简介

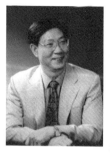

刘沈林　男，生于 1949 年 12 月，首届全国名中医。江苏省中西医结合肿瘤临床研究中心主任。主任医师，博士生导师，享受国务院政府特殊津贴专家。目前担任中央保健委员会会诊专家，第四～六批全国名老中医药专家学术经验继承工作指导老师，中国民族医药学会脾胃病分会会长；科技部国家重点基础研究发展计划（973 计划）第二届中医专家组成员；国家中医药标准化专家技术委员会委员；国家科学技术奖励评审专家。江苏省卫技专业高评委副主任；江苏省抗癌协会传统医学肿瘤康复专业委员会主任委员；江苏省中医药学会脾胃病专业委员会委员。国家中医临床研究基地（脾胃病）胃癌研究首席负责人。

U0247991

国家中医药管理局第四批优秀人才研修项目

（国中医人教发〔2017〕24号）

国家中医药管理局全国名老中医刘沈林传承工作室、

（国中医药办人教函〔2018〕119号）

国家中医药管理局第四批全国中医优秀人才研修项目
国家中医药管理局全国名老中医刘沈林传承工作室

中医抗癌案例辨析

主　编　刘沈林　彭海燕

副主编　陈玉超　朱超林　陈　敏

编　者　（以姓氏笔画为序）

丁大伟　朱超林　刘沈林　祁明浩

汪　馨　张其德　陆　原　陈　敏

陈玉超　邵　杰　周锦勇　钱丽君

徐媛媛　翁婷婷　彭海燕　薛　恬

科学出版社
北京

内 容 简 介

本书分为上、下两篇。上篇为预防篇，充分阐述了中医治未病的学术理论，认为肿瘤的产生与饮食、生活方式、运动等诸多因素相关，主张按照中医学理论从避外邪、慎起居、节饮食、畅情志、常运动等方面做好肿瘤的预防。下篇为治疗篇，搜集了临床常见的恶性肿瘤辨治案例，包括肺癌、食管癌、胃癌、肝癌、肠癌、乳腺癌、前列腺癌等采用中医药治疗的经过、处方用药及疗效，并进行针对性的分析，讲解中医辨证施治思路与用药经验，还对各种肿瘤患者的生活调养提出建议。

本书可供临床中医师、高等中医院校中医类专业学生参考借鉴，也可供广大中医爱好者学习阅读，还可为肿瘤患者及其家属答疑解惑，提供养生保健依据。

图书在版编目（CIP）数据

中医抗癌案例辨析 / 刘沈林，彭海燕主编. —北京：科学出版社，2019.7
　ISBN 978-7-03-061825-2

　Ⅰ.①中… Ⅱ.①刘…②彭… Ⅲ.①癌－中医治疗法
Ⅳ.R273

中国版本图书馆 CIP 数据核字（2019）第 134251 号

责任编辑：马　莉／责任校对：张林江
责任印制：赵　博／封面设计：龙　岩

科学出版社出版
北京东黄城根北街 16 号
邮政编码：100717
http://www.sciencep.com

北京凌奇印刷有限责任公司印刷
科学出版社发行　各地新华书店经销

＊

2019 年 7 月　第　一　版　开本：850×1168　1/32
2019 年 7 月　第一次印刷　印张：9 1/2　插页：1
字数：250 000
POD定价：　52.00元
（如有印装质量问题，我社负责调换）

前　言

　　恶性肿瘤严重威胁人类健康和生命，而随着日益严重的环境污染和不良生活习惯的存在，其发病率呈逐年增高的趋势。发病机制则是由遗传因素和机体内外环境等诸多因素相互作用所致。肿瘤的治疗是医学界的研究重点，更是广大民众所关心的问题。本书分为上、下两篇阐述了中医治疗肿瘤的理论基础和案例辨析。上篇为预防篇，提出肿瘤是一种慢性病的观点，充分阐述中医治未病的学术理论，强调天人相应，注重养生保健，认为肿瘤的产生与饮食、生活方式、运动等诸多因素相关，主张按照中医学理论从避外邪、慎起居、节饮食、畅情志、常运动等方面做好肿瘤的预防，以翔实的理论来指导实践，并列有实用可行的预防措施。下篇为治疗篇，搜集了临床常见的恶性肿瘤如肺癌、食管癌、胃癌、肝癌、肠癌、乳腺癌、前列腺癌等采用中医药治疗的经过、处方用药及取得的疗效，并进行针对性的分析，讲解中医辨证施治思路与用药经验，还提出了各种恶性肿瘤患者的生活调养建议。

　　我们编写本书一方面是弘扬中医对肿瘤诊治、预防的学术思想，使这一医术得以传承；另一方面也是将多年来的临床诊治经验加以总结，以案例辨析的形式阐述理、法、方、药，并结合了西医的理论，目的是更好地服务于临床，为患者解除病痛。希望本书的出版能对中、西医医师治疗肿瘤有所帮助。

　　本书可供临床中医师、高等中医院校中医类专业学生参考借鉴，也可供广大中医爱好者学习阅读，还可为肿瘤患者及其家属答疑解惑，提供养生保健依据。

江苏省中医院

刘沈林　教授

彭海燕　主任中医师

2019 年 6 月

目　　录

上篇 ▶

预 防 篇

第1章 现代医学有关恶性肿瘤的论述

恶性肿瘤是机体在各种致瘤因子作用下，细胞遗传物质发生改变、基因表达失常、细胞异常增殖而形成的非正常组织。根据肿瘤细胞正常生长调节功能、自主或相对自主生长能力、脱离瘤环境后继续生长的存在与否，分为良性、恶性两大类。恶性肿瘤（又称为癌症）是当前严重影响人类健康、威胁人类生命的疾病之一。恶性肿瘤发生的机制、诊断、治疗、预防一直是中西医学界关注和研究的课题。随着自然环境、社会环境，以及人们不良生活习惯和饮食结构的改变，肿瘤的发病率也呈逐年上升的趋势。

一、恶性肿瘤的发病情况

根据 2014 年世界卫生组织（WHO）下属的国际癌症研究机构发表的《世界癌症报告 2014》显示，全球癌症发病率目前正以惊人的速度不断增长，平均每 8 个死亡病例中就有 1 人死于癌症；2012 年世界共新增癌症病例 1400 万人，并已有 840 万人死亡。其中，我国的新增癌症病例高居第一位，特别是肺、胃、食管、肝等部位的肿瘤，新增病例和死亡人数均居世界首位。近 20 年的数据显示，我国恶性肿瘤的发病率呈现年轻化趋势，恶性肿瘤居城市居民死因的首位，在农村恶性肿瘤居死因的第 3 位。在我国危害最严重的恶性肿瘤为胃癌、肝癌、食管癌、大肠癌、白血病、恶性淋巴瘤、宫颈癌、鼻咽癌和乳腺癌。其中，乳腺癌、肺癌、结肠癌、甲状腺癌等发病年龄均低于此前年龄，其中肺癌发病率近年来有明显增加的趋势。就地区而言，检测数据显示，城市地区的结直肠癌发病率上升速度较快。

肿瘤的发病有明显的地域差异，超过60%的癌症病例都主要集中在非洲、亚洲及中南美洲等地区，这些国家的癌症死亡病例更是占全球总数的近70%，这与医疗卫生基础设施和服务落后有很大关系，同时中低收入国家在癌症预防方面滞后也是一个不容忽视的原因。与此同时，80%～90%的癌症多是环境因素作用的结果。以胃癌为例，全世界有50%的胃癌发生在我国，其原因主要与饮食习惯不良和饮食结构的改变等因素有关，如爱吃高盐、腌制过的食品，特别是没腌透的食品，其中含有较高的致癌物质亚硝酸盐。

某些肿瘤的发病率在不同种族有显著差异，这可能与遗传、生活习惯及携带癌基因的家族聚集等因素有关。如男性鼻咽癌在我国南部地区及东南亚的一些地区发病率高，但在欧美国家和日本的发病率非常低，移居美国的华人鼻咽癌的发病率也比美国白种人高34倍。再如皮肤癌，我国的发病率很低，而在欧美国家时有发生。这与各地区的生活习惯及其气候特点等都有一定的联系，但其内在的遗传因素也不可或缺。遗传在肿瘤的发病中起着重要作用，因为同一环境内的人群所接触的致癌因子基本相同，而不幸罹患癌症的仍是少数，这就证明了个体易感性的存在。近年来肿瘤分子遗传学的研究表明，一些与细胞的生长和分化有关的基因在癌变的过程中起着关键作用，这些基因称为癌基因和肿瘤抑制基因，它们的结构或功能异常使细胞得以无控制生长，并最终导致肿瘤发生，而这种异常基因往往会遗传给下一代，造成某个家族或人种的易感性。

二、肿瘤的发病因素

肿瘤细胞来源于宿主的正常细胞，当细胞受到物理、化学、生物等不良因素刺激后，内环境调节失衡而导致信息传导失误、错乱的结果。中医学则认为是脏腑功能失调、阴阳气血紊乱等因素导致。通过研究肿瘤的发病机制，我们可以在癌症晚期的治疗中不断跟踪这种不平稳状态，找到失衡的关键点，"虚者补之，过者削之，复归于中"。让宿主潜在的调控作用再现，抑制肿瘤生长，使人癌长期共存，提高晚期癌症患者的生存质量。

（一）自然因素

人类肿瘤的发生与基因缺陷和基因突变有关，自然因素对人体的影响在大多数肿瘤的发生中起着重要作用。绝大多数肿瘤是外界因素与个体内在因素相互作用的结果，外部致癌因素有物理因素、化学因素、生物因素等，内部致癌因素包括遗传、内分泌、免疫、营养、精神因素等，而约80%恶性肿瘤的发生与外因有关，根据流行病学调查发现人类与吸烟相关的肿瘤约占30%，与饮食有关的肿瘤约占35%，与病毒有关的肿瘤约占20%，这些外源性致癌因素作用于正常细胞，经过多步骤病理过程产生细胞恶变。根据它们在致癌过程中的作用，可分为启动作用、促进作用、完全致癌作用。启动作用是指某些化学、物理或生物因子，它们可以直接改变细胞遗传物质 DNA 的成分或结构。一般接触一次即可完成，其作用似无明确的阈剂量。启动作用引起的细胞改变一般是不可逆的。促进作用本身不能诱发肿瘤，只有在启动作用后再以促进作用反复刺激，方可促进肿瘤的发生。例如，用二甲基苯并蒽（dimethybenzanthrancene，DMBA）涂抹动物皮肤并不致癌，但是几周后再涂抹巴豆油，则引起皮肤癌，巴豆油中的有效成分是佛波醇酯，能模仿二酰基甘油信号，激活蛋白激酶 C。促癌物的种类很多，有的促癌物只对诱发某种肿瘤起促进作用，而对其他肿瘤的发生不起作用。如糖精可促进膀胱癌的发生，但对诱发肝癌不起作用；苯巴比妥促进肝癌的发生，但不促进膀胱癌的发生。同时具有促进作用和启动作用的物质，称为完全致癌物。

1. 物理因素　包括电离辐射、紫外线、热辐射、创伤应激、长期慢性炎症刺激等在内的物理因素，对人和动物的致癌或可能致癌的作用，已经过临床或实验室证实。例如，紫外线的长期照射是导致皮肤癌的重要因素，由于其阶能较高，能穿透到真皮深层，对皮肤可产生强烈的光损伤，被照射的部位真皮血管扩张，皮肤出现红肿、水疱等症状，长此以往，皮肤出现红斑、炎症、皮肤老化，严重者可引起皮肤癌。其机制可能是大剂量的紫外线照射引起 DNA 断裂，DNA 双螺旋局部变性形成二聚体，导致交联，从而使 DNA 复制停止，或在新形成的链上诱发一系列的碱基改变，并且抑制皮肤的免疫功能，使突变细胞轻易逃脱免疫监视，有利于皮肤癌及基底细胞癌的发生。近年来，炎症作为肿瘤的诱发因素，引起人们越来越多的关注，大多数学者认为，持续的慢性炎症是肿瘤干细胞转化为肿瘤的始动和持续促进因素，持续或低强度的炎症刺激使靶组织处于长期或过度反应而修复时，炎症表现为"非可控性"，这与肿瘤细胞的生物学特性类似。另外，慢性炎症通过产生促炎信号和抗炎信号促使肿瘤生长并逃避免疫监视。"种子与土壤"学说认为，肿瘤（"种子"）能在肿瘤微环境（"土壤"）中存活并转移，依赖各种因子与肿瘤细胞的相互作用，这些细胞和因子产生并存在于肿瘤相关炎症中，可以促进肿瘤的生长及血管形成、侵犯和转移。

2. 化学因素　现已确认的对动物有致癌作用的化学致癌物有 1000 多种，其中有些可能和人类癌瘤有关，根据其化学结构大致可分为 8 类：①亚硝胺类；②多环芳烃类，其广泛分布于汽车废气、煤烟、香烟、熏制食品中；③芳香胺类；④烷化剂类；⑤氨基偶氮类；⑥碱基类似物；⑦氯乙烯；⑧某些金属元素，如镍、铬、镉等。其特点包括以下 3 点。

第一，各种化学致癌物在结构上是多种多样的。其中少数不需要在体内进行代谢转化即可致癌，称为直接作用的化学致癌物，如烷化剂。绝大多数则只有在体内进行代谢活化后才能致癌，称为前致癌物，其代谢活化产物称为终末致癌物，如 3，4- 苯并芘是前致癌物，其终末致癌物是环氧化物。

第二，所有的化学致癌物都具有亲电子结构的基团，如环氧化物等。它们都与细胞大分子的亲核基团（如 DNA 分子中的鸟嘌呤的 N7，C8）共价结合，导致 DNA 的突变。

第三，某些化学致癌物的致癌作用可由其他无致癌作用的物质协同作用而增大。这种增加效应的物质称为促癌物，如巴豆油、激素、酚等药物。致癌物引发的初始变化称为激发作用，而促癌物的协同作用称为促进作用。据此，Benrenblum 提出致癌过程的二阶段学说，即激发和促进过程。激发过程现在普遍认为是致癌物引起的不可逆过程，使得一种原癌基因突变并活化，这种突变可遗传给子代细胞；促进过程可能是由于促剂是细胞内信号转导通道的关键性成分——蛋白酶 C 的活化剂，并且能使某些细胞分泌生长因子。因此促进作用能促使突变的细胞克隆性生长、抑制其正常分化，最后在附加突变的影响下形成肿瘤。此学说在恶性肿瘤的一级预防方面具有现实意义，因为激发过程大多很短暂且不可逆，而促进过程却很长，一般需要 10 ~ 20 年，故如能减少环境中的促癌因子，也可有效预防恶性肿瘤的发生。

3. 生物因素 生物致癌因素包括病毒、细菌、真菌、寄生虫等。目前认为，在生物致癌因素中，病毒是最重要的，因此我们可以将导致动物肿瘤的病毒称为致瘤病毒。

（1）人类乳头状瘤病毒（HPV）：属于乳多空病毒科乳头瘤病毒属，是一种小型无包膜的双链环状 DNA 肿瘤病毒。HPV 不但有严格的种属特异性，而且表现出趋上皮性。HPV 的诸多类型感染人类的皮肤，一些类型则感染黏膜，以此分为表皮型和黏膜型。在临床上，常根据其伴随上皮损伤的恶性程度将 HPV 分为低危型和高危型。低危型 HPV-6、HPV-11 与普通良性疣密切相关，而高危型 HPV 可引起恶性进展的上皮内瘤变，进而导致多种癌症。与高危型 HPV 最密切相关的是宫颈癌和生殖器癌，其次是口腔癌。全世界约 70% 的宫颈癌与高危型 HPV-16 和 HPV-18 直接相关，约 25% 的口腔癌与高危型 HPV 有关。

（2）EB 病毒（EBV）：是 1964 年在研究非洲儿童的恶性淋巴瘤时，从瘤细胞培养中发现的一种嗜人类 B 淋巴细胞的 γ- 疱疹病毒，基因组全长 184kb。目前可感染人类的 EB 病毒有两种亚型：EBV-1 和 EBV-2，其区别在于编码核抗原的基因构成不同。EB 病毒可引起两种不同类型的感染，一种是增殖性感染，另一种是非增殖性感染，在一定条件或某些诱导因子的作用下，潜伏的 EBV 基因组可被激活而转化为增殖性感染。此外，受 EBV 感染和转化的宿主细胞在不断的分裂和增殖过程中如果受到某些辅助因子的促发，个别细胞可发生染色体易位等异常，从而导致细胞转化为恶性肿瘤细胞。目前研究发现 EB 病毒感染与多种人类肿瘤发生相关，包括伯基特淋巴瘤、霍奇金淋巴瘤、胃癌、鼻咽癌、乳腺癌等，认为 EB 病毒在这些肿瘤发生中起到相当重要的作用，因此在 1997 年已经把 EB 病毒归纳为第一类致癌物。

（3）乙型肝炎病毒（HBV）：属嗜肝病毒科，是导致人类病毒性肝炎最主要的原因。HBV 感染呈世界性的分布，不同地区流行强度不一，全球约 20 亿人感染 HBV，3.6 亿人为 HBV 慢性感染者。全球约 3/4 的肝细胞性肝癌（HCC）患者与 1/3 的肝硬化患者都和 HBV 感染有关。在我国，HCC 的发生和死亡人群中有 50% 以上归咎于 HBV 感染，是慢性乙型病毒性肝炎的高发区。HBV 的致癌作用有：① HBV 导致的慢性肝损伤使肝细胞不断再生，这使另外一种致癌因素（黄曲霉素 B_1）的致突变作用容易发生；② HBV 可能编码一种称为 X 蛋白的调节成分，使受染肝细胞的几种原癌基因激活；某些患者，HBV 的整合可导致 $p53$ 基因失活。由此可见，肝细胞性肝癌的发生也可能是多步骤的。

（4）真菌：目前已知的对动物有致癌作用的真菌毒素有 10 余种，其中对黄曲霉素的研究较多。在高温潮湿的霉变食品中，黄曲霉菌广泛存在，在众多黄曲霉菌毒素中，黄曲霉素 B_1 的致癌性最强，而且化学结构不稳定，不易被加热分解，煮熟后仍有活性，可引起肝癌。分子生物学研究表明，黄曲霉素 B_1 的致突变作用是使肿瘤抑制基因 $p53$ 发生点突变而失去活性，而 HBV 感染所致的肝细胞慢性损伤和由此引起的肝细胞持续再生为黄曲霉素 B_1 的致突变作用提供了有利条件。因此，HBV 感染与黄曲霉素 B_1 有协同作用，这也是我国肝癌高发地区的主要致癌因素。

（5）细菌：关于细菌与肿瘤的关系，对幽门螺杆菌（Hp）与胃癌的研究较多。Hp 是一种革兰氏阴性菌，呈 S 形或弧形弯曲，菌体一端的鞭毛，有助于方便地穿过胃黏膜而定居在胃上皮细胞，又能产生大量尿素酶，在菌体周围分解尿素，形成一股碱性的"氨云"，也可以抵抗胃中的酸性环境，免受胃酸侵袭。Hp 的唯一自然宿主是人类，全世界人群感染率高达 50%，其主要传播途径是人与人的直接或间接接触。这种病菌是通过人群的消化道，即"口—口""粪—口"传播。流行病学资料表明：胃癌的发生率在一些幽门螺杆菌感染率较高的人群中较高。研究显示，在胃癌组织中 Hp 阳性率为 69%～95%，Hp 感染者的胃癌发生率为 2.3%～6.4%。WHO 已把 Hp 列为胃癌的第一类致癌原。

（二）基因突变

肿瘤的发生从古代体液学说，到 20 世纪初的物理、化学、病毒致癌学说，20 世纪中叶的基因突变致癌学说，再到现在的多步骤、多因素综合致癌理论，体现了人类认识肿瘤疾病的漫长历史进程。目前普遍认为，肿瘤的发生是一个多基因参与、多步骤发展的复杂过程，是机体内在因素与外界因素联合作用下逐渐形成的，并形成了许多关于肿瘤发病机制的基本理论，如体细胞突变学说、表观遗传学说、能量代谢学说、干细胞理论等。

1. 体细胞突变理论　自 20 世纪 50 年代以来，肿瘤体细胞突变理论占主导地位，该理论获得的支持证据相对充分，并能够更直接地解释多数肿瘤的发生、发展伴随基因突变积累导致的肿瘤临床与生物学特性。根据该理论，肿瘤是从单个体细胞经突变积累的多阶段过程形成的；每一个癌细胞均有形成新肿瘤的能力。基因突变是经常发生的，早期的基因突变会导致发育障碍，然而不断积累可改变细胞的关键功能，进而导致癌症；如果突变发生在与细胞增殖有关的基因，就可能导致细胞摆脱正常的生长控制，获得"永生"，进而表现出恶性肿瘤的表型形状。大多数的致癌物都是致突变物，能引起 DNA 的损伤，而这些损伤并不一定都能使细胞发生突变，细胞可以修复损伤的 DNA 或通过自身的凋亡阻止癌变的发生。如果因为某些原因 DNA 的损伤不能被及时修复或发生修复错误，细胞虽可继续存活，却成为潜在的癌细胞。一般一个正常细胞需要获得 4～6 个驱动突变才可能转化为癌细胞，然而单个正常细胞的突变率不足以产生足够的驱动突变，这也是癌症的发生仍是少数的原因。

体细胞突变理论较好地解释了肿瘤遗传易感性即二次突变说。根据此理论，一些遗传性恶性肿瘤的发生需要 2 次或 2 次以上的突变。第 1 次突变可能发生在生殖细胞或由父母遗传而来，也可能发生在体细胞；第 2 次突变则均发生在体细胞本身。也就是说，DNA 修复基因及肿瘤抑制基因的突变并不能马上导致癌症，携带这些突变基因的个体如果另一条等位基因也发生突变，其患癌的概率急剧增加。例如，视网膜母细胞瘤，*RB* 基因是人类发现的第一个肿瘤抑制基因，遗传性视网膜母细胞瘤患儿出生时所有细胞均携带了一次 *RB* 基因突变，只需要在出生后某个视网膜母细胞再发生第二次突变，就会转变为肿瘤细胞，因此遗传性视网膜母细胞瘤患儿不仅发病早，而且表现为双侧性或多发性。

癌前病变中驱动突变的积累是其发生癌变的主要原因，结肠上皮增生、良性肿瘤、原位癌和浸润癌则是正常细胞由于突变累积、克隆扩增逐步癌变的最突出的例子。以 Barret 食管为例，在 Barret 食管向食管癌进展过程中，除了 *TP53* 和 *SMAD4* 外，大多数驱动基因的突变频率在两者中相似；而随着病情进展，*TP53* 和 *SMAD4* 在侵袭性食管癌中发生频繁突变，提示 Barret 食管是进展期癌前病变。

基于体细胞突变理论和基因测序技术的发展，促成了人类基因组计划和精准医疗的发展，基于基因检测结果指导的肿瘤个体化诊疗模式将成为上流，可使更多患者从中获益。

2. 肿瘤免疫编辑学说　该学说认为，免疫系统在肿瘤发生、发展的动态过程中扮演着双重角色，即清除部分肿瘤细胞的同时，重塑另一些肿瘤细胞的免疫原性。免疫系统不仅可以抑制肿瘤的增殖，破坏癌细胞或抑制它们分泌相关因子，同时可筛选更适合的肿瘤细胞克隆（免疫编辑过的肿瘤细胞），改变肿瘤免疫微环境，促进肿瘤在免疫宿主体内发生、发展。肿瘤的免疫编辑理论将免疫系统与肿瘤的相互关系分为 3 个不同的时相：清除、平衡及逃逸。相反，3 个时相也可逆向发展，通过积极的临床治疗及免疫干预，一些中、晚期肿瘤患者，仍然可以获得远期生存。进一步研究肿瘤免疫编辑学说的细胞和分子机制，能为肿瘤的早期诊断及免疫治疗开发新的肿瘤标志物和治疗靶点。

3. 表观遗传学说　是指不涉及 DNA 序列改变的基因或蛋白表达的变化，并可以在发育和细胞增殖过程中稳定传递的遗传学分支学科，主要包括 DNA 甲基化、组蛋白共价修饰、染色质重塑、基因沉默和非编码 RNA 调控等机制。现已有研究证实，癌变不仅因为基因突变和染色体畸变，还可能是表观遗传学改变所致，后者没有发生 DNA 序列变化的可遗传的表达改变，但同样可以引起肿瘤癌基因的活化和抑癌基因灭活。表观遗传学的发现对体细胞突变理论做出了很好的补充与修正，使人们重新认识了基因与肿瘤发生的关系：虽然基因表达与否从很大程度上由其自身决定，但如 DNA 甲基化和非编码 RNA 调控等异常的出现同样可以引起基因表达的异常，从而可能引起肿瘤的发生。

4. 肿瘤能量代谢学说　早在 1920 年，德国生物学家 Otto Warburg 就发现了肿瘤细胞代谢的特点（沃伯特效应）：即使在氧充足的条件下，肿瘤细胞仍偏好于采用糖酵解方式进行葡萄糖代谢，而不是采用产生 ATP 效率更高的线粒体氧化磷酸化方式，Warburg 将其理论简述为"肿瘤是一种代谢疾病"。肿瘤能量代谢学说认为，肿瘤发生的最初原因是线粒体呼吸功能障碍，为了维持细胞生存和满足大分子合成的需要，细胞选择激活另一种能量代谢方式，即有氧糖酵解。肿瘤细胞用有氧糖酵解代替正常组织的氧化磷酸化，肿瘤细胞不能经由线粒体获得 ATP，只能进行代谢重组以维持细胞内的 ATP 和还原型辅酶 I（NADH）水平正常，而 ATP 和 NADH 是维持肿瘤细胞生存、转移和增殖所必需的。18F-FDG PET-CT 扫描结果显示肿瘤细胞摄入大量的葡萄糖，这在一定程度上验证了这一观点：肿瘤细胞过度依赖葡萄糖和糖酵解代谢。

5. 干细胞学说　传统观点认为肿瘤是由体细胞突变而成，每个肿瘤细胞都有永生能力，而实验证实并非所有的肿瘤细胞都具有无限增殖的能力，据此，有学者提出了干细胞（tumor stem cells，TSC）理论。TSC 理论认为：TSC 可以通过自我更新和无限增殖维持肿瘤细胞群的稳定；TSC 的运动和迁徙可促进肿瘤细胞的转移；TSC 长时间处于休眠状态，但在肿瘤细胞中保持一定比例，对常规抗肿瘤治疗不敏感。以乳腺癌为例，有研究表明，在对乳腺癌放疗后，TSC 比例并未下降却反而增高；动物实验发现，放射线照射后乳腺癌干细胞转化为乳腺癌细胞的能力是原先的 30 倍。由此证明，TSC 对放化疗具有较强的耐受力，且此能力会随着化放疗的进程而加强，这可能就是目前积极治疗肿瘤后复发率仍然较高的原因之一。TSC 理论的正确性虽未得到普遍证实，但越来越多的实验证明 TSC 确实存在并影响肿瘤的发生，该理论的提出逐渐转变了传统治疗恶性肿瘤的思维，并在恶性肿瘤的治疗中把注意力从杀灭肿瘤细胞转移到积极杀灭 TSC。

三、肿瘤的治疗

（一）细胞毒治疗

人类对治疗肿瘤的细胞毒药物的发现和研究是从第二次世界大战开始，从人们发现氮芥能治疗恶性淋巴瘤至今，对于抗肿瘤药物的研究已经取得了巨大的进展。根据作用机制的不同，可将细胞毒药物大致分为以下几类。

1. 作用于 DNA 的药物　作用于 DNA 的药物：主要有烷化剂、铂类及破坏 DNA 的抗生素等。该类药物主要通过影响 DNA 的合成和复制，从而产生细胞毒作用和抗肿瘤活性，属于细胞周期非特异性抗肿瘤药。

烷化剂作为传统的抗肿瘤药物是应用较早的抗癌药物之一，早期的代表药物氮芥发源于芥子气，它是第二次世界大战期间使用的一种毒气，在尸检中医师发现中毒死亡的人都表现出不同程度的淋巴和骨髓抑制及白细胞数显著减少，对此人们展开了一系列研究，从而发现了人类历史上第一种化疗药物——氮芥。但由于其毒性太大而限制了临床运用，随后通过对药物化学结构的修饰，改变其药代动力学性质，开发了一系列毒性小、靶向性相对较强、疗效满意的新型药物，如美法仑、环磷酰胺、替莫唑胺等。此类药物是一具有双重功能的烷化剂，为细胞周期非特异性药物，但对于 G_1 和 M 期细胞作用最强。本类药物可以与 DNA 交叉联结，或在 DNA 和蛋白质之间交叉联结，组织 DNA 复制，同时对核糖核酸和蛋白质合成也有抑制作用，从而造成细胞损伤或死亡。

20 世纪 60 年代，美国科学家 Rosenberg 在研究电场对细菌生长影响的实验中，首次观察到铂类化合物能抑制细胞生长的现象，从而揭开了此类独特构型的抗肿瘤药物发展的序幕。1971年，第一代铂类化合物顺铂进入临床实验，1978年正式上市。1986年，第二代铂类化合物卡铂首先在英国上市，FDA批准1989年上市，应用逐渐推广。1990年我国正式批准生产卡铂粉、针剂。1995年奈达铂在日本上市。第三代铂类化合物奥沙利铂于1996年在法国上市，历时30余年，科学家们通过不懈努力使以铂类为中心在结构上极尽变化，以减低铂类化合物的毒性、克服顺铂在治疗过程中常出现的耐药性及扩展铂类化合物的抗瘤谱为目的，先后筛选了数千种类似的化合物，超过28种进行临床试验，其中不足10种获得上市。此类药物也是细胞周期非特异性药物，通过产生水化衍生物或离子型化合物后作用于DNA，它主要作用DNA的鸟嘌呤的N7和O6原子上，引起DNA链间及链内交联，破坏DNA分子，阻止其螺旋解链，干扰DNA合成，而产生细胞毒作用。

　　破坏DNA结构的抗生素目前主要有丝裂霉素、博来霉素和蒽环类抗生素，其中蒽环类是这类药物中应用最广泛的。第一个被发现的蒽环类抗生素是柔红霉素，其由放线菌门的波赛链霉菌自然产生，随后又研制出了多柔比星，于20世纪80年代用于临床，发现它们有较好的疗效。科学家们又通过结构改造和修饰研发了很多衍生物，如表柔比星、吡柔比星等，这类药物能够治疗的癌症种类比任何其他类型的化疗药物都要多，并且成为目前最有效的抗癌疗法之一。此类药物由链霉素提取，作用机制与烷化剂类似，是细胞周期非特异性药物，通过与DNA链形成交联，抑制DNA复制，对RNA也有抑制作用。

　　2.影响核酸合成的药物　主要是抗代谢药，如抗叶酸类（甲氨蝶呤、培美曲塞）、抗嘌呤类（巯嘌呤）、抗嘧啶类（氟尿嘧啶、卡培他滨）药物。抗代谢药物是通过作用于核酸合成过程中的不同环节，干扰 DNA 合成所需要的叶酸、嘌呤、嘧啶等，从而抑制肿瘤细胞生存和复制所必需的代谢途径，最终导致肿瘤细胞死亡。此类药物属于细胞周期特异性药物。

20 世纪 70 年代，氟尿嘧啶的问世开创了抗代谢药物治疗肿瘤的先河，随着抗代谢药物研究的深入，至 20 世纪 90 年代先后研制出了影响核酸合成不同环节的药物。1996 年阿糖胞苷结构类似物的水溶性脱氧胞苷衍生物吉西他滨的临床应用；1998 年氟尿嘧啶的前体衍生物卡培他滨获 FDA 批准上市。在抗叶酸类药物的研究方面也取得了重大突破，研制出了一类作用于叶酸代谢过程中多个靶点的抗肿瘤新药，2004 年培美曲塞获得了 FDA 批准上市，这些具有划时代意义的抗代谢新药的问世，推动了肿瘤化疗的进步。经过 40 余年的临床应用，抗代谢药物成为临床上常用的抗肿瘤药物，是治疗肺癌、乳腺癌、消化道癌症的基本药物。

3. 影响蛋白质合成、干扰有丝分裂的药物　影响蛋白质合成、干扰有丝分裂的药物：主要是植物生物碱或其半合成药物，主要有紫杉醇类、长春碱类化合物等。这类药物不但在干扰癌细胞的微蛋白合成中发挥主要作用，还具有诱导细胞凋亡、抗血管形成的积极作用，在抗肿瘤药物中有不可替代的地位。

紫杉醇是一种天然植物类抗肿瘤药，于 20 世纪 60 年代末由美国国家癌症研究所从太平洋短叶紫杉的树皮中提取分离后得到，早期在临床上应用较为广泛。由于水溶性差，天然资源有限，经半合成后获得的多西紫杉醇于 1994 年首次在墨西哥上市，其体内外抗癌活性均高于紫杉醇。随着高新技术的不断发展，21 世纪初白蛋白紫杉醇问世，其采用先进的纳米技术使疏水性紫杉醇和白蛋白结合，而无须使用助溶的有毒溶剂，并利用白蛋白独特的转运机制，让紫杉醇更多地分布于肿瘤组织，达到更高的肿瘤细胞内浓度。本药是一种细胞毒类抗癌药物，为新型的抗微管剂，可促进微管双聚体装配成微管，而后通过防止去多聚化过程而使微管稳定化，这种稳定化作用抑制微管网正常动力学重组，而微管网的重组对于细胞生命期间和分裂功能是必要的。除此之外，该药可导致整个细胞周期微管"束"的排列异常和细胞分裂期间微管多发性星状体的产生。

长春碱类化合物是从长春花中提取出来的吲哚类生物碱，它有着典型的双分子结构，自从发现长春碱具有抗肿瘤活性以来，对其抗肿瘤作用的研究早已取得阶段性发展，已有长春碱、长春新碱、长春地辛和长春瑞滨等长春碱类化合物应用于临床。其抗肿瘤作用的靶点是微管，主要抑制微管蛋白聚合而影响纺锤体微管的形成，使有丝分裂停止于中期。还可以干扰蛋白质代谢及抑制 RNA 多聚酶的活力，并抑制细胞膜类脂体的合成和氨基酸在胞膜上的转运。

4. 作用于拓扑异构酶的药物　DNA 的拓扑结构主要由两类关键酶（即拓扑异构酶 I 和拓扑异构酶 II）调节，这两类酶在 DNA 复制、转录、重组，以及在形成正确的染色体结构、染色体分离和浓缩中发挥重要作用。尤其是在许多肿瘤细胞中，拓扑异构酶的含量高于正常细胞，因此以此为靶点的抑制剂具有一定的特异性抗肿瘤作用。

1966 年从珙桐科植物喜树中提取的一种细胞毒性生物碱喜树碱（CPT）具有明显的抗肿瘤活性，尤其是对消化道肿瘤、白血病、膀胱癌等疾病活性更强，但它易引起骨髓抑制、呕吐和血尿等不良反应。1985 年研究发现，CPT 是拓扑异构酶的特异性抑制剂，使其再次成为抗肿瘤药物研究的热点。通过对 CPT 环 7、9、10、11 位的结构改造，可得到拓扑替康、伊立替康、勒托替康、羟喜树碱等抗肿瘤活性更高、毒性更低的喜树碱类衍生物。拓扑异构酶Ⅱ抑制剂的种类较多，主要有阿霉素衍生物、鬼臼毒类药物如依托泊苷等。1986～1987年，我国当代化学家王倬发现DNA复制时所需的拓扑异构酶能催化DNA链的断裂和结合，从而控制DNA的拓扑状态，拓扑异构酶参与了超螺旋结构模板的调节。拓扑异构酶毒素类药物的抗肿瘤活性与其对酶-DNA可分裂复合物的稳定性相关。这类药物通过稳定酶-DNA可分裂复合物，有效地将酶转化为纤维素。

（二）靶向治疗

1. 小分子靶向治疗　基于对肿瘤发生、发展中分子事件的深入理解，人们逐渐认识到肿瘤是一个多因素参与、多步骤发展的全身性、系统性疾病。研究者发现某些驱动基因及其调控的级联信号通路是肿瘤细胞增殖的"触发点"。这些信号通路传导因子含有大量的蛋白激酶家族成员，异常的蛋白质磷酸化及其相关信号通路的激活普遍存在于包括肺癌、乳腺癌、白血病在内的多种血液及实体瘤中，与细胞抗凋亡能力和血管生成等息息相关。因此蛋白激酶成为小分子靶向药物的重要靶点。2003年，第一个用于临床治疗恶性肿瘤的小分子靶向药物伊马替尼问世，其通过直接阻断酪氨酸激酶的磷酸化，抑制驱动基因 Bcr-Abl 表达，从而促进细胞凋亡。伊马替尼对费城染色体阳性的慢性髓细胞性白血病（chronic myelogenous leukemia，CML）及胃肠道间质瘤（gastrointestinal stromal tumor，GIST）具有显著疗效，验证了"驱动基因"假说的正确性，在小分子靶向药物的研发中具有里程碑意义。之后10年以酪氨酸激酶抑制剂（TKI）为代表的小分子激酶抑制剂不断涌现。2009年的 IPASS 研究和随后的 OPTIMAL 研究首次证实第一代表皮

生长因子受体 –TKI（EGFR–TKI）能显著延长 EGFR 突变肺癌患者的疾病无进展生存期，奠定了其在靶向治疗中的地位。在此基础上以阿发替尼为代表的第二代 EGFR–TKI 与受体具有更强的亲和力，与化疗相比能显著延长 EGFR 突变患者的总生存率；第二代 Bcr–Abl 酪氨酸激酶抑制剂尼洛替尼也因相比于伊马替尼有更高的选择性和更强的亲和力，显示出更好的疗效。

然而，由于单一靶点的小分子化合物抗癌范围较窄，易产生耐药，众多新型的作用于多种蛋白激酶结构突变位点的多靶点药物应运而生。如索拉菲尼靶向于丝 – 苏氨酸激酶及受体酪氨酸激酶，还可以作用于血管内皮生长因子受体（VEGFR）和血小板衍生生长因子受体（PDGFR），一线治疗晚期肾细胞癌和肝细胞癌可延长患者生存期；达沙替尼同时抑制 Bcr–Abl 和 Src 家族激酶，用于伊马替尼治疗失败或耐药的 CML 患者；舒尼替尼能选择性抑制 VEGFR、PDGFR、Kit、FMS 样酪氨酸激酶 3（FLT–3）、集落刺激因子（CSF–1）等酪氨酸激酶，具有强大的抑制肿瘤细胞增殖和抗血管生成的双重作用。

与此同时，随着对各种肿瘤分子生物学特征的认识，作用于其他靶点的小分子化合物也不断涌现，包括组蛋白去乙酰化酶抑制剂（HDACI）、西罗莫司靶蛋白（mTOR）抑制剂、蛋白酶体抑制剂等。越来越多的小分子靶向药物正处于临床试验中，具有良好的应用前景，但其耐药问题和中远期不良反应仍是目前面临的焦点问题。

2. 单克隆抗体靶向治疗　抗体是在对抗原刺激的免疫应答中，B 淋巴细胞产生的一类糖蛋白，它能与相应抗原特异性结合，产生各种具有免疫效应的球蛋白。一般抗原以异源蛋白居多，免疫系统能识别抗原上的多个位点，从而产生多个针对不同位点的抗体来结合抗原，由此产生的抗体集合称为多克隆抗体，而如果能纯化出只针对单个位点的抗体，我们则得到了针对某个特定蛋白结构的抗体，称为单克隆抗体。1975 年英国科学家 Kohler 和 Milsten 发明的单克隆杂交瘤技术解决了批量生产单克隆抗体的技术难题，通过将 B 细胞克隆和骨髓瘤细胞进行细胞融合，如此形成的杂交细胞具有肿瘤细胞永生的性质而大大延长了 B 细胞表达单克隆抗体的能力，使单克隆抗体的运用成为可能。后来，随着细胞体外培养技术的成熟，科研人员可以将融合细胞在培养基中大规模地培养获取单抗，这也为单抗药物的诞生创造了条件。在早期，单抗为鼠源性的，是完全分泌自小鼠细胞的抗体，其与人体的兼容性最差，容易引起强烈的免疫反应，现已经较少使用。随着基因工程技术的迅速发展，治疗性单抗从早期 100% 的鼠源性单抗，到嵌合抗体、人源化抗体，再到近年的全人源抗体，逐步消除了异源性抗体的免疫原性问题，在保持对抗原高亲和力的同时改善了抗体的药代动力学。根据单克隆抗体作用的靶点不同，目前的单克隆抗体可分为五种类型：①靶向 CD20 的抗肿瘤抗体药物，如利妥昔单抗等；②靶向 EGFR 的抗肿瘤抗体药物，如西妥昔单抗、帕尼单抗等；③靶向 HER-2 的抗肿瘤抗体药物，如曲妥珠单抗、帕妥珠单抗等；④靶向 VEGF/VEGFR 的抗肿瘤抗体药物，如贝伐珠单抗等；⑤抗体偶联物（antibody-drug conjugate，ADC），将抗体与细胞毒药物偶联，通过抗体将药物直接输送到肿瘤细胞，靶向治疗的同时降低了不良反应，吉妥珠单抗是第一个上市的 ADC 药物。因其对单用化疗不敏感的肿瘤有较高的客观反应率，它将成为肿瘤治疗抗体药物的重要发展方向。

（三）免疫治疗

肿瘤是各种致病因素诱发细胞恶变和多种免疫细胞抗肿

瘤监测杀伤功能两种"阴阳"机制互动失调而导致的恶性疾病。传统的肿瘤治疗主要是通过手术、化疗与放疗来达到早期根除肿瘤和减轻瘤负荷的目的,存在着肿瘤转移与复发的危险性,具有损伤正常组织与免疫功能低下等严重副作用,导致目前临床上肿瘤转移、复发和死亡的概率极高。肿瘤的免疫细胞治疗是通过恢复与增强肿瘤患者自身的免疫监测与杀伤功能,有效地杀灭患者术后和放化疗后体内残留的肿瘤细胞,达到治疗肿瘤、预防复发与转移和最终根治肿瘤的目的,具有特异性强、不良反应轻等优点,正在逐步成为肿瘤综合治疗中的一个重要环节,也是当前肿瘤治疗基础研究和临床应用的热点与发展方向。

肿瘤的细胞免疫治疗即根据细胞免疫理论,以免疫活性细胞为主要载体进行的抗肿瘤免疫治疗。它既包括主动性免疫治疗,又包括过继性免疫治疗;既可以产生特异性的抗肿瘤免疫效应,又可以通过非特异性杀伤抑制肿瘤,因此在抗肿瘤免疫治疗中占主要地位。不同形式的肿瘤过继性细胞免疫治疗大致可分为四大类:第一类,从肿瘤组织或外周血中分离肿瘤特异性 T 细胞,并在体外激活,然后用不同方法反复刺激和克隆、扩增这些细胞,如肿瘤浸润淋巴细胞(TIL)等,其弊端在于培养时间长、耗费人力、成本高;第二类,抽取外周血中的混合淋巴细胞,采用不同方法在体外对这些细胞进行"多克隆化"扩增,然后给患者输注,如淋巴因子激活杀伤细胞(LAK)、细胞因子诱导的杀伤细胞(CIK)等,其弊端在于肿瘤特异性 T 淋巴细胞有限;第三类,利用异体淋巴细胞、肿瘤抗原特异性 T 淋巴细胞系或 NK 细胞系,如供者淋巴细胞输注(DLI)、NK-92、EBV 特异性 CTL 细胞系等,在体外活化或扩增这些细胞后给患者输注,其弊端在于供者有限、体内安全性未知;第四类,在第二类细胞制备基础上,为了克服其肿瘤特异性 T 细胞数量不足的难题，在体外采用基因修饰方法对所制备的细胞进行 T 细胞受体（TCR）或嵌合抗原受体（CAR）基因修饰，已经成为当今肿瘤过继性细胞免疫疗法的主流方向。

（四）外科手术

外科手术是肿瘤局部治疗的重要手段之一，人类应用外科手术治疗肿瘤已有数千年历史，随着人类对肿瘤认识的不断深入，外科手术不断取得划时代的进步。现代肿瘤外科的发展大致可以分为四个阶段：萌芽阶段、单纯切除阶段、扩大切除阶段、适度切除阶段。

在萌芽阶段，人们对于外科手术治疗肿瘤的评价多是负面的。早在公元前 1600 年就有手术治疗肿瘤的记载，后来又有烧灼法治疗体表肿瘤的描述，但效果欠佳。19 世纪中叶，用化学腐蚀剂（如砷剂）治疗皮肤溃疡的方法曾经在西方广为流行，但也只对少数病例有效。直到 1809 年，第一台有详细记录的肿瘤手术由 MacDowll 医师在厨房的桌子上完成，当时他从一位女士体内取出了约 10kg 的卵巢肿瘤。

第二阶段是单纯切除阶段，在这一时期，肿瘤外科逐渐发展为外科学的一个分支。当时人们对肿瘤的认识还停留在肉眼观察的直观层面，对肿瘤手术的认识与理解也多局限于单纯切除。随着麻醉术和无菌术概念的产生，真正意义上的现代手术成为可能。1860 ～ 1890 年，Theodore Billroth 进行了第一例胃切除术、食管切除术和喉切除术。1878 年 Richard Von Volkmann 完成了直肠癌切除术。1909 年 Theodor Kocher 开创了甲状腺手术的先河。

第三阶段是以扩大切除为特征，并常伴有组织器官功能破坏。在这一时期，随着人们对肿瘤病理机制的深入了解，以及对人体血管、淋巴结等精细化解剖的掌握，肿瘤外科进入了追求"根治"和"超根治"的时代。当时肿瘤外科流行的理念是：将肿瘤及其所在器官的全部或大部分，以及其引流区域内的淋巴结全部切除。1890 年，Halsted 在深入研究乳腺癌及其转移规律的基础上，首先提出了"乳腺癌根治术"这一概念，他认为做乳腺癌根治术时需将乳腺和覆盖其上的皮肤、乳头、胸部肌肉、腋窝和锁骨上淋巴结一并整块切除。这一理念迅速影响了其他外科手术，宫颈癌根治术、颈部淋巴结清扫术、肺叶及全肺切除术、胰十二指肠切除术等"根治性手术"相继问世。这些以病理解剖为理念的根治术大大提高了患者的生存率，但是常伴有器官功能的损伤，对患者生存质量造成很大影响。

第四阶段是以适度切除为特征，重视人文关怀。目前肿瘤外科学正处于一个前所未有的与其他肿瘤治疗方法相互交叉的局面，已逐渐从"扩大化"转向"微创化"、从追求"解剖切除"转向注重"功能保护的适度切除"的模式，使很多原本丧失手术机会的患者重新获得手术机会，同时也显著提高了手术的生存率。

（五）放射治疗

放射治疗临床应用已有一百多年的历史，自 20 世纪 80 年代后发展较快。在第二次世界大战之前，霍奇金病被视为不治之症，经使用 200kV 的 X 线大体积淋巴系统照射治疗后，其 5 年生存率从 5% 上升至 35%；20 世纪 50 年代采用超高压射线治疗，生存率上升至 70% 以上。20 世纪 50 年代，出现了乳腺癌局部切除加放疗的改良治疗，取得了与 Halsted 根治术同样的疗效，随之出现了肿块切除术或扇形或区段切除术，这些缩小手术范围的局部切除治疗联合放射治疗，非但没有降低生存率，还提高了生存质量，使肿瘤治疗进入了功能保留性肿瘤根治术的时期。随后，在肺癌、直肠癌、膀胱癌和喉癌等的治疗中均试用了这种手术结合放疗的功能保存性手术治疗，并获得了良好的效果。放疗和手术综合治疗的临床应用是在 20 世纪 50 年代以后，高能射线的出现使放疗的疗效提高；同时由于高能射线对皮肤和皮下组织的创伤减少，有利于手术解剖和组织愈合，促进了放疗与手术的综合模式形成。近年来，放疗和手术的综合治疗头颈和胸腹部肿瘤均显示出 5 年生存率的显著提高。

在我国，70% 以上的恶性肿瘤需要用放射治疗。其中，除早期鼻咽癌、早期喉癌和皮肤基底细胞癌等部分恶性肿瘤可采用单纯放疗治愈外，更多的其他肿瘤都把放疗作为综合治疗的一种有效手段，除上述放疗与手术综合治疗以外，放疗结合化疗对提高疗效也有显著意义。以淋巴瘤为例，尽管化疗使恶性淋巴瘤的疗效有了明显提高，但单纯化疗的复发率仍然较高。然而化疗结合放疗后其 5 年生存率可达到 85% 以上。放、化疗结合的临床应用已从 20 世纪 70 年代的单纯辅助化疗发展到现在的新辅助化疗、同期放化疗和诱导化疗 + 同期放化疗 + 辅助化疗等多模式治疗，对提高对肿瘤的控制率和生存率，减低远处转移的发生起到积极的作用。在晚期肿瘤中，适当地采用放疗可起到止血、镇痛和（或）减轻压迫等有效的姑息治疗作用。随着放疗设备的进步和技术的改进，放射治疗的疗效已有了显著的提高。鼻咽癌的 5 年生存率已经从 20 世纪 70 年代的 45% 提高到现在的 70%。由于放疗对于恶性肿瘤治疗疗效的提高，患者生存的时间延长，如何减少放射性后期损伤已是当今放射肿瘤学的重要研究课题。

第2章　肿瘤是一种慢性疾病

确诊得了恶性肿瘤，对于许多患者来说，感觉好像天要塌下来一样，其实大可不必如此悲观，早在 2006 年，WHO 就已将恶性肿瘤定性为慢性疾病。所谓慢性疾病，就是病理变化缓慢、病程长、短期内不能治愈或终身不能治愈的疾病。其实恶性肿瘤只要能够做到及早发现、规范诊疗，1/3 是可以康复的，而还有 1/3 则可以通过改善症状来减轻痛苦，让患者带瘤生存下去，与健康人没什么区别。

一、慢性疾病的概念

慢性非传染性疾病，指从发现之日起算超过 3 个月的非传染性疾病。这些疾病主要由职业和环境因素、生活与行为方式等暴露引起，一般无传染性。慢性非传染性疾病指长期的，不能自愈的，几乎不能被治愈的疾病。规范所涉及的慢病重点是指那些发病率、致残率、死亡率高和医疗费用昂贵的，并有明确预防措施的疾病。慢性非传染性疾病的发生与吸烟、酗酒、不合理膳食、缺乏体力活动、精神因素等有关。由于慢性病死亡的人数占总人数的 60%，80% 慢性病发生在低、中收入国家，约 1/2 慢性病死亡发生在 70 岁以下人群，世界上慢性病的发生男女概率相同，约 1700 万慢性病患者不到期望年龄就过早死亡，如能控制主要危险因素，40% 癌症可以防治。

慢性非传染性疾病是一组潜伏时间长，一旦发病不能自愈的，且很难治愈的非传染性疾病。从广义上讲，慢性病是指由于长期紧张疲劳、不良的生活习惯、有害的饮食习惯、环境污染物的暴露、忽视自我保健和心理应变平衡逐渐积累而发生的疾病。慢性非传染疾病具有以下特点：它是常见病，多发病；发病隐匿，潜伏期长；多种因素共同致病，病因复杂，发病与多个行为因素有关，一果多因，个人生活方式对发病有重要影响；一因多果，相互关联，一体多病。在遗传因素方面，与遗传基因变异有关；个人因素如年龄、自身免疫、体重超重与肥胖、长期过量饮食、运动量不足、营养失衡、吸烟与饮酒等；环境因素如病毒感染、化学毒物接触等；精神因素如精神紧张、情绪激动及各种应激状态等。从发病整体情况看，慢性非传染性疾病增长速度加快，发病呈年轻化趋势；潜伏期较长，没有明确的得病时间；病程长，随着疾病的发展，表现为功能进行性受损或失能，对健康损伤严重；很难彻底治愈，表现为不可逆性。

慢性病的形成是一个由健康状态逐渐向疾病状态转换的过程，在出现临床症状之前，会先出现亚健康状态或前疾病状态等各种过渡状态。显然，这样一个发病前的亚健康"窗口期"给人们提供了抗击慢性病的重要机会，所以人们不应像过去那样，等到疾病出现了才去诊断和治疗。用汽车打个比方，汽车使用期间，如果经常定期维护保养，那么车子出大毛病的时间就会推迟；反之，如果不及时维护，只是一味地使用，它坏得就很快。中医有一个经典的说法，叫"上工治未病"，就是说高明的医师在疾病发生之前就有所察觉，并进行干预了。这个传统观点与今天要把抗击疾病的关口前移的理念非常一致。

从个体角度来看，不妨把享受生活视为"产出"，把健康的维护作为"投入"，进行"投入产出比"分析：当我们身体处于健康状态的时候，维护健康的投入不多，还可以尽情享受生活，"投入产出比"非常理想；一旦得了慢性病，维护健康的投入就明显增加了，看病吃药，生活受到各种限制，"投入产出比"明显变差；如果疾病继续发展，病痛增加，医疗费用更加昂贵，生活质量就难以保证了。

从社会经济角度来看，像肿瘤这样的慢性病一旦进入临床阶段，常难以治愈，预后往往很差，其治疗往往"性价比"很低，投入多，获益少。如果政府和社会在预防肿瘤等慢性病方面重视投入，做好相关的健康教育与宣传，人群发病率降低，后期可以减少大量的治疗费用。

到了21世纪，人类进入了一个全新的"大健康时代"。对人类健康的主要威胁已从传染病转变为慢性病，"关口前移"和"健康优先"是抗击慢性病更为合理、更为经济的策略。因此，在这样一个全新的健康医学时代，关键词应改为"健康"。围绕着"健康"，我们需要发展能够对机体病理变化进行早期监测的新技术，发展能维护健康和预防疾病的早期干预方法，建立对个体全生命周期进行健康管理的社区系统，创造出能够支撑全社会及个体对健康维护费用需求的健康保障系统。在《"健康中国2030"规划纲要》里提出："加快转变健康领域发展方式，全方位、全周期维护和保障人民健康"，"实现从胎儿到生命终点的全程健康服务和健康保障"，"把健康摆在优先发展的战略地位，立足国情，将促进健康的理念融入公共政策制定实施的全过程，加快形成有利于健康的生活方式、生态环境和经济社会发展模式，实现健康与经济社会良性协调发展"。

慢性病是非常复杂的疾病。首先从病因来看，涉及的通常不只是一种因素，而是众多的内部身体因素和外部环境因素，以及这些内因和外因之间的相互作用。例如，肿瘤的形成源于大量的基因变异。近些年研究者通过先进的测序技术分析了 30 种不同类型肿瘤患者的 7000 多个样本，发现了总计近 500 万个体细胞突变，每种肿瘤平均拥有 16 万多个序列变异。与此同时，环境也在肿瘤形成过程中起着重要作用，例如，吸烟能够诱发基因突变，从而显著促进肺癌发生，而过度晒太阳则常导致皮肤癌的发生。有文章指出，外部环境因素在许多类型的肿瘤发生中所起到的作用超过基因变异等内部因素。显然，这种病因的复杂性导致了同样类型的疾病有着不一样的发病机制。

二、肿瘤的发病是一个慢性的过程

肿瘤是一种慢性病，面对肿瘤，我们不能恐慌、抑郁，应该调整好心态，积极地应对，与亲友、医护携手同行，积极与癌症这种慢性病进行漫长的斗争，迈向更美好的明天。既然已经明确了肿瘤是一种慢性病，面对肿瘤，医学模式要有一个根本的变革，即从生物医学这样一个医学模式，转变成生理、心理、社会、环境综合起来的一种新的医学模式。肿瘤是多因素导致的复杂疾病，这就要求我们对肿瘤的认识，要从分析向综合的方向发展，从还原向整体发展，从单一的靶点向人体内的网络的调控方向发展。

无论是对男性还是女性，长期的慢性感染、吸烟、饮酒、水果及蔬菜摄入不足等均是致癌的外部因素，除了这些外部因素外，自身内部因素也有很重要的作用，特别是心理状态，长期抑郁的状态可能会影响代谢、免疫、激素等，与癌症发病均有密切关系。癌症的发生发展正是通过内外因素长期作用，从正常细胞到癌细胞的缓慢变化的过程。

肿瘤的发病并非一朝一夕的事情，它会有个过程，但一般早期肿瘤因为症状不明显，常被人忽视而错过最佳的治疗时机。因此一旦有可疑的肿瘤早期相关症状，需及时前往医院检查诊断就医，以免引起更严重的后续反应。

肿瘤的发病过程是一个漫长的过程。形象地说，我们所看到的癌症问题只是冰山一角。若将肿瘤的发病过程比喻为一场戏，我们所看到的只是最后一幕，已是尾声，没有看到肿瘤的发生、发展过程。既然已经认识到肿瘤的发生是一个很漫长的过程，就应该重视预防和早期发现、早期治疗。从这个意义上讲，确定肿瘤是慢性病，就是要将临床工作重点往前移。事实上，大家都有共识：肿瘤防治必须前移才能出成果。因为在30年前，这些致癌的影响因素就已存在，人们有充分的时间进行预防，做到早期发现，早期完全阻断。如果肿瘤防治不前移，让肿瘤发展到晚期，就只能看到最糟糕的后果：患者痛苦，医师辛苦，也让大家觉得肿瘤是很不好治的病。

将肿瘤定义为慢性病，从理念上讲是积极、主动的，为人们的防治预留了很多余地，也充分强调了提高肿瘤患者生存质量的重要性。针对肿瘤的治疗策略已经由"寻找进而破坏"转为"锁定并且控制"，并且制定了"消除痛苦，减少死亡"的目标。换句话说，人们不再拘泥于"消灭"肿瘤细胞，不再一味追求"根治"肿瘤，而是主张换一种思路，以较为温和的、无毒的、少创伤的方式方法减缓肿瘤细胞的增长速度或缩小其体积。与此同时，更努力地提高肿瘤患者的生存质量，延长其生存时间。我们把重点放在想办法把临床已发展形成的肿瘤稳定下来，控制肿瘤的生长速度，使患者能与肿瘤和平共处，保持一定生活质量地带瘤生存。

过去，出于对肿瘤的惧怕，医师和家属为患者选择的治疗方法是根治术、超根治手术或大剂量无休止的化疗、放疗，结果适得其反。时至今日，这样的过度治疗明显不符合现代医学理念，将恶性肿瘤的危害缩减到人们能够容忍的慢性病的状态，反而更有现实意义。

肿瘤不论长在哪个部位，它都与全身状态相关。例如，肺癌不光是肺的问题，胃癌也不光是胃的问题，所以要把局部跟整体关联起来。同时还要把生理的生命科学的手段和心理的、社会的、环境的综合性的措施结合起来，这就是整体医学的概念。

肿瘤患者之间具有明显的个体差异，同样是一种肿瘤，个体之间的表现及对药物的反应往往是不一样的。一方面可能是源于个体间不同的发病机制，另一方面则可以归结于个体间不同的遗传背景和不同的生活环境。研究者还发现，肿瘤不仅有个体间差异，还有明显的个体内差异；通过单细胞测序技术发现，在同一个患者体内的乳腺癌肿瘤上，不同肿瘤细胞的基因变异是不一样的。这样就很麻烦，一种药物只能杀死对其敏感的肿瘤细胞，而不能消灭不敏感的肿瘤细胞。例如，有一种治疗肺癌的靶向药物，称为易瑞沙，专门针对肺癌细胞里一个特定基因上的一个特定突变。这个药很有效，只要是具有这个突变的细胞都能够被杀死。但是，医师都知道，3个月以后这个药往往就没用了。这是因为患者体内还存在着没有这种突变的肿瘤细胞，它们对这个药物不敏感，过段时间肿瘤又重新生长起来。

2015年1月20日，奥巴马在国情咨文演讲中提出了"精准医学"计划，呼吁美国要增加医学研究经费，推动个体化基因组学研究，依据个人基因信息为癌症及其他疾病患者制订个体医疗方案。精准医学是根据每位患者的个体差异来调整疾病预防和治疗方法的医疗模型。不同于原有的"一刀切"的治疗方法，在这种模式下，精准医学的检查会深入到最微小的分子和基因组信息，医疗人员则会根据患者的这些信息的细微不同来对诊疗手段进行适当的调整和改变。精确医学的核心是以"个体为中心",它需要完整地获取个体从基因组、蛋白质组等分子层次到生理病理性状、肠道菌群等表型层次的数据,以及行为和环境等宏观层次的数据,用来构造个体的疾病知识网络,并在此基础上实现个体的健康维护和精确诊疗。通过详细了解个体的基因序列,可以对不同患者的基因组进行对比参考。例如,通过人类基因组计划就可以评估现有疾病遗传变异的可能性。现在,已经有许多公司开发出了面向公共消费者的基因测序服务。同时,个体基因构成的不同也决定了患者对某种治疗方法反应的不同,因此了解他们遗传基因的不同对为患者制订有效的治疗方法十分重要。除了治疗,对于预防干预来说也是一个重大的进步。例如,许多女性因为家族遗传存在罹患乳腺癌或卵巢癌等疾病的可能性,在精准医学的帮助下,我们便可以对个体罹患该疾病的可能性进行筛查,并根据个体的差别采取相应的措施阻止疾病的发生。

三、肿瘤的发病重在预防

现在的医学模式主要是治已病,即已经生病了,再去治疗。怎么来治未病? 在现代医学中,疾病是作为一个人的生命和健康的一个敌对体存在的,这两者是征服和被征服的关系,即你不征服我,我就被你征服了,这样的一种关系称为"对抗的医学"。但是在中国传统医学中认为,人的生命、健康和疾病等都是人身心调整及内外环境互相作用的结果。所以医师及医学的作用是作为"自然的助手",改善和提高人的身心系统的功能状态,祛病是整体功能状态改善的自然结果。中医学背后的人文思想、哲学思想，就是"关于健康的科学"。从健康、亚健康到发病，到最后出现明显的临床症状，再到最后的治疗、康复，整个过程中，可以讲，中医学学术观点、用药方法都起到了非常重要的作用。

健康教育是一项公共卫生策略，加强健康教育与健康促进（简称"健康促进与教育"），是提高人民的健康素养及全民健康水平最根本、最经济、最有效的措施之一。WHO把健康促进与教育、计划免疫和疾病监测列为21世纪疾病预防与控制的三大战略措施。健康促进与教育不仅是遏制慢性病流行的主要手段，而且也是应对传染病的优先策略，是加强国民健康素质、延长健康寿命的主要措施。健康教育是提高人群对健康的认识，使他们懂得一些基础的卫生保健知识（基本的内容和实施方法），养成科学、文明、健康的生活习惯。健康是生存之本，健康涉及身体、生理和心理的健康：身体学主要关于身体的构造、身体的功能和身体的技巧；生理学主要关于呼吸系统平衡、消化系统平衡和内分泌系统平衡；心理学主要关于自我平衡、利他平衡和社会平衡。健康教育应该以平衡为基础，以体育为实践，健康教育是理论教育，体育教育是实践教育，健康教育应该从小开始，从小培养正确的健康观。从社区健康教育开始，可以按照各类人群不同的学习需求和学习起点，设计不同的教育方式和内容。例如，开展有针对性的技能培训学习，如家庭护理、婴儿养护、紧急救护等方面的科学知识；或是开展较纯粹的自我提升、养生修性式的学习活动，如健身操、书法绘画、花卉培植、读书学习等。许多时候，通过学习来获取快乐，也是促使人们愿意进行学习的目的。

肿瘤是一种慢性病，当其发展到一定阶段则缺乏有效的治疗方法，因此预防肿瘤更为重要，目前降低肿瘤发病率最有效的办法是病因预防，即一级预防，其重点就是保持科学健康的生活方式，全面而有效地开展健康教育。在国家层面，需要采取一定强制措施保护环境、严格食品安全卫生管理，有计划、有组织、系统地开展健康教育，教育人们树立健康意识、促使人们改变不健康的行为生活方式，养成良好的行为生活方式，以减少或消除影响健康的危险因素。例如，戒烟是以减少患癌危险性的最简单、最不需要花钱的也是最有效的方法，因为吸烟会直接诱发肺癌，间接引起口腔癌、鼻咽癌、喉癌、食管癌等。又如饮食方面，选择健康的食物和饮料代替高脂肪、高糖分和高热量的食物，多吃不同种类的蔬菜水果、全谷物和豆类食物，减少进食红肉（牛肉、猪肉和羊肉），避免食用加工的肉类，限制食用高盐的食物。在管理层面，要加大宣传力度，提倡定期体检，为人群提供良好的体检地点与方式，人们通过定期体检，可以发现身体存在的异常及癌症危险因素，通过及时调整、治疗降低患恶性肿瘤的风险。通过社区健康教育，让人群了解感染与肿瘤的关系，如乙肝病毒（HBV）与肝癌的关系密切，因此切断乙肝病毒的传播途径非常重要，乙肝病毒可以通过母婴传播或通过患者的乳汁、血液、淋巴液等体液传播，医院内的采血针、内镜、手术器械等如果被乙肝病毒污染而未严格消毒则易传播乙肝病毒，若输注被乙肝病毒污染的血制品则感染的危险性更高，可以教育人群减少不必要的输血、输液，慎重进行有创性检查治疗方式。再如宫颈癌的发病与人乳头瘤状病毒（HPV）高度相关，HPV的传播途径主要是性传播途径，也可通过密切接触或医源性感染等，高危型HPV感染不仅是诱发宫颈癌的重要病因，还有可能造成皮肤鳞状细胞癌、基底细胞癌，以及肛门肛管癌、口腔癌、喉癌等。

除了身体健康，保持心理健康对预防肿瘤意义重大，心埋健康是战胜疾病的良药，不良情绪可能是一种促癌剂。心理健康是指心理的各个方面及活动过程处于一种良好或正常的状态，保持性格完美、智力正常、认知正确、情感适当、意志合理、态度积极、行为恰当、适应良好的状态。心理学家将心理健康的标准描述为以下几点：第一，有适度的安全感，有自尊心，对自我的成就有价值感；第二，适度地自我批评，不过分夸耀自己也不过分苛责自己；第三，在日常生活中，具有适度的主动性，不为环境所左右；第四，理智、现实、客观，与现实有良好的接触，能容忍生活中挫折的打击，无过度的幻想；第五，适度地接受个人的需要，并具有满足此种需要的能力；第六，有自知之明，了解自己的动机和目的，能对自己的能力作客观的估计；第七，能保持人格的完整与和谐，个人的价值观能适应社会的标准，对自己的工作能集中注意力；第八，有切合实际的生活目标；第九，具有从经验中学习的能力，能适应环境的需要改变自己；第十，有良好的人际关系，有爱人的能力和被爱的能力。在不违背社会标准的前提下，能保持自己的个性，既不过分阿谀，也不过分寻求社会赞许，有个人独立的意见，有判断是非的标准。

在现实生活中，心理健康和生理健康是互相联系、互相作用的，心理健康每时每刻都在影响人的生理健康。如果一个人性格孤僻，心理长期处于一种抑郁状态，就会影响内激素分泌，使人的抵抗力降低，疾病就会乘虚而入。一个原本身体健康的人，如果老是怀疑自己得了什么疾病，就会整天郁郁寡欢，最后真的导致一病不起。培养乐观心态已经成为提高人们健康水平的重要干预途径之一，最佳的乐观状态可以通过后天学习获得，乐观是个体对事情成功或失败进行归因时表现出来的一种具有稳定倾向的解释风格，乐观的个体把积极事件归为内部的、稳定的、普遍的因素，促使个体从积极事件中获得动力与信心，而将消极事件归于外部的、暂时的和特殊的因素，目的是不让消极事件打击自己的自信与自尊。把肿瘤视为一种慢性病，充分发掘患者的乐观潜质，乐观的心态能发挥正性积极作用，促进其积极应对生活中的应激事件，使其获得更好的疾病感知与生活质量。

第3章　中医学治未病理论

治未病是中医学重要的学术理论，是在整体观、辨证观的中医理论指导下，在预防医学中的体现，是中医理论体系的重要组成部分。中医学治未病大致概括为顺应自然、防病于先，未病先防、形神兼养，已病抑变、防微杜渐，瘥后防复、调摄为最等方面。

"治未病"的概念最早见于《黄帝内经》，其《素问·四气调神大论》提出"是故圣人不治已病治未病，不治已乱治未乱，此之谓也。夫病已成而后药之，乱已成而后治之，譬犹渴而穿井，斗而铸锥，不亦晚乎"。张仲景被称为医圣，他的传世巨著《伤寒杂病论》是我国第一部从理论到实践、确立辨证论治法则的医学专著，记载了大量有效的方剂，临床疗效显著，他十分重视"治未病"，在《金匮要略·脏腑经络先后病脉证并治》中将"上工治未病"列为首条，告诫我们只有"五脏元贞通畅，人即安和"。该篇同时说："若人能养慎，不令邪风干忤经络，适中经络，未流传腑脏，即医治之……病则无由入其腠理"，说明常人如果能内养正气，外拒风邪，即可预防疾病。他还提出："见肝之病，知肝传脾，当先实脾"，强调已病防变，一脏有病，影响他脏，先治或先安未病脏腑，以阻断疾病的传变途径，防止疾病的蔓延，使疾病向着痊愈的方向发展。

一、顺应自然，防病于先

自然界是一个有机的整体，千百年来，人们生活在自然界，机体随时随刻都受自然的影响，人的生命已是自然界的组成部分，是自然界运动物质存在的一种形式。其"神机"涌现，是自然界运动物质存在的一种形式。中医把人体脏腑气血功能活动与时—空变化联为一体，这就是中医理论的"天人相应观"。人是时—空生物的一种，时—空运动导致人体脏腑气血自然信息的规律变化，并制约着人体生命活动。人的生命活动必须顺应天道、依赖自然，两者已形成不可分割的联系，且都强调人与自然界的密切联系。在天人相应的思想指导下，人们掌握了自然规律，并顺应自然来预防疾病、治疗疾病、养生保健。

养生是第一要务，要通过养精神、调饮食、慎起居、练形体、适寒温等各种方法，保持身心健康，防患于未然，从而做到使人延年益寿。养生学是中华民族优秀文化的瑰宝，《中国科学技术史》作者李约瑟说："在世界文化当中，唯独中国人的养生学是其他民族所没有的。"养生学作为中医学领域的一个实用学科，有着丰富的内涵和行之有效的方法手段。养生是广大人民群众喜闻乐见、便于实施的保健形式，在我国具有悠久的历史、广泛的认同和普遍开展的基础，是中医"治未病"的基础性工作和基本出发点。通过养生实践，顺应自然，燮理阴阳，调和形神，做到"恬淡虚无，真气从之""阴平阳秘，精神乃治"，达到延长生命时限和提高生活质量的目的。

治未病的关键是要从自身体质特征出发，体质是人体生命过程中在先天禀赋和后天获得的基础上所形成的形态结构、生理功能和心理状态方面综合的、相对稳定的固有特质，是人类在生长发育过程中所形成的与自然、社会环境相适应的人体个性特征，表现为结构、功能、代谢，以及对外界刺激反应的个体差异性。体质与健康及疾病有着明显的相关性，表现为不同体质对某些致病因子具有易感性，在疾病传变转归过程中具有某种倾向性。人类体质可以客观分类，而某些干预措施可以调整体质的偏颇，因而体质又具有可调性。正是因此使体质的群体预防和个体预防成为可能，而这些将在中医"治未病"的实施过程中发挥决定性的作用。

在现代社会，许多严重威胁人类健康和生命的重大疾病都有一定的高发人群和危险因素，如肥胖人群是原发性高血压、心脏病的高危人群；某些疾病在发病前均有明显的征兆，如手指麻木、眩晕等是中风发病前的先兆，如果发现这些先兆即采取有效的干预措施，能有效预防严重疾病的出现。按照 WHO 关于健康的定义，全球人口中约有 70% 的人处于亚健康状态。由此可见，如果说疾病高危人群表明群体性、发病先兆表明特异性的话，亚健康状态则代表了一定的普遍性。中医"治未病"的关注对象，除了面向自然人群进行健康宣教外，还应该重点从群体预防的角度和改善体质入手，综合应用药物、针灸、食养等方面的措施，达到防患于未然的目的，从而使"治未病"的应用拥有广阔的空间，且更具针对性。

二、未病先防，形神兼养

中医的生命观正如庄子在《庄子·知北游》中记载的"人之生，气之聚也；聚则为生，散则为死"。这种"通天下一气耳"的论述就是中医理论的重要核心——"天人合一"。天地阴阳之气相合，就化生了万物，人就是一个自然产物。中医的阴阳理论认为，一切疾病的产生都是阴阳失衡的表现，也就是失去了"中道"。《灵枢·本神》云："故智者之养生也，必顺四时而适寒暑，和喜怒而安居处，节阴阳而调刚柔"，说明生命健康在于平衡，也就是"守中"，是守"生气之原"，这是未病先防的根本。《难经·八难》云："所谓生气之原者，谓十二经之根本也……此五脏六腑之本"，"守中"是维持平衡，平衡是要适度，既不过也无不及，正如《周易》中讲变化，要变得恰到好处，这也是中医治未病的理念。《中庸》曰："中也者，天下之本也；和也者，天下之达道也。致中和，天地位焉，万物育焉。"这里所言"致中和"是易理对宇宙万物演化的研究核心。《素问·五常政大论》云："根于中者，命曰神机，神去则机息。根于外者，命曰气立，气止则化绝。"对"致中和"作了进一步解释。道家创始人老子在《道德经·五章》中曰："虚而不屈，动而愈出，多言数穷，不如守中"，将"致中和"的运用作了简明扼要的发挥。人体气机升降出入的不断变化，成就了生命的旺盛，也为防病打下良好的基础。《素问·六微旨大论》曰："升降出入，无器不有。"这种以朴素的唯物论观点认识生命的活动，就是从"守中"中求变，防病于未然。《素问·宝命全形论》明确指出："天复地载，万物悉备，莫贵于人，人以天地之气生，四时之法成"。变是常态，从"守中"中防变，改变自我，顺应规律，找准位置，变后再达到新的平衡，正所谓"变通趋时，惟变所适"。

另外，合理、科学的生活方式，对健康影响也是一个重要因素，《素问·上古天真论》指出："上古之人，其知道者，法于阴阳，和于术数，食饮有节，起居有常，不妄作劳，故能形与神俱，而尽终其天年。"又说："恬惔虚无，真气从之，精神内守，病安从来"。《黄帝内经》恬惔虚无以恬愉为务，和于术数，要求人们摒弃私欲，心无邪念，重德、纯洁稳定，形神兼养，这样才能筑起稳固的防线，以增强机体的抵抗能力，防止疾病发生。

三、已病抑变，防微杜渐

中医学理论认为，阴阳理论反映了平衡，五行理论反映了整体的相关性，这是中医传统文化的思想，也是人体生命活动的基本规律。中医将阴阳脏腑气血的异常变化辨证地归纳为子病及母、母病及子，通过"四诊八纲"基本方法辩证分析，根据体质不同状态、年龄的差异等，提出"补母泻子""泻子补母""母子同治"，以及"同病同治""异病异治""同病异治""异病同治"的方法，实现新的相对平衡，以防变故加重病情。《素问·阴阳应象大论》曰："邪风之至，疾如风雨，故善治者治皮毛，其次治肌肤，其次治筋脉，其次治六腑，其次治五脏。治五脏者，半死半生也。"因而疾病发生后，应准确地认识其病因病机，掌握其发展变化规律，以防传变，制约疾病于萌芽。《素问·八正神明论》所云："上工救其萌芽"，即是此意。《难经·七十七难》在《黄帝内经》的基础上提出治未病观点："所谓治未病者，见肝之病，则知肝当传之于脾，故先实其脾气，无令得受肝之邪，故曰治未病焉。"东汉张仲景在《金匮要略·脏腑经络先后病脉证并治》中说："夫治未病者，见肝之病，知肝传脾，当先实脾，四季脾王不受邪，即勿补之。中工不晓相传，见肝之病，不解实脾，惟治肝也。"时至今日，自《黄帝内经》提出"治未病"的理论后，历代医家不断发挥补充，实践经验越来越丰富，对疾病的防治起到了积极的指导作用，治未病已成为中医很重要的一项治疗理论。

中医学认为，人体的内环境应该时刻保持气血平和，人体才能维持健康。气是不断运动的精微物质，血承载着气，在身体内不停流行，气血是人体生命活动的基本物质。一旦气血运行失常，种种疾病便会逐渐产生。所以《素问·至真要大论》云："气血正平，长有天命。"《素问·调经论》说："气血不和，百病乃变化而生。"明代张景岳在《景岳全书》中也提出"夫百病皆生于气"。在临床治疗中，实者宜泻之，虚者宜补之，《素问·阴阳应象大论》中云："血实宜决之，气虚宜掣引之"。为何气虚不补之、养之，而是要引导之，这是中医看待事物运动的观点，只有引导气血通畅、达到动态的阴阳平衡，脏腑功能发挥正常，气血才能不断化生，人体身心才能维持健康。先贤要求医者必须掌握疾病的发展规律和传变途径，早期诊断、早期治疗，妥善处理，阻截传变。今天我们临床应用的"冬病夏治""夏病冬调""春夏养阳""秋冬滋阴"的观点都是源于中医"治未病"理论，更符合《黄帝内经》随机应变、不执一法之旨。可以看出，中医"治未病"理论对后世医家诊疗疾病产生了深远的影响，这种"先安未受邪之地"乃未雨绸缪之举，也是既病防变的具体运用。

四、瘥后防复，调摄为最

在疾病的过程中，患者的心身受到了很大的创伤，疾病瘥后的调理是康复医学的重要措施之一。随着现代医学由传统的生物医学模式向社会－心理－生物医学模式的转变，将更全面地研究人体健康，即从生物－心理－社会角度防治疾病较传统的医学模式更具优势。中医学的"天人相应"观、"形神一体"观及整体观与现代的心身医学异曲同工。疾病康复后的四时摄养、情志调适、合理膳食及适宜的劳逸，在瘥后防复中起到关键性作用，这一切也是中医"治未病"的措施之一。中医学的学术理念与方法，已被现代医学借鉴，成为现代心身疾病研究的发展方向。《养生论》曰："修性以保神，安心以全身，泊然无感，而体气和平。"保神、安神方显重要，因为神之妄动，人体阴阳会失调，气血会逆乱，疾病会在机体功能紊乱时悄然而生。所以他的"善养性者，治未病之病"论述，提出要从养生防病着手。现代心身医学认为，积极向上的精神对保持人体健康有帮助，而负面情绪则会有损健康，中医的"三因制宜"法则更体现了这点，因而中医将瘥后的精神调养放在首位。人体是一个复杂的有机系统，养生学涵盖生理、心理、伦理、社会、环境生态、运动等方面，但关键的是要熟知人体生命客观规律，并顺从客观规律制订健康的生活方式，使机体微观的量变带来宏观的质变。精神情志的异常改变会导致人体脏腑气血功能的失调紊乱，如《素问·举痛论》中提到的"百病生于气"即是此意。中医学认为，气是构成和维护人体生命活动最基本的物质，生命的现象本源于气机的升降出入运动，一旦紊乱，疾病就会发生，气机一旦终止，生命也就结束。瘥后防复还应以"不妄作劳"为戒，只有劳而不倦、劳逸结合、生活有序，再加之科学合理的膳食营养，才能维护加强体质，远离疾苦。正如《素问·上古天真论》开宗明义地提出"法于阴阳，和于术数，食饮有节，起居有常，不妄作劳，故能形与神俱，而尽终其天年，度百岁乃去。"并说"志闲而少欲，心安而不惧，形劳而不倦。"如此科学的理念和有效的措施成为中医"治未病"的独特优势和魅力。而《素问·经脉别论》"生病起于过用"等明示，对瘥后防复调摄指明了方向，也为"治未病"引领人们建立科学健康的生活方式提供了规范的准则。

　　随着一种处于健康与疾病之间"亚健康"状态对人们的威胁被不断地深入认识，中医养生保健"治未病"的理论又一次被提到了重要的位置。《黄帝内经》中顺应自然规律、以恬愉为务、开阔心胸、内守精神、合理膳食、劳逸适度等精辟论述，为我们提供了良好的养生防病观。当今地球环境破坏严重，人们期待享有养生保健的公平，诸多智者将目光转到中医传统文化，其底蕴深厚、学问深奥、潜质无穷，只有改善生存环境，修养情志，调摄精神，改变一切不良生活习惯，消除各种疾病的诱发因素，才能使机体阴阳平衡，气血和合，健康生存。WHO全球调查显示，真正健康的人占5%，亚健康状态的人占75%，有疾病的人占20%，因而提出了健康的四大基石，即合理膳食、适当运动、戒烟限酒、心理平衡，这种思想早在《黄帝内经》中就有体现。

第4章 运用中医学理论预防肿瘤

肿瘤是一种慢性病，其发病跟很多因素相关，如饮食、生活方式、运动等。目前来说，肿瘤一旦发病，治疗较为困难，尽管新药不断涌现，但治愈率仍不高。如何积极主动地提早预防肿瘤疾病的发生已成为全社会备受关注的问题。中医学非常重要的核心思想是治未病，"圣人不治已病治未病，不治已乱治未乱"，中医学背后的人文思想和哲学思想就是"关于健康的科学"。中医学从整体观念出发，强调天人相应，注重养生保健，对复杂慢性病的防治显示出非常重要的意义和价值。

一、避 外 邪

秦国名医医和所提出的"六气病源"，谓"六气曰阴、阳、风、雨、晦、明也。分为四时，序为五节，过则为灾。阴淫寒疾，阳淫热疾，风淫末疾，雨淫腹疾，晦淫惑疾，明淫心疾"（《春秋左传·昭公元年》）。天有六气，淫生六疾。淫者，过也，即邪气。《灵枢·百病始生》云："风雨则伤上，清湿则伤下"，即天之气伤于上部肌表属阳，地之气袭人下部属阴。

外邪是指自然界气候变化而生的淫邪。人生活在自然界，自然界的气候变化是导致疾病的主要外因，疾病的发生无不受自然规律的影响和制约，即《金匮要略·脏腑经络先后病脉证》所谓："夫人禀五常，因风气而生长，风气虽能生万物，亦能害万物。如水能浮舟，亦能覆舟"。外邪致病的整体观表

43

现在以下几方面。

1. 外邪致病有明显的季节性 《素问·生气通天论》有"春伤于风""夏伤于暑""秋伤于湿""冬伤于寒"之说。《素问·金匮真言论》曰："春善病鼽衄，仲夏善病胸胁，长夏善病洞泄寒中，秋善病风疟，冬善病痹厥"，都体现了六淫发病的整体观。

2. 外邪致病各随其脏气所应 外邪发病，内通五脏。《素问·阴阳应象大论》曰："天之邪气，感则害人五脏"。吴昆注云："风寒暑湿燥热，不当其位，是天之邪气也。风气入肝，寒气入肾，暑热之气入心，湿气入脾，燥气入肺，是害人之五脏也"。肝与春季相应，风气通于肝，风邪伤肝，故春多肝病；肝开窍于目，主筋，故其病又多有目、筋的证候表现。故《素问·生气通天论》说："风客淫气，精乃亡，邪伤肝也"，《素问·阴阳应象大论》说："风伤筋。"

3. 外邪之生因地而异 地域有高下，气候有差异，邪因地而异。《素问·异法方宜论》言东方者"鱼盐之地，海滨傍水"，西方者"其民陵居而多风"，北方者"其地高陵居，风寒冰冽"，南方者"阳之所盛处也"，中央者"其地平以湿"。《素问·阴阳应象大论》谓"东方生风""南方生热""中央生湿""西方生燥""北方生寒"，都含有邪气因地域、方位不同而异的特点，故《黄帝内经》在研究外感邪气致病的规律时，地域、方位是不可忽视的因素。

六淫包括风、寒、暑、湿、燥、火（热），发病条件为自然界气候异常变化（邪），或是人体抵抗力下降（正），共同特点有外感性、季节性、地域性、相兼性。风邪善动不居，轻扬开泄，主要特点为：风为阳邪，轻阳开泄，易袭阳位；风善行而数变；风性主动；风为百病之长。寒邪寒冷、凝结、收引，主要特点为：寒为阴邪，易伤阳气；寒性凝滞；寒性收引。湿邪重浊、黏滞、趋下，主要特点为：湿为阴邪，易伤阳气，阻遏气机；湿性重浊；湿性黏滞；湿性趋下。

病邪是导致疾病发生的重要条件，故未病先防除了增强体质，提高正气的抗邪能力外，还要注意防止病邪的侵害。应讲究卫生，防止环境、水源和食物污染，对六淫、疫疠等应避其毒气。日常生活和劳动中，避免接触生活中的有害物质，注意厨房通风，不滥用农药、杀虫剂等，不要长期在烈日下暴晒，还要留心防范跌倒或摔伤，避免被虫、兽咬伤。要尽可能地避免接触烧煤排放的污染物、烹调油烟、现代工业带来的大气污染及室内微小环境中的空气污染，尽最大可能地避开被动吸烟，尽可能避免吸入职业环境中的呼吸道致癌物，等等。

大气污染是指大气中一些物质的含量达到有害的程度以至于破坏生态系统和人类正常生存和发展的条件，对人或物造成危害的现象。造成大气污染的自然因素有森林火灾、火山爆发等，人为因素有工业废气、生活燃煤、汽车尾气等。大气中有害物质的浓度越高，污染就越重，危害也就越大，污染物在大气中的浓度，除了取决于排放的总量外，还同排放源高度、气象和地形等因素有关。早期的大气污染，一般发生在城市、工业区等局部地区，在一个较短的时间内大气中污染物浓度显著升高，使人或动、植物受到伤害。目前我国的大气污染主要来自工业端排放。

个人可以采取的防护措施为：减少雾霾天气外出，外出戴口罩，外出归来后及时深层清洁皮肤毛孔的灰尘、细菌，补充营养，增强抵抗力，多在家里放一些绿色植物等。空气污染物主要有甲醛、苯系物、氨、氡、挥发性有机物和石棉等，可采用的净化方式有：①杀菌消毒，如光催化技术、活性氧技术；②固态污染物去除，如机械过滤、静电集尘、静电驻极、负离子和等离子体法过滤等；③气态污染物去除，如活性氧分解和活性炭吸附技术，可以祛除甲醛、苯等有害装修残留。

二、慎 起 居

起居有常是指起居要有一定的规律。中医非常重视起居作息的规律性，并要求人们要适应四时时令的变化，安排适宜的作息时间，以达到预防疾病、增进健康和长寿的目的。此外，养生还要注意劳逸结合，适当的体力劳动可以使气血流通，促进身体健康。否则，过劳可耗伤气血，过逸又可使气血阻滞，而发生各种疾病。

人以天地之气生，四时之法成。人生于天地之间，依赖自然而生存，也就必须受自然规律的支配和制约，即人与天地相参，与日月相应。这种天人相应或称天人合一学说，是中医效法自然、顺时养生的理论依据。顺应自然养生包括顺应四时调摄和昼夜晨昏调养。昼夜变化，比之于四时，即朝则为春、日中为夏、日入为秋、夜半为冬。白昼阳气主事，入夜阴气主事。四时与昼夜的阴阳变化，人亦应之。所以，生活起居，要顺应四时昼夜的变化，动静和宜，衣着适当，饮食调配合理，体现春夏养阳、秋冬养阴的原则。以下是在生活起居方面着重要注意的几点。

1. 劳力过度 体力劳动负担过重，或是不恰当的剧烈运动，时间过长，得不到应有的休息，就会积劳成疾。《素问·举痛论》说："劳则气耗"，"劳则喘息汗出，外内皆越，故气耗矣。"《脾胃论·脾胃胜衰论》说："形体劳役则脾病，脾病则怠惰嗜卧，四肢不收，大便泄泻；脾既病，则其胃不能独行津液，故亦从而病焉。"故劳力过度，初则全身酸痛、困倦；久则形体消瘦、神疲体倦、气短、自汗、便溏、胃纳减少，或有所劳倦则发热，久立或久行可见腰膝、筋骨酸软等各种虚劳病证。

劳累时，大脑神经细胞间传递信息会出现缺失，使脑指挥身体的命令延缓，反应迟钝，运动技巧差，而且无法鉴别重要信息和无关信息，结果最简单的决定被无限放大，变得犹豫不决。大脑是神经最集中的器官，紧张时神经会呈现兴奋状态，需要血液、氧气补充，长期紧张兴奋，大脑会出现供血不足，造成神经性头痛。劳累时会扰乱体内血糖水平，导致身体产生更少的抑制食欲的激素和更多的刺激食欲的激素，结果造成了过量饮食。疲惫的大脑会储存更多的消极记忆，我们累了的时候更容易闷闷不乐，科学家甚至认为，疲倦者的行为表现与抑郁症患者非常相似。脊椎、韧带、肌肉间是一个稳定的结构，长期保持一个姿势，脊椎会退化、韧带会松弛、肌肉会痉挛，造成疲劳，出现僵硬、麻木。如果常是忙得昏天黑地，时间一长，身体就受到很大的伤害。很早以前，中医就提出了"天人相应"的说法，日升而作，日落而息，这是自然界的基本生存法则。如果违背了这个法则，身体就会感到不适，疲倦也会随之而来。

2. 思虑过度　过度思虑会显著损耗我们的心理能量，这是一种无谓的内耗。远离这种行为，不仅能减轻心理压力，还能使人更专注地去做有意义的事情。思虑过度会使人的情绪控制能力下降，情绪波动的频率和强度明显大于常人，最终影响身体健康，对身体带来负面影响，甚至出现焦虑和抑郁。中医学认为，过度思虑易耗伤人体肾精，引起肾精亏虚的症状，如黑眼圈、牙齿松动、长寿眉、白鼻毛、两鬓斑白、头发脱落、老年斑、夜尿频多、骨质疏松、腰膝酸软、健忘等。避免过度思虑的方法如下所述。

（1）很多思虑过度者的问题在于非要知道一个问题的答案，例如，"我这种心理状态好不好？""未来会变得怎样？""人生的意义是什么？"可采取以下解决方法：简单地接受这样一个事实：世界上很多问题是没有答案的，或不是这个时代的人可以思考出答案的。

（2）思虑过度的人往往经常专注于不确定性，他们最常思考的问题就是："如果……会怎么样""假如……会怎么样"，并反复思考同样的问题。可采取以下解决方法：把这种不确定转移出来，每当你开始思考上述问题时，你需要在后面加一句，变成"如果……我应该这么做……""假如……我应该这么做……"

（3）过度思考主要集中在对事情的不确定性和对未来感到无法掌控这两个方面。对于不确定性，最好的办法是训练细节记忆能力，你需要让你的大脑一次性抓住所有的细节，这样你就不会再为不确定的事情感到烦恼。

（4）对于某些不停地在你脑中循环的事情，想要摆脱它，你同样可以使用这个心理学小技巧，只要想象事情的结局就行。

3. *房劳过度*　适当的性生活有利于身心健康，但是性生活太过频繁就会引起一系列疾病。所谓房劳过度，就是指房事太过频繁，也就是纵欲。常言道："纵欲催人老、房劳促短命"，这些话并非无稽之谈，而是寓有科学道理的。所以说平时一定要做到房室有节，不要过度耗散肾精。唐代著名医学家孙思邈说："恣意情欲，则命同朝霞也。"

现代研究认为，性生活过度会导致内分泌失调，免疫防御功能减退，对各种疾病抵抗力减弱，致使代谢功能异常，易引起各种疾病，肿瘤发病率增高。所以，古人说："淫声美色，破骨之斧锯也。"一些青年人盲目追求所谓的性解放，放纵性生活，甚至性生活混乱，这都是极为有害的。尤其是中老年人更应节制房事，这是由于他们的肾精已经亏少，再纵欲贪欢，肾精耗竭，更易损伤身体健康。因此，中医养生学主张节欲保精，有"保得一分精液，多延一分寿命"之说。

　　掌握避免房劳发生的具体措施。首先，要行房有度。度，就是适度，即不能恣其情欲，漫无节制。不少养生家都主张成年之后情欲应当随着年龄的增长而逐渐减少，至老年宜断欲。如《备急千金要方》中指出："人年二十者，四日一泄；三十者，八日一泄；四十者，十六日一泄；五十者，二十日一泄；六十者，闭精勿泄，若体力犹壮者，一月一泄"。由于年龄不同，精力和性的要求也有差异，因此，不能超出年龄和实际精力而恣意行事，否则就易损伤身体健康。其次，要合房有术。从医学和养生角度来讲，夫妻合房要讲究适当的方法。在这方面，过去一直被视为禁区，搞得神秘莫测，稍作议论就被视为淫乱。其实，夫妻间行房事，讲究科学的方法，既能使双方得到性的满足，增进感情，更重要的是有助于彼此的身心健康，延年益寿。在竹简《天下至道谈》中，明确提出夫妇性生活应与气功导引结合起来，以收积气全神、延年益寿之效。其中一段谈到"气有八益，有七损。不能用八益去七损，则行年四十而阴气自半也，五十而起居衰，六十而耳目不聪明，七十下枯上竭，阴气不用，深泣留出。令之复壮有道，去七损以抵其病，用八益以补其气，是故老者复壮，壮者不衰。"意思是说，夫妻性生活应做到八种有益的保持精气的导引动作，而避免七种有害的动作。如果不这么做，则四十岁时精气已耗损一半，五十岁生活起居已感衰弱，六十岁耳不聪，七十岁体质虚损已极，阳痿、涕泪难自控。如果做好八益，避免七损，可使壮年人抗衰老，延年益寿，保持身体健康。八益是与气功导引相结合的两性交接方法，即导引精气、使阴液分泌、掌握适当时机、阴阳协调、积聚气血、保持精气充盈、防止阳痿等。七损是七种有损身体健康的两性交接活动：闭精难出、过急、过久，汗出伤津，精气短竭，阳痿强用，交合时心烦躁郁，精血耗绝，交合过频，耗费精气等。生活起居上一定要做到房事有度，切不可不顾自己的身体纵欲，方能保持身体健康。

4. 熬夜 熬夜的危害早在《黄帝内经》中就有记载。子时（23:00～次日1:00）是主生发、胆"值班"时间，是心肾相交的时刻，没有休息会产生"阴虚阳亢"的现象。丑时（1:00～3:00）是主收藏、肝"值班"时间，经常熬夜的人"易动肝火"就是这样的一个道理。寅时（3:00～5:00）是主收敛、肺"值班"时间，精气虚耗得厉害是过早衰老的催化剂，老年人在这个时间容易惊醒就是年老体衰的表现。卯时（5:00～7:00）是大肠"主管"时间，应该解大便排毒，经常熬夜的人这个时间却在睡觉，该排的毒未排。经常熬夜的人大便会有两种情况：便秘或便溏。辰时（7:00～9:00）是胃"主管"时间，应该是"采阴补阳"，胃为腑，属阳土，主受纳，与脾相表里，纳运结合，熬夜的人还在睡觉就损伤了胃。

熬夜是现代生活经常发生的一种现象，是一种危害人身体健康的不良习惯，可导致疾病发生。"日出而作，日落而息"是长期以来人类适应环境的结果，熬夜会损害身体健康。因为，人体肾上腺皮质激素和生长激素都是在夜间睡眠时才分泌的。前者在黎明前分泌，具有促进人体糖类代谢、保障肌肉发育的功能；后者在入睡后才产生，既促进青少年的生长发育，也能延缓衰老。故一天中睡眠最佳时间是晚上10:00到次日凌晨6:00。长期熬夜的人皮肤受损也会非常严重，皮肤休息最好的时间就是在晚上，如果晚睡会增加皮肤的负担，引起一系列的皮肤问题，如肤色暗淡、起痘。长期熬夜，在颧骨和眼下都会出现细小的黑色斑点，这是皮肤代谢缓慢，日积月累的色素无法顺利排出，再加上电脑辐射、过强的灯光，就会造成色素沉淀而形成斑点。经常熬夜的人还会引起过度肥胖，熬夜者喜欢吃夜宵，夜晚进食不但会使人难以入睡，还会使人隔日早晨食欲不振，如此造成营养不均衡，就会引起过度肥胖。经常熬夜造成的后遗症，最严重的就是疲劳、精神不振；人体的免疫力也会跟着下降，感冒、胃肠感染、过敏等症状都会出现。熬夜的隔天，上班或上课时经常会头痛头胀、注意力无法集中的现象，长期熬夜、失眠对记忆力也有无形的损伤。女性长期熬夜或失眠会改变身体原有的生物钟，从而引发机体生命节律发生紊乱。这种紊乱将导致一系列内分泌功能失调，进而影响女性的排卵周期。排卵周期一旦被打乱，就可能出现月经不规律，随之会使孕激素分泌不平衡。而一些女性高发肿瘤，如子宫肌瘤、子宫内膜病变、乳腺病变等，都与雌、孕激素的分泌异常有密切关系。

三、节 饮 食

特别要注意饮食和肿瘤的关系，所谓"病从口入"，饮食和肿瘤的产生是息息相关的。可以说，绝大多数肿瘤和饮食多少有些联系。尤其是营养的缺失和失衡，不仅可以引起肠胃疾病，也能引起肿瘤。如经常食用高脂肪、高盐食物及油炸、油煎食物，以及熏制、烧烤、腌制等食物，会让肠癌、胃癌、食管癌的发生率大大提高。此外，在吞咽食物，特别是较粗、较硬、较烫的食物时狼吞虎咽，特别容易损害食管。

肿瘤与不科学、不合理的膳食有关。要注意培养良好的饮食习惯及生活方式，饮食多样化、不偏食，多吃维生素含量丰富的食物，控制脂肪的摄入，不嗜酒、不吃霉变食物、少吃或不吃腌制或熏烤的食物，不暴饮暴食，注意卫生。尽管导致肿瘤发病的某些因素还不太明确，可一些慢性物理性刺激及饮食因素能促使肿瘤的发生已经得到众多医学家的认同。如嗜饮烈酒、偏食辛辣、喜食油炸及熏烤之品、进食过快，以及喜食过热、过烫、过硬、过粗糙的食物的人易患食管、胃、肝等消化系统的肿瘤。《外科正宗》指出，茧唇（唇癌）的产生与过食高热煎炒的肥甘厚味等有关；《济生方》云："过餐五味，鱼腥乳酪，强食生冷果菜，停蓄胃脘……久则积结为癥瘕。"这些论述充分说明，恣食肥甘厚味、饮酒过度及饮食过热、过快等均易诱发肿瘤。由于饮食过热可破坏食管黏膜屏障，饮食过硬、过粗可损伤食管黏膜，久而久之就会发生肿瘤。研究资料表明，热量摄取的多少与肿瘤的发生有关。研究发现肥胖的人肿瘤死亡率比瘦人高，而且还发现男性肥胖者与直肠癌、膀胱癌的发病有关；女性肥胖者则与乳腺癌的发病有关。这说明高脂肪膳食是诱发直肠癌和乳腺癌的重要因素。在饮食调养方面，建议注意以下几方面。

1. **饮食定时定量**　在饮食上一定要多加注意，不可贪吃。进食要定时定量，要以少吃多餐、增加营养、减轻胃部负担为原则。要避免进食大量的甜品，过于甜腻的食物进入肠道后容易发酵产生大量气体，引起腹胀、腹痛，增加患者痛苦。另外，各种豆类如绿豆、赤小豆、大豆、蚕豆、豌豆等，以及豆制品如豆浆、豆腐、豆芽、腐乳、豆豉等，多吃了易产生腹胀、消化不良，要控制进食量。花生、瓜子、核桃、板栗、松子、杏仁等坚果类食品虽然营养丰富，但油脂含量高，难以消化，也加重胃肠负担，不宜多食。韭菜、辣椒、大蒜、洋葱等虽为营养丰富的蔬菜，但性味辛热，对胃肠道的刺激性强，如果是胃热炽盛或阴虚内热者应避免多食。

2. **进食快慢要适宜**　进食速度快慢要适宜，对于较难消化的食物，一定要细嚼慢咽，淀粉酶主要存在于唾液和小肠分泌液中，如果是含有大量淀粉的食物，需要在嘴中彻底咀嚼，才能很好地初步消化，从而减轻胃肠的负担，避免发生消化不良。进食时应把食物尽可能地嚼碎，这样可以减轻胃肠的负担。如果进食过急，加上不停地谈话，会无意中吸入较多空气，容易引起胃肠胀气。对食物充分咀嚼，次数越多，随之分泌的唾液也越多，这对胃黏膜有保护作用，也可以减轻胃肠负担。进食时宜细嚼慢咽，以利于食物在口腔内与唾液充分混合，有助于消化。

3. 合理搭配饮食　主副食协调不但可增进食欲，还能提高蛋白质的生理价值，主食要做到粗粮、细粮的合理搭配，即以细粮为主，粗粮细做，副食要做到荤菜和素菜的搭配，以及品种的多样化。宜选择细软易消化的食物，主食以米饭、面条和稀粥为主，要做得稍微软一些。副食的花色品种应多样，但要注意少些粗纤维食物。副食品如牛奶、鸡蛋、豆浆、鱼、瘦肉等，蔬菜如黄瓜、茄子、冬瓜、西红柿、萝卜、胡萝卜、嫩白菜、菠菜等，这些食物既可为机体提供足够的热量、蛋白质和维生素，又不会对胃黏膜造成刺激，不会引起胃酸过高。

《素问·脏气法时论》提出："五谷为养，五果为助，五畜为益，五菜为充。"即人的饮食物应以谷类为主，肉类为辅，蔬菜为充，水果为助，这样才能营养均衡，补充身体所需要的蛋白质、维生素等，以满足生命活动的需要。不要过食肥甘厚味，以免壅滞脾胃肝胆气机，致运化失司，积湿生痰，化热化火。不要偏嗜五味，五味与五脏，各有所喜，如酸先入肝，苦先入心，甘先入脾，辛先入肺，咸先入肾。如果长期偏嗜某种食物，就会使该脏腑功能偏盛，损伤及刺激胃肠道，导致整个消化系统发生一系列的病理变化。

4.了解不同食物的特性

（1）粮食类

1）粳米：俗名大米、精米、硬米、白米、肥仔米，是稻米中谷粒较短圆、黏性较强、胀性小的品种，营养成分以糖类为主，也含有一定量的蛋白质、维生素 B_1、维生素 B_2、盐酸，以及钙、磷等矿物质。《备急千金要方》曾提到过："平胃气，长肌肉。"粳米的作用也在《食物本草会纂》中提及："止泻痢，壮筋骨，通血脉，和五脏，补脾气，止烦闷，小儿煮粥如乳，开胃主神；合黄实煮粥，食之益精强志。"李时珍在《本草纲目》中记载多食粳米粥的养生方法："每日起食粥一大碗，空腹虚，谷气便作，所补不细，又极柔腻，与肠胃相得，最为饮食之妙诀也。"做粥的原料最好是粳米，因其性甘平，是健脾胃、培中气的良药。

2）小麦：主要成分是糖类、脂肪、蛋白质、粗纤维、钙、磷、钾、维生素 B_1、维生素 B_2 及烟酸等，还包括一种尿囊素。此外，小麦胚芽里还富含食物纤维和维生素 E，以及少量的精氨酸、淀粉酶、谷甾醇、磷脂酰胆碱和蛋白分解酶。长时间食用小麦面，可以养气血、补不足，有助于五脏，使人肌肉结实、肠胃健康、增强气力。小麦去皮与红豆煮粥食用可生津养胃，去水肿，也可以除热，止烦渴，利小便，补养肝气，止漏血唾血，还可以止虚汗。

3）高粱：味甘性温，有健脾益胃的作用，可取高粱入锅炒香，去壳磨粉，每次取 2～3 克调服，有帮助消化的作用。高粱性温，含有具有收敛止泻作用的鞣酸，较适合用于腹泻者，便秘者不宜多食。

（2）蔬菜类：蔬菜是人体必需的副食品，它含有人体不可缺少的营养成分。人们每天食用新鲜的蔬菜，对保证人体健康具有特殊的营养作用：一是蔬菜是人体必需矿物质的重要来源，二是蔬菜中含有较多的维生素，三是蔬菜中含有芳香油、有机酸及一些特殊的成分。蔬菜中含有较多的食物纤维，包括纤维素、果胶、木质素等，能刺激肠的蠕动和促进消化液的分泌。

1）莲藕：性寒，归心、肝、脾、胃经，含有糖类、维生素、蛋白质及膳食纤维等营养成分。藕粉含有92%以上的糖类，热量较高，容易消化吸收，平素体质虚弱或大病及久病、体弱者可适量食之以强身健体。将藕节烧成炭，具有很好的止血效果。

2）小白菜：含有蛋白质、脂肪、糖类、膳食纤维、钙、磷、铁、胡萝卜素、维生素 B_1、维生素 B_2、烟酸、维生素 C 等，尤其是钙的含量较高。小白菜性平、味甘，具有解热除烦、通利肠胃的作用，可以促进人体的新陈代谢，具有清肝的作用。

3）胡萝卜：是一种质脆味美、营养丰富的家常蔬菜，被誉为"东方小人参"，主要含有的营养素是 β - 胡萝卜素，它存在于胡萝卜的细胞壁中，而细胞壁是由纤维素构成，人体无法直接消化，唯有通过切碎、煮熟及咀嚼等方式，使其细胞壁破碎，β - 胡萝卜素才能释放出来，为人体真正消化、吸收、利用。胡萝卜可以补中气、健胃消食、壮元阳、安五脏，治疗消化不良、久痢、咳嗽、夜盲症等疾病，可提高机体免疫力，间接消灭癌细胞。

4）黄瓜：也称胡瓜、青瓜，富含蛋白质、糖类、维生素 B_2、维生素 C、维生素 E、胡萝卜素、烟酸、钙、磷、铁等营养成分，味甘甜、性凉，无毒，入脾、胃、大肠，具有利尿通淋、清热解毒的功效。烹调黄瓜时要注意，黄瓜不宜与花生同时食用，尤其是脾胃虚弱者，如此搭配食用易引起腹泻，另外，为了防止黄瓜所含的维生素 C 被破坏，尽量不要将黄瓜与辣椒、芹菜搭配烹调。

5）冬瓜：属葫芦科，一年生草本植物，含有丰富的蛋白质、糖类、维生素及矿物质等营养成分，是一种药食两用的瓜类蔬菜。据《神农本草经》记载，冬瓜性微寒，味甘淡，无毒，入肺、大肠、膀胱三经，具有清肺热化痰、清胃热除烦止渴、去湿解暑、利小便、消除水肿等功效。需要注意的是，冬瓜性寒，对于脾胃气虚、腹泻便溏、胃寒疼痛者，忌食生冷冬瓜。

6）西红柿：又名番茄、洋柿子，富含胡萝卜素、维生素C、维生素B，以及钙、磷、钾、镁、铁、锌、铜和碘等多种元素，还含有苹果酸、柠檬酸和糖类等，具有减肥瘦身、消除疲劳、增进食欲、提高对蛋白质的消化、减少胃胀食积等功效。由于番茄中维生素A、维生素C的比例适合，所以常吃可增强小血管功能，预防血管老化。番茄中的类黄酮，既有降低毛细血管的通透性和防止其破裂的作用，还有预防血管硬化的特殊功效，可以预防宫颈癌、膀胱癌和胰腺癌等疾病。需要注意的是，不宜吃未成熟的青色番茄，因其含有毒的龙葵碱，食用未成熟的青色番茄，会感到苦涩，吃多了，严重的可导致中毒，出现头晕、恶心、周身不适、呕吐及全身疲乏等症状，严重的还会发生生命危险。另外，最好不要在空腹时吃西红柿，因为空腹时胃酸分泌量增多，西红柿所含的某种化学物质与胃酸结合易形成不溶于水的块状物，食后造成胃部不适甚至胀痛。对于脾胃虚寒及月经期的妇女，不宜生吃西红柿，最好加热煮熟后食用，以利于消化吸收。

7）百合：为多年生草本球根植物，除含有蛋白质（21.29%）、脂肪（12.43%）、还原糖（11.47%）、淀粉（1.61%），以及钙、磷、铁等多种元素和多种维生素外，还含有一些特殊的营养成分，如秋水仙碱等生物碱。这些成分综合作用于人体，不仅具有良好的营养、滋补之功，还对因秋季气候干燥而引起的多种季节性疾病有一定的防治作用。百合味甘微苦，性微寒，归心、肺经，具有养阴润肺、清心安神的功效，鲜食干用均可，对病后虚弱的人非常有益。

（3）水果类：水果富含多种维生素，而且水果中的有机酸对促进消化有很好的作用，吃水果有利于身体健康。吃水果不宜过量，且要注意：不要空腹吃水果，不要在饭后马上吃水果，吃水果时要细嚼慢咽。一般来说，上午是脾胃活动最旺盛的时候，那时候吃水果有利于身体吸收，晚餐后吃水果不利于消化，如果吃得过多，会使糖转化为脂肪在体内堆积，反而不利于健康。

（4）蛋类

1）鸡蛋：含有人体必需的 8 种氨基酸，并与人体蛋白的组成极为近似，人体对鸡蛋蛋白质的吸收率可高达 98%。蛋黄中含有丰富的卵磷脂、固醇类，以及钙、磷、铁等元素、维生素 A、维生素 D 及 B 族维生素。鸡蛋吃法多种多样，就营养的吸收和消化率来讲，煮蛋为 100%，炒蛋为 97%，嫩炸为 98%，老炸为 81.1%，开水、牛奶冲蛋为 92.5%，生吃为 30% ～ 50%。由此来说，煮鸡蛋是最佳的吃法，但要注意细嚼慢咽，否则会影响吸收和消化。对于胃炎患者来说，还是蒸蛋羹、蛋花汤最适合，因为这两种做法能使蛋白质松解，有利于脾胃功能较弱者消化吸收。

2）鸭蛋：含有蛋白质、磷脂、维生素 A、维生素 B_1、维生素 B_2、维生素 D 及钙、钾、铁、磷等营养物质。中医学认为，鸭蛋味甘，性凉，有大补虚劳、滋阴养血的功效，能刺激消化器官，增进食欲，使营养易于消化吸收，并有中和胃酸、清凉、降压的作用。

3）鹌鹑蛋：营养丰富，味道好，药用价值高。鹌鹑蛋虽然体积小，但它的营养价值与鸡蛋一样，是天然补品，在营养上有独特之处，故有"卵中佳品"之称。鹌鹑蛋含有丰富的蛋白质、脑磷脂、磷脂酰胆碱、赖氨酸、胱氨酸、维生素 A、维生素 B_1 及维生素 B_2、铁、磷、钙等营养物质，具有补气益血、强筋壮骨的功效。鹌鹑蛋中氨基酸种类齐全，含量丰富，还有多种高质量的磷脂、激素等人体必需成分，铁、维生素 B_2、维生素 A 的含量均比同量鸡蛋高出 2 倍左右，而胆固醇则较鸡蛋低约 1/3，所以是各种虚弱患者，以及老年人、儿童及孕妇的理想滋补食品。但要注意的是，鹌鹑蛋含有较高胆固醇，高胆固醇血症者、脑血管病患者不宜多食。

（5）水产类

1）鲫鱼：是生活在淡水中的杂食性鱼，其性平，味甘，入脾、胃、大肠经，具有健脾、开胃、益气、利水、通乳、除湿等功效。鲫鱼含蛋白质、脂肪、维生素 A、维生素 B_1、维生素 B_2、维生素 B_{12}，以及烟酸、钙、磷、铁等成分，肉嫩味鲜，可做粥、做汤、做菜、做小吃等，尤其适宜做汤。鲫鱼汤不但味香汤鲜，而且具有较强的滋补作用，非常适合中老年人和病后虚弱者食用。

2）鳜鱼：又称鳌花鱼，为有鳞鱼类，是我国"四大淡水名鱼"中的一种，肉质细嫩，刺少而肉多，其肉呈瓣状，味道鲜美，实为鱼中佳品。鳜鱼味甘，性平，无毒，含有蛋白质、脂肪、少量维生素、钙、钾、镁、硒等营养元素，具有补益脾胃、强壮身体的作用，且极易被消化，非常适宜儿童、老年人及体弱、脾胃消化功能不佳的人。鳜鱼肉的热量不高，又富含抗氧化成分，对于贪恋美味、想美容又怕肥胖的女士，也是极佳的选择。

四、畅 情 志

　　喜、怒、忧、思、悲、恐、惊七种情志活动，在正常情况下，是人体精神活动的外在表现，若受外界各种精神刺激程度过重或持续时间过长，造成情志的过度兴奋或抑制时，则可导致人体阴阳失调、气血不和、经络阻塞、脏腑功能紊乱而发病。情志与五脏相应，病则首伤五脏。《素问·阴阳应象大论》说："人有五脏，化五气，以生喜怒悲忧恐"。情志活动归属五脏而称五志，脏腑气血是产生情志活动的基础，情志活动又是脏腑气血功能活动的一种表现形式。情志过用则会伤及五脏，如《灵枢·百病始生》说："喜怒不节则伤脏。"根据情志与五脏的相应关系，而有"怒伤肝""喜伤心""悲伤肺""思伤脾""恐伤肾"之不同。又因心主神明，为"五脏六腑之大主，精神之所舍"，故情志所伤，五脏各有所属，总由于心。情志致病主要是影响五脏的气机，气机逆乱而生百病。《素问·举痛论》云："百病生于气也，怒则气上，喜则气缓，悲则气消，恐则气下，寒则气收，炅则气泄，惊则气乱，劳则气耗，思则气结。"说明不同的情志变化，对人体气机活动的影响是不同的，所导致的症候也不相同。《黄帝内经》对人的体质状态、自然界的变化、社会环境等因素在情志发病过程中的作用也非常重视，这种将内外环境相结合研究情志发病的整体观，对现代生物－心理－社会医学模式具有启迪作用。

　　七情变化在肿瘤病因中占有重要的位置。古代医家认为一些肿瘤的发病与情志不遂、情志内伤有关。如食管癌（噎膈）的发病在《黄帝内经》中认为是"暴忧之病"。朱丹溪在论述乳腺癌的病因时指出，乳癌是"忧恚郁闷，昕夕积累，脾气消阻,肝气横逆"所致。他还提到了没有丈夫或失志于丈夫的女子较多,他的这个论点比国外提到"寡居者多"的论点要早几百年。明代陈实功认为:"乳岩由于忧思郁结,所愿不遂,肝脾气逆,以致经络阻塞,结积成核。"李梴在论肉瘤时说:"郁结伤脾,肌肉消薄与外邪相搏,而成肉瘤。"《医宗金鉴》谓失荣证由"忧思恚怒,气郁血逆,与火凝结而成。"所有这些论述都认为肿瘤的发病与精神因素有关。

"癌症性格"一说在社会上有着相当深厚的群众基础。很多人都深信:具有一些特定性格特质(如神经质、易怒、悲观或孤僻)的人群更容易成为癌魔狩猎的对象,而开朗乐观则有助于预防和治疗癌症。在早期阶段的肿瘤临床试验中,目前的研究数据表明,患者治疗效果的预期与一个更积极的人生观或参与试验的具体方面的结果偏差的预期有关。乐观是一种人格特质,拥有较高气质性乐观的个体对未来的事件报以积极的期待,相信结果会向好的方面发展。研究者认为,这种乐观的特质会帮助个体更好地处理挫折,也会使个体具有更强的挫折承受力。

哲人说:"你的心态就是你真正的主人。"一位伟人说:"要么你去驾驭生命,要么是生命驾驭你。你的心态决定谁是坐骑,谁是骑师。"一位艺术家说:"你不能延长生命的长度,但你能够扩展它的宽度;你不能改变天气,但你能够左右自己的情绪;你不能够控制环境,但你能够调整自己的心态。"狄更斯说:"一个健全的心态比一百种智慧更有力量。"爱默生说:"一个朝着自己目标永远前进的人,整个世界都给他让路。"这些话虽然简单却很经典、精辟,一个人有什么样的精神状态就会产生什么样的生活现实,这是毋庸置疑的。生活中,一个好的心态,能够使你乐观豁达;一个好的心态,能够使你战胜面临的苦难;一个好的心态,能够使你淡泊名利,过上真正快乐的生活。

1. 生气不如争气　人生有顺境也有逆境，不可能处处是逆境；人生有巅峰也有谷底，不可能处处是谷底。因为顺境或巅峰而趾高气扬，因为逆境或低谷而垂头丧气，都是浅薄的人生。应对挫折，如果只是一味地抱怨、生气，那么你注定永远是个弱者。

2. 有自信才能赢　古往今来，许多人之所以失败，究其原因，不是因为无能，而是因为不自信。自信是一种力量，更是一种动力。当你不自信的时候，你难于做好事情；当你什么也做不好时，你就更加不自信。这是一种恶性循环。若想从这种恶性循环中解脱出来，就得与失败做斗争，就得树立牢固的自信心。

3. 心动更要行动　心动不如行动，虽然行动不一定会成功，但不行动则必然不会成功。生活不会因为你想做什么而给你报酬，也不会因为你明白什么而给你报酬，而是因为你做了些什么才给你报酬。一个人的目标是从梦想开始的，一个人的幸福是从心态上把握的，而一个人的成功则是在行动中实现的。因为只有行动，才是滋润你成功的食物和泉水。

4. 平常心不可少　人生不可能一帆风顺，有成功，也有失败；有开心，也有失落。如果我们把生活中的这些起起落落看得太重，那么生活对于我们来说永远都不会坦然，永远都没有欢笑。人生就应有所追求，但暂时得不到并不会阻碍日常的生活幸福。因此，拥有一颗平常心，是人生必不可少的润滑剂。

5. 适时放下才会有收获　不要去强求那些不属于自己的东西，要学会适时放下。也许在你殚精竭虑时，你会得到以前想要得到而又没得到的东西，会在此时有意外的收获。适时放下是一种智慧。它会让你更加清醒地审视自身内在的潜力和外界的因素，会让你疲惫的身心得到调整，成为一个快乐明智的人。盲目的坚持不如理智地放下。苦苦地挽留夕阳的人是傻人，久久地感伤春光的人是蠢人。什么也舍不得放下的人，往往会失去更加珍贵的东西。适当的时候，给自己一个机会，学会放下，才有可能获得。

6. 宽容是一种美德　俗话说得好："退一步海阔天空，让几分心平气和。"这就是说人与人之间需要宽容。宽容是一种美德，它能使一个人得到尊重。宽容是一种良药，它能挽救一个人的灵魂。宽容就像一盏明灯，能在黑暗中放射着万丈光芒，照亮每一个心灵。

7. 学会给心灵松绑　人的心灵是脆弱的，需要经常地激励与抚慰。常常自我激励，自我表扬，会使自己快乐无比。学会给心灵松绑，就是要为自己营造一个温馨的港湾，常走进去为自己忙碌疲惫的心灵做做按摩，使心灵的各个零件经常得到维护和保养。

8. 别把挫折当失败　每个人的一生，难免都会遭受挫折和失败。所不同的是失败者总是把挫折当失败，从而每次都能深深打击他取胜的勇气；成功者则是从不言败，在一次又·次的挫折面前，总是对自己说："我不是失败了，而是还没有成功。"一个暂时失利的人，如果继续努力，打算赢回来，那么他的失利，就不是真正的失败。相反的，如果他失去了再战斗的勇气，那就是真输了。

9. 避免烦恼成心病　在现实生活中，终日烦恼的人，实际上并不是遭遇了太多的不幸，而是根源于烦恼者的内心世界。因此，当烦恼降临的时候，我们既不要怨天尤人，也不要自暴自弃，要学会给心灵松绑，从心理上调适自己，避免烦恼变成心病。

10. 快乐其实很简单　有人说，快乐是春天的鲜花，夏天的绿荫，秋天的野果，冬天的漫天飞雪。其实，快乐就在我们身边。一个会心的微笑，一次真诚的握手，一次倾心的交谈，就是一种快乐无比的事情。

形神合一，又称形与神俱、形神相因，是中医学的生命观。形者神之质，神者形之用；形为神之基，神为形之主；无形则神无以生，无神则形不可活。形与神俱，方能尽终天年；因此，养生只有做到形神共养，才能保持生命的健康长寿。所谓形神共养，是指不仅要注意形体的保养，还要注意精神的摄生，使形体强健、精力充沛，身体和精神得到协调发展，才能保持生命的健康长寿。中医养生学的养生方法有很多，但从本质上看，统而言之，不外"养神"与"养形"两端，即所谓"守神全形"和"保形全神"。形神共养，神为首务，神明则形安。神为生命的主宰，宜于清静内守，而不宜躁动妄耗。故中医养生观以调神为第一要义，守神以全形。通过清静养神、四气调神、积精养神、修性怡神、气功练神等，以保持神气的清静，增强心身健康，达到调神和强身的统一。

五、常　运　动

1. 运动有益于肿瘤的预防与治疗　已有研究表明，运动能够改善人体生理功能，提高生活质量，减少癌症危险因素，一方面降低癌症的发病率，另一方面能降低肿瘤患者病情复发的风险。

（1）运动干预对肌肉力量、质量的影响：研究发现，高达 60%～80% 的晚期癌症患者都患有肿瘤恶病质。肿瘤恶病质会导致癌症患者肌肉质量和力量下降。有专家通过总结大量关于运动锻炼对患者肌肉质量和力量影响的文章发现，抗阻训练、有氧运动或相结合的运动方式均可以改善患者上肢和下肢肌肉的力量，并且维持患者的肌肉质量。

肌肉萎缩无力（肌营养不良症/恶病质）、代谢紊乱和抑郁是最常见的癌症相关症状，与预后有关。新的证据表明，这些症状可通过运动训练改善。临床前研究发现，肿瘤分泌的一些因子进入循环系统后可促进肌肉退化。运动能够改善肌肉蛋白质降解和全身性炎症，同时促进调节食欲的饥饿激素，帮助机体恢复正常的食物摄入水平，进而提高患者的免疫力，阻碍肿瘤的发展。此外，运动可直接诱导抗炎症细胞因子，降低促炎症因子的水平，并通过减少内脏脂肪的堆积，间接改善心血管危险因素，减少并发症的发生。抑郁、焦虑和认知问题是抗癌治疗常见的副作用。运动训练，特别是耐力训练，可以减轻癌症患者群体的精神疾病症状。研究发现，色氨酸代谢产生的犬尿氨酸能够穿过血脑屏障并诱导抑郁症。在运动过程中，犬尿氨酸可以在肌肉中被代谢为不能穿过血脑屏障的犬尿酸，从而防止抑郁症的发生。研究发现，运动训练不仅能减轻治疗毒性，还可增加癌症治疗的效果。一方面，运动时，交感神经系统控制血液循环，驱动心率加快和血压升高，从而调节血管张力。这些生物物理适应性具有增加肿瘤灌注的潜力，可促进肿瘤内血管形成增加。化疗和免疫治疗的有效性也依赖足够的肿瘤内血液灌注，从而将细胞毒性药物和免疫细胞递送至肿瘤内部。另一方面，术前适当的运动训练可增强患者的身体素质，促进其术后恢复。

（2）运动干预对心肺功能的影响：心肺功能的适应通常由最大摄氧量来测定，且它已经成为人死亡的一个预测指标。以前的研究发现有氧运动能力每增加 1MET，男性存活率可以提高 12%，而女性可以降低 17% 的死亡风险。这样的发现在癌症患者中也是非常重要的。由此有研究表明规律的运动干预可以改善患者心肺的适应能力，从而提高存活率。

（3）运动干预对骨质的影响：癌症治疗会造成癌症患者骨质丢失，增加骨折的风险。骨骼能够对机械负荷产生适应能力，运动可作为一种非药物的干预手段来促进骨骼健康。有相关研究报道了运动干预可以维持化疗期乳腺癌患者腰椎的骨密度，延缓骨质疏松的时间。并提示运动锻炼在一定程度上可以缓解患者的骨质疏松，促进患者骨质健康。

（4）运动干预对脂肪因子的影响：脂肪因子是由人体脂肪细胞产生的，其中瘦素、脂联素是脂肪细胞分泌的多功能脂肪因子。有大量的研究发现瘦素具有促进肿瘤增殖的作用。有学者对 26 名接受了雄性激素阻断治疗的前列腺癌患者的运动干预研究，检测发现两组受试者都改善了瘦素和脂联素水平，但是与有氧运动组相比，抗阻训练改善的更为明显。研究结果提示运动干预能够调节瘦素和脂联素水平。

（5）运动干预对胰岛素样生长因子的影响：胰岛素样生长因子（IGF）家族在调控细胞生长和凋亡过程中发挥重要作用。其中胰岛素样生长因子 1（IGF-1）能通过肿瘤细胞自分泌或旁分泌产生，促进肿瘤细胞分化、生长。胰岛素样生长因子结合蛋白 3（IGFBP-3）通过调节组织局部 IGF-1 的浓度而起作用，进而抑制细胞增殖，促进细胞凋亡。许多研究已经检测了中等强度的有氧运动，提高了 IGFBP-3 的浓度，降低了 IGF-1 的浓度。由此表明适宜的运动干预能够改善癌症患者 IGF-1 和 IGFBP-3 的水平，从而维持患者内环境的稳定。

（6）运动干预对免疫系统的影响：癌症治疗会对癌症患者的免疫系统产生明显的影响，导致免疫抑制。而运动干预能改善先天免疫系统活性，诱导巨噬细胞和细胞因子产生，提高自然杀伤细胞活性。大量研究发现癌症患者经过锻炼，自然杀伤细胞的活力增强，淋巴细胞和粒细胞数量也增加。

运动期间肌肉会释放一些肌肉因子，用以调节能量交换并促进肌肉和其他器官适应所产生的代谢变化，整体上维持机体代谢平衡。临床前研究已经证明，肌肉衍生的多肽能抑制某些肿瘤细胞的生长。同时这些多肽可通过释放免疫调节细胞因子（如 IL-6、IL-7、IL-15）而影响免疫细胞活性。

癌症患者高水平的浸润性自然杀伤（NK）细胞和细胞毒性 T 细胞与更好的预后相关。运动可以提高免疫吸引趋化因子（immune-attractant chemokines）、NK 细胞激活受体配体和免疫检测点阻断配体的水平，动员并重新分布细胞毒性 T 细胞，以阻碍肿瘤生长、转移。运动期间的免疫细胞动员是一种常见现象，与年龄、性别、有无疾病等因素无关。运动时机体体温升高，使肿瘤内 NK 细胞浸润量增加，可起到控制和延缓肿瘤生长的作用；同时会增加肿瘤内血管的直径，以促进免疫细胞的传播。体温升高还可以通过诱导 IL-6 信号传导来改变肿瘤血管系统，从而使细胞毒性 T 细胞更容易进入肿瘤。目前，热疗正用于治疗某些癌症。代谢副产物也可能在运动介导的肿瘤免疫原性调节中起作用。如肿瘤细胞糖酵解过程可产生大量乳酸，积累在瘤体内，使细胞毒性免疫细胞（包括 T 细胞）的功能受到抑制。运动可有效地将乳酸转变为身体的能量源，以降低肿瘤内乳酸盐水平，防止其过度积累而诱发肿瘤。

（7）运动干预对炎症因子的影响：慢性低度炎症与癌症的发生和发展有一定的联系，而一些多效性的细胞炎症因子，包括肿瘤坏死因子 -α（TNF-α）、白细胞介素 6（IL-6）和 C 反应蛋白（CRP）在癌症中的作用受到极大的关注。其中有研究显示 TNF-α 可能通过调节血管内皮生长因子、诱导血管的再生等机制诱导癌症发生。IL-6 在促进细胞生长和细胞抗凋亡机制中起重要作用。而 CRP 的升高与恶性肿瘤有关，据研究显示各种癌性病变都可能导致急性时相反应蛋白的升高。还有研究发现久坐和不运动抑制了免疫功能，提高了感染的敏感性。虽然一些研究显示运动干预改善了癌症患者的炎症因子，但也存在着不一致的研究结果。因此还需进一步的研究来证实运动干预对炎症因子的效果。

（8）运动干预对全身功能状态的影响：肿瘤内的信号网络可受到许多外在因素的调节。运动时，这些外在因素包括物理效应（即血流量增加、血管床上的剪切应力、pH调节、发热和交感神经激活）和内分泌效应（应激激素、肌肉因子和循环外泌体）等都具有调节肿瘤进展及其生物学特性的潜力。此外，这些生理因素可影响肿瘤的生长动力学、转移能力、肿瘤代谢和免疫原性。运动可控制肿瘤生物学特性，并对客观生理指标（心肺适应性、身体功能和身体组成等）及患者的预后（疲劳感、睡眠质量等）产生积极的影响，从而改善最终临床疗效。

肿瘤与正常细胞有着不同的代谢途径，肿瘤细胞更倾向于有氧糖酵解以满足高能量周转和细胞快速增殖的需求。运动是能量消耗的过程，会引起全身和细胞内新陈代谢的明显变化。临床前研究表明，高代谢状态下的肿瘤对运动诱发的能量应激更敏感，这与其他应激因子如禁食和热量限制对肿瘤的影响一致。这可以简单地理解为提供能量的物质从能量要求高的肿瘤细胞被重新分配到代谢更旺盛的组织中，瘤体会因为缺乏能量递送而受到伤害。

癌症组织学研究发现，运动可以降低肿瘤生长速率。运动训练可使肿瘤生长速度减慢67%，但运动本身不能直接消除肿瘤，因此运动对肿瘤的治疗效果可能更多的与抑制肿瘤转移有关。运动可使机体释放出系统性因子（儿茶酚胺和肌肉因子等），激活交感神经，促进血液流动，增强剪切应力；运动造成的体温升高，可以破坏瘤体内环境的稳态，影响肿瘤代谢，控制肿瘤发展。坚持运动可使肿瘤内血液灌注得到改善，增强免疫原性和代谢调节，有助于延缓肿瘤进展。

在癌症患者中进行的超过 100 项临床运动干预研究证明，运动训练在肿瘤治疗中具有安全性，可行性和有效性。目前的证据表明，中强度至高强度的耐力运动优于轻度运动，患者的基础健康水平和身体状况可指导其选择适合自己的运动强度；抵抗训练可调节肌肉再生过程，防止肌肉发生退行性变化，可有效预防恶病质的发生。癌症患者应该有针对性地进行运动，以预防肿瘤的发生，调节癌症的进展过程，减少癌症相关不良事件的发生，改善抗癌治疗效果。未来，随着对运动与肿瘤进程关系的分子机制研究的不断深入，最佳运动量、运动强度和运动训练模式可进一步得到确定，为患者提供更加精准、有效的运动指导。

2.选择适当的运动方式　要根据肿瘤患者的年龄、病情和体质，选择适宜的运动项目，运动强度和运动时间，尽量以缓和的运动为主。以下推荐四种比较适合肿瘤患者的运动方式。

（1）散步：是日常生活中最简单易行的健身运动，运动量可大可小，运动方式可快可慢。不受年龄、体质、性别、场地等条件的限制，尤其适合肿瘤患者。当人散步时，全身95%的肌肉和骨骼都被调动起来，就像从头到脚给全身做了遍"按摩"，对于癌症患者是很好的运动方式。

（2）跑步：是全世界最普遍，也是成本最低的运动，也称为缓步、缓跑或缓步跑。近年来，欧美地区极力推广跑步运动，这股潮流也慢慢吹向我国，越来越多的人开始慢跑健身。跑步人人都会，既没有高难的技巧也没有严格的场地限制，可缓可急，简单安全，也是适合癌症患者的一项运动。

（3）太极拳：是一种非常适合癌症患者的运动。太极拳动作柔和，时间可长可短，锻炼后劳而不累。长期打太极拳可疏通经络、平衡阴阳，从而提高癌症患者抗病康复能力和机体免疫力，降低癌症复发的危险。

（4）瑜伽：是通过呼吸的调整、身体活动的调整和意识的调整，来达到养生保健、防病治病的锻炼方法。瑜伽柔和舒缓，锻炼后患者劳而不累，长期练瑜伽不仅可提高癌症患者的机体免疫力，而且可使患者身心得到极大放松，进而阻止和延缓病程进展，降低癌症复发的风险。

3. 几点建议

（1）区别对待不同肿瘤的患者：在运动过程中，要特别注意到对于患有不同肿瘤的患者，应充分考虑到疾病与治疗所造成的后果，而区别对待。例如，肺癌患者肺叶切除术后要加强胸部的运动锻炼来改善呼吸功能，乳腺癌根治术后要加强上肢的活动等。骨质疏松、肿瘤骨转移等患者骨折风险很高，不宜进行负重或剧烈的体力活动，如跳舞、跑步、球类、田径运动等，可以挑选太极拳、游泳等节奏相对较慢的活动。骨转移、白细胞减少、血小板降低、贫血、发热的患者要权衡利弊，多加小心。白细胞减少者要避免高感染风险的项目及运动环境，如体育馆、游泳池等。

（2）宜采取全身与局部相结合的运动方式：肿瘤患者的运动，要注意全身运动与局部运动相结合，这样才能发挥其康复医疗的最大作用。一般可以全身运动为主，对于局部截肢或伴有脑血管病的患者，还应配合相应的局部运动和功能锻炼。体力活动按活动强度分为低强度、中强度、高强度体力活动3类。①低强度体力活动：一般日常生活活动如购物、做饭、洗衣等，都是低强度体力活动，一般不会增加心跳或出汗；②中强度体力活动：心跳、呼吸比平时加快，出汗，如快走（≥3英里/小时）、跳舞、骑马、割草、练瑜伽、打高尔夫球、工作相关的走路、举高、太极拳、乒乓球、网球双打、骑自行车（<10英里/小时）（1英里≈1.6千米）；③高强度体力活动：

心跳更快，呼吸困难，出汗更多，如竞走、跳绳、跑步、快骑自行车（>10英里/小时）、足球、山坡滑雪、重体力劳动（如伐木、建筑）、打篮球、网球单打、来回游泳、背包旅行。

（3）循序渐进从小量开始：进行运动要循序渐进，逐渐加大运动量。在运动锻炼开始时，运动量要小，随着机体功能的改善，运动量可逐渐加大。达到应有的强度后，就可以维持在此水平上坚持锻炼。要防止突然加大和无限加大运动量，以免发生不良事件。特别是本来身体较为虚弱者，要想恢复原来的体力活动，一般需要经过相当一段时间。药王孙思邈的理论不谋而合，他倡导人体运动的方式为："养性之道，常欲小劳，但莫大疲，及强所不能堪耳。"也就是说运动的度要把握好，不能因为运动好就运动过量，超过自己的体力承受限度。一般来讲，运动的最佳状态为全身微微汗出，不感到疲惫为佳。

（4）运动贵在坚持：进行运动贵在持之以恒，长期坚持。运动对肿瘤的康复具有一定效果，但也并非一日之功，只有长期坚持才能收到预期的效果。从日常生活着手，如选择走楼梯而不是乘坐电梯，如果可能，步行或骑自行车到目的地；选择与家人、朋友或同事一起锻炼身体，经常交流心得；选择步行访问邻近的朋友或同事，而不是发电子邮件访友；如果行程不是太远，可以选择不驾车而是步行或间断步行；每日戴计步器，增加每日步行量。运动使呼吸频率加快，吸氧量增多，通过有效的气体交换，可将一些致癌物质排出体外，从而降低癌症的发病率；即使得了癌症，坚持适度的有氧运动，身体康复较快，可延长无病生存期。持之以恒的有氧运动可以燃烧脂肪，降低体重，降低肿瘤发生的可能性；运动后出汗可使体内的铅、锶、镍和铍等致癌物质随汗液排出体外。

（5）制订个性化的运动方案：可以请教运动专业人士，制定合理而个性化的运动方案。如果是骨转移患者运动要注意骨折风险，要在医师的指导下选择适当的方式而进行适当运动。运动能提升患者的有氧适能，即提高心肺功能，也能加强患者的肌肉健康程度，许多癌症患者都会有肌肉疲劳和肌肉无力；还能从精神心理上降低患者的焦虑感，有助于患者的心理调节和内分泌环境稳定。

4. 运动禁忌　对于肿瘤患者要避免不恰当的运动带来的风险，应该了解足够的相关信息，降低有可能带来的风险，例如，①结直肠癌术后造瘘者应注意避免腹压过高，以免形成瘘口疝；②乳腺癌术后患者更应注意循序渐进，特别是合并上肢淋巴水肿的时候；③盆腔肿瘤术后合并下肢淋巴结水肿者，应该慎重选择是否进行下肢力量训练；④手术后应该注意预防切口裂开；⑤带中心静脉导管者应注意肢体活动幅度；⑥接受化疗后要评估周围神经病变和肌肉骨骼病变；⑦使用激素治疗者，或者已有骨转移者，要避免发生骨折的风险；⑧伴有心肺疾病，或极度疲乏、严重贫血、出现感染者，当禁忌某些运动。

下篇 ▶

治 疗 篇

第5章　肺癌中医药调治案例

◆病案1　右上肺中低分化腺癌化疗合靶向治疗后

【病情介绍】

陈某，女，55岁。右上肺中低分化腺癌，肿瘤侵犯脏层胸膜，淋巴管内有癌栓，左肺转移，淋巴结转移，肺叶切除加淋巴结清扫术，化疗4次。目前口服特罗凯治疗中。

【治疗经过】

2010年10月20日初诊。患者诉皮肤瘙痒，咳嗽阵作，有痰色白，口干不苦，夜寐不实。查体见面部及周身皮肤色黑，泛发红疹，局部有搔抓后的伤痕，舌质红，有瘀斑，苔薄白，脉细。证属热毒内伏、耗伤阴血、气滞血瘀。治法拟养血祛风、清热解毒。处方如下所述。

水牛角30克，大生地黄15克，牡丹皮10克，赤芍10克，全当归10克，防风10克，地肤子10克，地骨皮10克，金银花10克，连翘10克，乌梢蛇10克，三棱15克，莪术15克，杏仁10克，前胡10克，半枝莲30克，甘草3克。28剂，水煎服，每日1剂。嘱其忌食辛辣刺激之品及海腥发物。

2010年12月6日二诊。患者诉头晕乏力，面部皮疹瘙痒，夜间更甚，影响睡眠，较易感冒，时发咽痛，胃脘不适，食欲一般。查体见舌质红，有瘀斑，苔薄白，脉细。辨证属热毒伤阴、肺体失养、宣降不利。治法拟养阴润肺、清热解毒、化瘀散结。处方如下所述。

南沙参 15 克，天冬 15 克，麦冬 15 克，天花粉 10 克，桔梗 6 克，冬瓜子 30 克，知母 10 克，杏仁 10 克，桑白皮 10 克，黄芩 10 克，乌梢蛇 10 克，地肤子 10 克，龙葵 15 克，半枝莲 15 克，蜈蚣 2 条，鳖甲 15 克，甘草 3 克。28 剂，水煎服，每日 1 剂。嘱其忌食辛辣刺激之品及海腥发物。

2011 年 2 月 2 日三诊。患者诉近来咳嗽不甚，但倦怠乏力，皮肤瘙痒，反复感冒。查体见舌质淡红，苔薄白，脉细。辨证属癌毒伤正、气血两伤、血虚生风。治法拟益气养血、祛风固表、化瘀解毒。处方如下所述。

生黄芪 30 克，太子参 15 克，赤芍 10 克，白芍 10 克，全当归 10 克，牡丹皮 10 克，紫菀 10 克，地肤子 10 克，防风 10 克，地骨皮 10 克，桑白皮 10 克，生地黄 15 克，莪术 10 克，石见穿 30 克，半枝莲 30 克，五味子 6 克，炮穿山甲 5 克，生甘草 3 克。28 剂，水煎服，每日 1 剂。嘱其忌食辛辣刺激之品及海腥发物。

【案例辨析】

近年来，肺癌治疗手段不断丰富和发展，而分子靶向治疗是其中进展最快的治疗方法之一，已成为继手术、化疗、放疗三大主流传统治疗手段之后的第四大治疗手段。所谓肿瘤靶向治疗主要是指以肿瘤细胞的受体、关键基因和调控分子为目标靶点的治疗，肿瘤靶向治疗的目的就是阻断或封闭肿瘤发展过程中的关键受体或转导过程中的重要激酶，从而阻断纠正肿瘤细胞不受控制的增殖生长的病理过程。相对于传统的手术、放疗、化疗等常规治疗手段而言，肿瘤靶向治疗具有更强的针对性、选择性，能更好地选择性地杀伤肿瘤细胞，减少对正常组织的损伤。

分子靶向药物治疗是一种常见的恶性肿瘤治疗方法，主要是通过分子靶向药物的作用，对表皮生长因子受体的活性进行抑制，从而达到抑制肿瘤细胞扩散、增殖的效果，根据基因检测结果选择相应的分子靶向药物治疗，能取得较为显著的疗效。但是在治疗过程中，药物也可能引发不良反应，较为常见的是发生于皮肤，患者出现皮肤瘙痒、干燥、皮疹等症状，瘙痒严重者影响其睡眠质量，搔抓造成的皮肤损伤影响其美观，降低其生活质量，也会造成患者烦躁、不快等不良情绪状态，对患者的临床治疗和预后转归较为不利。

按照中医学理论，此例患者发生肺癌是因为正气亏虚，造成邪毒内侵，正虚又以肺之气阴两虚为主，肺气亏虚，不能固护卫气和保护机体免受外邪侵犯，阴虚不能滋养脏腑，肺气失于宣发肃降，不能正常布散津液而使津凝为痰，痰为有形之邪，痰阻气滞，邪郁化热，热毒又煎熬血液成瘀，造成痰、瘀、毒、热交结，无形之邪附着于有形之邪不得化解，形成肺部积块。可见气阴两虚为其发病根本，并且贯穿其病程始终。患者采用了现代医学分子靶向药物治疗，取得了控制肿瘤的疗效，但同时带来了皮肤瘙痒等不良反应，按中医理论分析，是由于药毒壅滞于肌肤皮毛，热毒伤津，脉络瘀阻，热盛血燥生风，肌肤失于濡养，血虚风盛而致瘙痒。

此例患者病机为本虚标实，本虚为肺之气阴两虚，标实为痰瘀热毒交结。采取辨病与辨证、整体与局部相结合治疗，扶正与祛邪并进，以益气养阴为治本之法，祛邪兼顾清热解毒、活血化瘀、化痰散结、祛风止痒等。

初诊时方选犀角地黄汤为主化裁，该方首载于唐孙思邈《备急千金要方》，其方源为《小品方》之芍药地黄汤，古代多用于外感温热病和血证的治疗，近来逐渐扩展到在各科杂病中均有广泛应用，尤其在某些顽固性皮肤病和疑难杂症的治疗中取得较好疗效。《备急千金要方》论曰："犀角地黄汤治伤寒及温病应发汗而不汗之内蓄血者，及鼻衄、吐血不尽，内余瘀血，面黄。消瘀血方……喜妄如狂者，加大黄二两、黄芩三两……无热，但依方，不须有所增加"。这是孙氏对犀角地黄汤的适应证及功效明确的论述。其意为不论是伤寒还是温病，因失治或误治后，伤寒寒邪化热由表入里，温病热邪从表深入，皆为邪热入里，热与血搏结成瘀血或血热迫血妄行出现鼻衄、吐血，离经之血瘀滞体内见面黄、大便黑，此时病理变化的特点以血瘀为主，邪热已减，热邪为患成为次要矛盾。正如孙氏在本方加减法中提到的喜妄如狂者若无热，就按原方不必加大黄、黄芩。孙氏之所以要在犀角地黄汤中加大黄、黄芩，就是因为邪热尚盛，须用苦寒之品清涤热邪。唐代王焘《外台秘要》引《小品方》的芍药地黄汤实为《备急千金要方》犀角地黄汤之原方，书中亦云："此主消化瘀血""有热如狂者加黄芩，无热不用黄芩"。

吴鞠通曰："犀角味咸，入下焦血分以清热，地黄去积聚而补阴，芍药去恶血，生新血，丹皮泻血中伏火。"四味相伍，药简意深，共奏凉血散血之功。本方既有凉血止血之长，又有活血散血之功。血热动血自当凉血止血，离经之血瘀于体内，亦可阻滞血行而导致出血，因此必散而祛之。散血者，散其离经瘀血，止血者，止其欲出之血，散血亦有止血之功。故止血与散血并用，使血止而不留瘀，瘀散而血可止，遗缺互补，相辅相成。

吴谦在《医宗金鉴·删补名医方论》中云："故用犀角清心，去火之本；生地凉血，以生新血；白芍敛血，止血妄行；丹皮破血，以逐其瘀；虽曰清火，而实滋阴；虽曰止血，而实去瘀，瘀去新生，阴滋火息，乃探本穷源之法。"

二诊时以《医学心悟》卷三方之二冬汤为主化裁，二冬汤组成为天冬（去心）二钱，麦冬（去心）三钱，天花粉、黄芩、知母、荷叶各一钱，人参、甘草各五分。水煎服。本方原为上消渴之多饮而设，具有养阴润肺、生津止渴之功。方中天冬、麦冬为君药，天冬性寒味甘苦，归肺、肾经，具有养阴润燥、清火生津之功效。麦冬性微寒，味甘微苦，归肺、胃经，具有养阴润燥、益胃生津、清心除烦之功效。天花粉性微寒，味甘微苦，归肺、胃经，有清热生津、清肺润燥之功效。知母、黄芩清肺热，共奏养阴润肺、清热化痰之效。

三诊时以《永类钤方》补肺汤补脾益肾为主，同时辅助润燥之法。补益肺气的代表方中，补肺汤是首选方剂。其中黄芪、太子参合用，甘温益气，通达表里，外能补肺气而实卫气，固护体表，防御外邪侵袭，里能直补中焦，升提脾气，益气血生化之源；地黄滋补肾阴，则能壮水润肺，补下以充上，补肾填精以化气；紫菀、五味子能平虚燥咳嗽，敛肺润燥；桑白皮化痰止咳、清热降逆；诸药合用，能达到润燥止咳、补脾益肾之效。因此，采用补肺汤治疗肺气虚所致咳嗽，能较好地缓解患者的咳嗽、咳痰症状，促使患者快速恢复。现代临床研究结果亦提示补肺汤为治疗肺气虚证的有效方剂之一，在降低血浆 ET 含量、纠正低氧血症和高碳酸血症方面有一定的作用。

水牛角入药，首见于《神农本草经》中列为中品的牛角䚡，又名胎角《本草纲目》曰："此即角尖中坚骨也。牛之有䚡，如鱼之有鳃。故名胎者，言在角内也。"其性味苦、咸、寒，具有清热、凉血、解毒之功效。唐代陈藏器《本草拾遗》中说："牛有数种，本经不言黄牛、水牛，但言牛尔。南人以水牛为牛，北人以黄牛、乌牛为牛。牛种既殊，入药当别。"对于牛角䚡的记载，如唐代王焘《外台秘要》中云："牛角䚡灰散治卒下血。"《本草纲目》中云："牛角䚡，筋之粹，骨之余，而腮又角之精也。乃厥阴、少阴血分之药，烧之则性涩，故止血痢、崩中诸病。"对于水牛角的记载，最早见于梁代陶弘景《名医别录》，云："水牛者燔之，治时气寒热头痛。"唐代《日华子本草》中云："煎汁，治热毒风及壮热。"宋代张杰《子母秘录》中云："血上逆心，烦闷刺痛。水牛角烧灰，酒服方寸匕。"《本草纲目》将其附于牛项下，用其"治淋破血"。牛既有水牛与黄牛之分，入药也有牛角鰓与牛角之别，但角中含鰓，古人用牛角鰓者居多，且多烧灰冲服。水牛角入药，其用已久，古籍中虽无以其代犀角之说，但因其功效似犀角，故有犀角之用。今人则多以其代犀角，以水牛角30克代犀角。1977年版《中国药典》始将其收载，作为犀角的类同品应用至今。水牛角替代犀角，可用治温热病之高热神昏、斑疹、吐血、衄血、小儿惊风、头痛、咽喉肿痛、疮毒等，取效均良。使用时一般入煎剂，取其镑片或镑丝15～30克，病情重者可用30～60克，先煎2小时以上；若冲服，则用其浓缩粉3～6克。

乌梢蛇为游蛇科乌梢蛇，属体形较大的无毒蛇，性味甘平，归肝经，具有祛风、通络、定惊之功。《开宝本草》论乌梢蛇曰："主诸风瘙瘾疹，疥癣，皮肤不仁，顽痹诸风。"《本草蒙筌》载："气味甘平，治诸风皮肤不仁，散瘾疹身体瘙痒。"《药性论》中云："治热毒风，皮肤生疮，眉须脱落，瘑痒疥等。用于风湿顽痹，麻木拘挛，中风口眼㖞斜，半身不遂，抽搐痉挛，破伤风，麻风疥癣，瘰疬恶疮。"在滋养阴血的基础上，配以乌梢蛇祛风止痒，能标本同治，取得良好的疗效。

◆**病案 2　右肺腺癌术后**

【病情介绍】

方某，男，56 岁。患者于 2016 年 10 月 12 日在外院行胸腔镜右下肺肿块切除术，术后病理示为肺腺癌，术后分期为Ⅱb 期，已行培美曲塞加顺铂方案化疗 2 个疗程。因出现白细胞数下降及肝功能轻度损伤，患者要求配合中药治疗。

【治疗经过】

2017 年 2 月 18 日初诊。患者诉手术刀口处板滞感，活动后加重，胸闷气短，稍有咳嗽，咳痰色白量少，食欲尚可，二便调，睡眠一般。查其舌质淡，舌边有齿印，苔薄白，脉细。辨证属肺脾气虚、肺失宣降、痰瘀癌毒残留。治法拟健脾益气、化痰利肺、清热解毒。处方如下所述。

太子参 15 克，炒白术 12 克，茯苓 15 克，炒怀山药 15克，南沙参、北沙参各 15 克，天冬、麦冬各 15 克，炙百部10 克，枳壳 10 克，桔梗 6 克，郁金 10 克，金荞麦 15 克，黄芩 10 克，白花蛇舌草 15 克，杏仁 10 克，半枝莲 15 克，甘草5 克。28 剂，水煎服，每日 1 剂。嘱其忌食辛辣刺激之品及海腥发物。

2017 年 5 月 9 日二诊。患者诉前药服后，大便稀溏，日行 2 次，无腹痛，食欲尚可，夜寐安。仍感胸闷气短，痰液清稀，无口干，手足稍有麻木感。查其舌质淡，苔薄白，脉细。辨证属胸阳不振、痰饮内蕴、肺气失宣。治法拟宽胸理气、温化痰饮、宣降肺气。处方如下所述。

全瓜蒌 15 克，半夏 10 克，薤白 10 克，枳壳 10 克，陈皮 6 克，郁金 10 克，茯苓 15 克，檀香 6 克，紫丹参 15 克，桂枝 10 克，炮姜 6 克，煨葛根 15 克，南沙参 12 克，太子参15 克，白前 10 克，白花蛇舌草 30 克，鱼腥草 15 克。28 剂，水煎服，每日 1 剂。嘱其忌食辛辣刺激之品及海腥发物。

2017 年 6 月 29 日三诊。患者诉前药服后，胸闷、气短减轻，手足稍有麻木缓解，咳嗽偶作，大便稀溏，日行 2 ～ 3 次，偶有肠鸣，无腹痛。食欲尚可，夜寐尚安。查其舌质淡，苔薄白，脉细。辨证属脾气虚弱、痰湿内蕴、肺失宣降。治法拟健脾助运、温化痰湿。处方如下所述。

炒党参 12 克，炒白术 12 克，茯苓 15 克，怀山药 15 克，炒扁豆 15 克，煨木香 6 克，葛根 15 克，炒防风 10 克，乌药 10 克，炮姜炭 10 克，制附片 6 克，车前子 10 克，焦楂曲各 12 克，白花蛇舌草 30 克，蒲公英 15 克，仙鹤草 15 克。28 剂，水煎服，每日 1 剂。嘱其忌食辛辣刺激之品及海腥发物。

【案例辨析】

此例患者行肺腺癌手术后出现胸闷气短、咳嗽咳痰、手术刀口处板滞不适感等症状，与手术中损伤了胸壁气血筋骨经络有关，血脉破损，血出脉外即为瘀血，血瘀气滞，不通而痛。胸为肺之分野，肝经之脉由下而上布胁肋，胆经之脉由上而下循胸胁。肺主气、肝藏血，气血同行于胸中，胸部受损，必伤气血，气为血帅，血为气母，气行则血行，气滞则血瘀。胸部受损，气滞血瘀往往同时并见。诸阳受气于胸中而运行于背部，不仅外伤本身会伤及胸中阳气，而且气滞血瘀、络道不通，也可阻碍阳气运行，致使胸中阳气不振。

患者本为肺癌之症，虽然手术切除了病灶，但造成发病的根本原因仍需根治，肺之气阴已伤，不能正常行使肺主气、司呼吸，以及肺主通调水道的功能，浊气不能呼出，清气不能吸入以充实宗气、摄纳补充元气，故患者总感胸闷气短。正气不足，脾失健运，脾为生痰之源，肺为贮痰之器，故可见咳嗽咳痰。气虚推动无力，津液、血液易于凝滞、瘀结，故见气滞、血瘀、痰壅交结胸中，气虚及阳，又加有形之邪阻滞阳气，故见胸阳不振，表现为痰液清稀、舌淡苔白。

　　本病虽然与《金匮要略》所记载的胸痹起因不同，但其病机则有共同之处，因而可以参照仲景宣通胸阳之法治疗肺癌手术后胸痛。《金匮要略·胸痹心痛短气病脉证治》有云："胸痹，胸中气塞、短气，茯苓杏仁甘草汤主之，橘枳姜汤亦主之。"究其病机，则与心肺阳气痹阻有关。胸阳不得展布，肺之宣发肃降失司，清气难入，浊气不出，故见胸背不适、胸闷、短气。治之当根据饮邪形成的机制及其停聚的部位，选择恰当的方剂。若肺中停饮阻塞气道，痹阻胸阳，症见胸背痛、短气、喘息咳唾、胸中憋闷、小便不利者，应在通阳宣痹的基础上，加用茯苓杏仁甘草汤宣利肺气，导饮邪下行，饮散气顺，诸证自平；茯苓杏仁甘草汤中杏仁作用于上焦，逐胸中之水，降肺之逆气，又可开胸散结；茯苓作用于中焦，可健脾化痰逐中焦之水，平上冲之气；甘草温中和胃，调和诸药。药理研究显示茯苓具有杀菌作用，对金黄色葡萄球菌、大肠埃希菌、变形杆菌有抑制作用；杏仁中苦杏苷在体内慢慢分解，有轻度抑制呼吸中枢而起镇咳作用，同时具有抗炎解痉作用，能促进咽喉及支气管的分泌，使痰液容易咳出，呈现祛痰镇咳作用。且辨证加味应用，而具健脾化痰、宣肺降气平喘之功。若中焦气滞痰结，上乘阳位，胸阳不展，肺气不利，症见胸背痛、喘息咳唾、胸脘满闷如窒、短气或纳差呕恶者，则宜通阳宣痹与行气导滞化痰并举，加用橘枳姜汤。"方中以辛温之橘皮为君，温则暖膈，辛则散结也；生姜祛寒止逆，而性复宣通，与犀利之橘皮相济，则成和风爽气之象，然后佐以破留气之枳实，则寒去肺畅，气之塞且短者亦愈，故曰亦主之"。

　　《金匮要略·胸痹心痛短气病脉证治》还云："胸痹，心中痞气，气结在胸，胸满，胁下逆抢心，枳实薤白桂枝汤主之，人参汤亦主之。"枳实薤白桂枝汤由枳实、薤白、桂枝、厚朴、瓜蒌五味药组成，原文记载为："胸痹，心中痞气，气结在胸，胸满，胁下逆抢心"，现代将其临床症状概括为胸满闷引痛肩部，气冲上及于心，伴膈间闭塞，形气充实或气短乏力等。其病机多与痰浊阻滞、阴寒壅积、气机闭阻有关。方中厚朴、枳实除痞开结兼下气；桂枝既通上焦胸阳又散中下焦阴寒，以瓜蒌苦寒之味及滑利之性宽胸豁痰；薤白主化阴积，通阳气。诸药合用，为治疗胸痹之要方。枳实薤白桂枝汤能降逆除痹、泄满通阳，善疗"胸中之疾"，临床上被广泛应用于治疗心血管系统疾病、消化系统疾病、呼吸系统疾病等，具有明显的效果。

临证时，应根据患者具体病情及所处证候阶段区别运用：偏于实证者，病急且重，既有胸满痞胀，又有逆气抢心，舌苔厚腻，脉象弦紧，此为阴寒气逆、胸胃结痹，法当通阳宣痹、开结除痞，方宜薤白桂枝汤。偏于虚证者，病势轻缓，更有四肢不温，倦怠少气，腹满虚胀，心寒冷痛，舌淡苔白，脉沉迟，证为中焦阳虚、脾气不振，法当温中益虚、补气安中，方用人参汤。瓜蒌枳实薤白桂枝汤，方中枳实消痞除满，厚朴下气消胀，桂枝、薤白通阳宣痹，瓜蒌实宽胸开结、以除胸满。诸药合用，痞开气行，痹通痰除，胸胃之邪即可疏解。人参汤即理中汤是也，药同而名异。方中人参、白术、炙甘草补益中气、护心止悸，干姜温胃止痛，诸药同用，中阳得振，阴寒自消，而虚胀腹满、心胃寒痛立解。

在临床上，肺癌术后患者往往虚实夹杂，正虚邪实互见，因此茯苓杏仁甘草汤与橘枳生姜汤，枳实薤白桂枝汤与人参汤既可以单独使用，又能够结合起来同时使用，视病情而定，均可以获得良好的临床效果。

◆**病案3　右肺上叶肺泡细胞癌术后**

【病情介绍】

王某，女，52岁。因间歇咯血1个月，于2016年12月19日行胸腔镜右上肺切除术，术后病理示：右肺上叶肺泡细胞癌，高分化，周围型，大小为2.5cm×1.5cm×1.5cm，肺门淋巴结未见转移（0/5），支气管切缘未见癌残留。术后未行放化疗，遂要求中药治疗。

【治疗经过】

2017年3月8日初诊。患者诉手术以后常感神疲乏力，咳嗽阵作，右侧胸痛，活动后加剧，伴有气短气喘，甚则心慌汗出，痰黏难咳，色白偶有带黄，食欲不振，睡眠一般。查其舌质淡红，中有细裂纹，苔薄白，脉细。辨证属气阴两虚、痰瘀互结、肺失宣肃。处方如下所述。

南沙参15克，桑白皮12克，茯苓12克，杏仁10克，枳壳10克，黄芩10克，炙百部10克，桔梗10克，前胡10克，法半夏10克，化橘红10克，冬瓜子10克，瓜蒌皮10克，仙鹤草15克，浙贝母12克，白花蛇舌草30克，谷芽30克，甘草6克，黛蛤散12克，郁金10克。28剂，水煎服，每日1剂。嘱其忌食辛辣刺激之品及海腥发物。

2017年5月11日二诊。患者诉服前药后胸痛、咳嗽减轻，但仍感胸闷，痰黏量少，二便调，夜寐安，纳食可。查其舌质淡红，苔薄白，脉细。辨证属痰郁化毒，肺失清肃。治法拟肃肺化痰、祛邪解毒。处方如下所述。

炙麻黄5克，杏仁10克，前胡10克，桔梗10克，白前10克，法半夏10克，橘红10克，茯苓15克，南沙参15克，佛耳草10克，黄芩10克，白花蛇舌草30克，仙鹤草15克，枳壳10克，冬瓜子15克，生甘草5克。28剂，水煎服，每日 1 剂。嘱其忌食辛辣刺激之品及海腥发物。

2017 年 8 月 17 日三诊。患者诉服前药后咳嗽已经缓解，偶感手术刀口处轻度麻痛，胸闷不显，二便调，夜寐安，纳食可。查其舌质淡红，苔薄白，脉细。辨证属肺脾两伤，痰瘀内结。治法拟调补肺脾、化痰散结。处方如下所述。

炙黄芪 15 克，太子参 15 克，炒白术 12 克，茯苓 15 克，紫菀 10 克，紫苏子 10 克，杏仁 10 克，炙百部 10 克，款冬花 10 克，冬瓜子 15 克，郁金 12 克，木香 6 克，白花蛇舌草 30 克，薏苡仁 30 克，香附 10 克，旋覆花 10 克，桃仁 10 克。28 剂，水煎服，每日 1 剂。嘱其忌食辛辣刺激之品及海腥发物。

【案例辨析】

肺癌是世界上发病率及病死率最高的疾病，可手术切除的早、中期肺癌首选根治性切除肿块及淋巴结清扫。随着手术患者的增多，肺癌术后并发症的发生率也开始升高，而咳嗽就是肺癌术后最常见、最普遍的并发症，其中部分患者存在长期的难治性咳嗽，严重影响其生活质量。咳嗽是人体清除呼吸道内分泌物或异物的保护性反射动作。《咳嗽的诊断与治疗指南（2015）》指出，慢性咳嗽通常是指咳嗽时间 ≥ 8 周、以咳嗽为主要表现、胸部 X 线检查无异常、经常规治疗效果不佳、病因不明的咳嗽。但目前尚未有研究明确指出肺癌根治术与患者长期慢性咳嗽的相关性。

目前认为肺癌术后顽固性咳嗽发生主要是因为，肺癌患者在清扫淋巴结的过程当中，特别是在清扫隆突下淋巴结和上纵隔淋巴结的时候，摘除淋巴结之后留下空腔。而快速适应性肺部牵张感受器就位于隆突下和主支气管周围。由于空腔形成，使得这些感受器暴露在外，人体的活动造成的机械性牵拉和术后胸腔积液都能刺激到这些感受器，然后通过有髓鞘的 A δ 纤维传导，能将这些机械性和化学性刺激经迷走神经传入脑干，然后由迷走神经内的运动纤维传出，形成咳嗽反射。程钧等研究发现：右肺手术可以增加普胸外科术后慢性咳嗽的风险。同时，机器人手术、胸腔镜手术方式均有术后咳嗽的存在。彻底地清扫纵隔淋巴结，特别是右侧纵隔淋巴结，对胸外科术后患者的慢性咳嗽影响较大。在肺癌术后慢性咳嗽的治疗上有报道甲磺司特可缓解肺癌术后咳嗽但仅为2C证据，顽固性术后咳嗽只能用中枢性或周围性止咳药对症治疗。

中医学认为，肺癌术后咳嗽与一般咳嗽有别。本病多因癌毒侵袭，正气损耗，复因手术除瘤同时更伤元气，易感外邪，肺益受扰，宣肃失司则致咳嗽，往往正虚邪实，变化多端，缠绵难愈。五脏六腑皆与咳嗽的病因病机密切相关。所谓脾为生痰之源，脾病不能为胃行其津液，则津液停聚于胃，化痰犯肺而致咳嗽。治咳着眼于甘温培土，兼益肺金，扶正祛邪，补虚泻实。补脾、清热、润肺三者并行，治咳嗽应从整体出发，脉证和参。湿邪侵肺、中气不运者，当健脾化湿、行气导滞；火热乘金、肺火郁热者，当泻火涤痰、润肺养阴；脏腑失调、病及于肺者，当和调脏腑、补虚泻实。

辨治肺癌术后咳嗽当从中医整体观出发，辨证论治、标本兼顾，既重视咳嗽与肺的直接关系，又重视肺与其他脏腑的生理联系及病理上的相互影响，五脏六腑生克制化之道；用药重视顾护脾胃，以二陈汤为基本方，将培土生金法贯穿治疗始终；详辨外感、内伤，谨守病机，根据疾病不同阶段、病情轻重缓急选用药物，治疗方法井然有序；善用止嗽散、沙参麦冬汤、二陈汤、香附旋覆花汤等古方化裁在治本基础上佐以通利肺气、解毒抗癌药。

止嗽散出自《医学心悟》，是清代程钟龄创立用于治疗咳嗽的代表方。临床化裁运用，对外感、内伤等咳嗽均可获效。方由桔梗、荆芥、紫菀、百部、白前、陈皮、甘草七味药物组成，具有宣利肺气、疏风止咳之功。方中紫菀、百部相须为用，为君药，两药甘苦微温，归肺经，润肺止咳，新久咳嗽皆可运用，紫菀重在化痰止咳，百部重在润肺止咳。桔梗、白前为臣药，两药味苦辛，入肺经，均有祛痰化痰作用，桔梗有开上宣下之性，载诸药入肺经，使药性更加集中，白前苦辛善于降肺气、化痰饮。荆芥、陈皮为佐药，两药配伍可增加其他药物解表化痰之力，荆芥药性平和，对于各种外感表证均可运用，善于疏风解表，陈皮长于燥湿化痰、理气健脾、发散表邪。甘草性平，善于调和诸药，有减毒增效之力，还可祛痰止咳，故为使药。诸药共用，有疏风宣肺、祛痰止咳之效。组方配伍严禁、精密得当，温润平和、不寒不热。正如程氏所说："本方温润和平，不寒不热，既无攻击过当之虞，大有启门驱贼之势。是以客邪易散，肺气安宁。"

程钟龄《医学心悟·咳嗽》言："盖肺体属金，畏火者也，过热则咳；金性刚燥恶冷者也，过寒亦咳。且肺为娇脏，攻击之剂既不任受，而外主皮毛，最易受邪，不行表散则邪气留连而不解。"肺宣降失常，肺气上逆为咳嗽的主要病理机制。在治疗除注意分清新病久病、辨别脏腑传变、审查病势进退及明辨标本缓急外，关键治法为宣降肺气，外感新疾之咳，以宣肺为主，兼降肺气；内伤旧疾之咳，以降肺为主，兼宣肺气。止嗽散"治诸般咳嗽"的重要原因是方中配伍宣降肺气的药物。

止嗽散虽然药性"平和中正"，为治咳之名方，临床也应辨证立法，依据适应病情的需要施方合药。如风寒所致咳嗽、表证不著者，可以橘红易陈皮；表证较为明显者，可加麻黄适量发汗解表、疏风散寒；风热所致咳嗽，表证不著者，可去荆芥，前胡易白前；咳重则加枇杷叶、杏仁降气止咳。痰湿所致咳嗽则去荆芥，加半夏、茯苓、枳壳理气化痰。痰热郁肺引起的咳嗽，去荆芥、陈皮，加黄芩、桑白皮清泄肺热。肝火犯肺所致咳嗽，减去荆芥、陈皮，加黄芩、青黛清泻肝肺之火。肺阴受损者，可加南沙参、地骨皮、北沙参、天冬、麦冬等养阴润肺清虚热之品；咳血或痰中带血加蒲黄，仙鹤草等。

　　香附旋覆花汤原载于《温病条辨》卷三"暑温篇"，其主治为：伏暑湿温积留支欲，悬于胁下致胁痛，或咳或不咳，无寒或但潮热，或竟寒热如疟状。原方为生香附三钱，旋覆花三钱，苏子霜三钱，陈皮二钱，半夏五钱，茯苓三钱，薏苡仁五钱。方中香附、旋覆花通肝络而逐胁下饮邪，苏子降肺气而化水饮，茯苓、薏苡仁、半夏、陈皮淡渗利湿邪而消痰饮。全方苦辛淡合芳香开络，顾及肝、脾、肺三脏，共奏疏肝理肺、运脾化湿、降气通络之功。其所治之病证，不可拘泥于胁下支饮，凡病机属湿滞肝络、气机不畅、痰饮上逆的病证，均可加减应用。如治胸痛加枳壳、郁金；治胁痛配合四逆散等。咳喘加杏仁、紫菀。原书方名下所列药物中无"杏仁"一味，但在条文"按"中却提到"苏子、杏仁降肺气而化饮，所谓建金以平木"。

◆病案 4　左肺低分化腺癌肺内转移

【病情介绍】

季某，男，55 岁。发现左肺低分化腺癌肺内转移 2 月余，拒绝行化疗及放疗，未发现基因突变，未行靶向治疗，要求中药治疗。

【治疗经过】

2016 年 7 月 8 日初诊。患者诉胸闷气短，动则为甚，咳嗽阵作，咳吐少量白痰，痰中无血丝，无明显胸痛，无发热，食欲一般，大便干结，2～3 日一次，尿黄，睡眠一般。查其舌质淡红，苔薄白，脉细。辨证属肺阴不足、肺体失养、痰瘀毒结。治法拟滋养肺阴、活血化瘀、解毒散结。处方如下所述。

南沙参 15 克，麦冬 15 克，紫菀 15 克，杏仁 10 克，牛蒡子 10 克，天花粉 10 克，浙贝母 10 克，僵蚕 10 克，龙葵 15 克，白花蛇舌草 15 克，炙甘草 5 克，葶苈子 10 克，太子参 15 克，半枝莲 15 克，莪术 10 克，桑叶 10 克。28 剂，水煎服，每日 1 剂。嘱其忌食辛辣刺激之品及海腥发物。

2016 年 9 月 27 日二诊。患者诉服药以来症情稳定，咳嗽少痰，偶有口干，有时夜寐不实，食欲一般，大便 1～2 日一行。查其舌质淡红，苔薄白，脉细。辨证属脾虚失运、痰湿内停、肺气不畅。治法拟健脾化痰、宣降肺气、解毒散结。处方如下所述。

云茯苓 15 克，化橘红 10 克，桔梗 6 克，法半夏 10 克，前胡 10 克，枳壳 10 克，南沙参 15 克，天冬、麦冬各 15 克，百部 10 克，白芥子 10 克，冬瓜子 15 克，三棱 10 克，莪术 10 克，水红花子 10 克，白花蛇舌草 30 克，半枝莲 30 克，天花粉 10 克，酸枣仁 20 克，炙甘草 5 克。28 剂，水煎服，每日 1 剂。嘱其忌食辛辣刺激之品及海腥发物。

2017 年 2 月 2 日三诊。患者诉服药 6 个月以来，症状稳定，近期复查 CT，未见明显进展，有时自觉胸部不适，偶有咳嗽，痰少，无口干，汗不多。查其舌质淡红，少津液，苔薄白，脉细。辨证属肺阴不足、正伤邪留。治法拟滋阴润肺、化痰散结。处方如下所述。

南沙参、北沙参各 15 克，麦冬 15 克，百部 10 克，紫菀 10 克，三棱 10 克，莪术 10 克，赤芍 12 克，牡丹皮 12 克，玄参 12 克，藤梨根 30 克，生牡蛎 30 克，浙贝母 12 克，僵蚕 10 克，葶苈子 10 克，天花粉 10 克，白花蛇舌草 30 克，桑叶 10 克，炙甘草 5 克。28 剂，水煎服，每日 1 剂。嘱其忌食辛辣刺激之品及海腥发物。

【案例辨析】

原发于支气管黏膜和肺泡壁的恶性肿瘤即为原发性支气管肺癌，其发病率和死亡率均排在恶性肿瘤的第一位，其中 75% ～ 80% 为非小细胞肺癌（NSCLC），而约有 70% 的 NSCLC 患者确诊时已为Ⅲ b 期或Ⅳ期，错过了手术机会。当前 NSCLC 患者的基本化疗方案仍是选择铂类为基础用药，同时联合使用其他化学药物治疗，以控制患者的局部病灶发展、减轻机体不适、改进生活质量、延长患者的生存时间为主的治疗原则。但许多患者因不能承受或不愿承受化疗产生的严重不良反应而无法继续治疗，降低了患者对化学药物治疗的依从性。近年来大家逐渐了解靶向药物治疗，已经有越来越多的 NSCLC 患者选择基因检测结果为突变阳性后使用靶向药物治疗。例如，吉非替尼（Gefitinib），又称易瑞莎，是一种口服表皮生长因子受体酪氨酸激酶（EGFR-TK）抑制剂，可阻碍肿瘤的生长、转移和血管生成，并增加肿瘤细胞的凋亡。再如厄洛替尼（Erlotinib），又称特罗凯，是表皮生长因子（又可称 HER1）信号传导通路的关键组分，能抑制与表皮生长因子受体（EGFR）相关的细胞内酪氨酸激酶的磷酸化，通过抑制酪氨酸激酶的活性的方式来抑制肿瘤生长。现有资料显示约有30% 的亚洲 NSCLC 人群存在 EGFR 突变，而国外 NSCLC 患者 EGFR 突变率仅为 10%。未有突变点的患者并不能从靶向治疗中获益。

中医学认为，肺叶娇嫩，一呼一吸，清浊交运，主一身之气，为气之本，故肺脏为病，失却吸清呼浊之功，气失所主，常见气虚证候。肺在五行属金，在气为秋，易为燥邪所犯，加之火性上炎，肺居上焦之位，亦被火热灼耗阴津，肺脏癌瘤之疾，每多见肺阴亏虚证候。《理虚元鉴》有言："或为阳虚，或为阴虚……阴虚之久者，阳也虚，终是阴虚为本""治虚有三本，肺，脾，肾是也""阴虚之证统于肺"。是故肺阴虚为肺癌发病之根源，治本扶正必须重视滋养肺阴。从标实而言，也与肺阴亏虚密切相关，阴虚则生内热，热盛即易化毒，热毒每易煎熬津液为痰，煎熬血液为瘀，形成"痰""毒""瘀"之邪，痰、瘀本为人体正常的津液、血液形成，邪愈盛，正愈伤，虚实错杂，病情易加重而难以治愈。在临床治疗时，除了不偏离顾护肺阴为治疗之根本外，仍需深入探讨虚实偏胜，以及虚火、痰凝、血瘀、毒聚的偏胜，从而辅以清热、化痰、行气活血、补气等药物，以达到标本兼治的目的。所以说肺癌发病是以肺阴虚为最根本的病理变化，且"阴虚则生内热"，治疗上理应离不开滋补肺阴、清热解毒，而辅以理气、化瘀、消痰等治疗。其中肺阴亏虚贯穿疾病始终，痰瘀毒结是肺癌的主要病邪。

沙参麦冬汤方证出于吴鞠通的《温病条辨》秋燥第 56 条："燥伤肺胃阴分，或热或咳者，沙参麦冬汤主之。"吴瑭称此方为"甘寒法"，"故以甘寒救其津液"。原方由沙参、麦冬、玉竹、天花粉、冬桑叶、生扁豆、生甘草7味药组成，以沙参、麦冬清热润燥，滋养肺胃阴液为君；玉竹、天花粉为臣，以增强润肺胃之阴；白扁豆、甘草益气和胃、培土生金为佐药；桑叶疏达肺络、清肺止咳；甘草又能调和诸药，同为使药。本方具有清养肺胃、润燥生津之功效，主治温热和燥热之邪伤及肺胃阴分之证，是甘寒法治疗温燥证的代表方之一。现代临床上沙参麦冬汤的适用范围已超越了古方的证治，广泛运用于临床各科及疑难病症。所治病有60余种，覆盖了内系统、外系统、妇系统、儿系统、五官系统、肿瘤系统、免疫系统等临床各科疾病，而且以呼吸系统、消化系统、五官科疾病为主，并以治疗急性感染性疾病的恢复期及肿瘤放化疗损伤而见长。

纵观以上三诊，晚期肺癌中医治疗应当紧扣病机在于"虚""痰""毒""瘀"，药物使用生津润燥亦不忘开痰散结，滋胃益肺亦不忘健益脾气。标本同治，攻补兼施，邪正兼顾。用药以"甘""苦""辛""寒"为主，针对肺癌阴虚证"虚""痰""毒""瘀"的基本病机，体现其"补""润""清""消"四大治疗大法。

◆**病案 5　肺癌术后肺小结节**

【病情介绍】

谷某，女，62 岁。患者于 2017 年 4 月 20 日行左下肺叶腺癌切除术，病理分期为Ⅰb 期，未行化疗，每周皮下注射胸腺素（日达仙）1～2 支（每支 1.6mg）。患者于 2017 年 7 月 18 日复查胸部 CT 示肺部微小结节，同时查血清学肿瘤指标，示：神经元特异性烯醇化酶（NSE）为 18.9U/ml。患者遂要求中药治疗。

【治疗经过】

2017 年 7 月 21 日初诊。患者诉胸部 CT 示肺部微小结节，同时查血清学肿瘤指标示神经元特异性烯醇化酶（NSE）稍高。常感胸闷，偶有咳嗽，胃脘时胀，泛酸嗳气，夜寐不实，大便每日一次。查其舌质淡红，苔白腻，脉细弦。辨证属脾虚痰湿、肺气郁滞。治法拟健脾化痰、开宣肺气。处方如下所述。

太子参 15 克，茯苓 15 克，陈皮 6 克，法半夏 12 克，杏仁 10 克，炙甘草 6 克，紫苏梗 12 克，浙贝母 12 克，郁金 12 克，白芥子 6 克，神曲 12 克，瓜蒌皮 10 克，枳壳 10 克，桔梗 6 克，赤芍 15 克，合欢皮 15 克，薏苡仁 30 克，厚朴 6 克。28 剂，水煎服，每日 1 剂。嘱其忌食辛辣刺激之品及海腥发物。

2018 年 1 月 18 日二诊。患者诉胃脘嘈杂，胸闷气短，偶有咳嗽，夜寐不实，大便每日一次。查其舌质淡红，苔白腻，脉细弦。辨证属脾胃不和、痰湿内蕴、气郁扰神。治法拟健脾和胃、化痰安神、理气散结。处方如下所述。

太子参 15 克，茯苓 15 克，陈皮 6 克，法半夏 12 克，杏仁 10 克，连翘 12 克，紫苏梗 12 克，浙贝母 12 克，郁金 12

克，神曲 12 克，知母 10 克，桔梗 6 克，赤芍 15 克，合欢皮
15 克，薏苡仁 30 克，蒲公英 15 克，白蒺藜 10 克。28 剂，水
煎服，每日 1 剂。嘱其忌食辛辣刺激之品及海腥发物。

2018 年 8 月 19 日三诊。患者诉药后胸闷缓解，睡眠较前
改善，未见咳嗽，无腹痛腹胀，二便调。查其舌质淡红，苔薄
白，脉细弦。上周复查 CT 示两肺小结节较前略有缩小。辨证
属脾失健运、痰湿内留。治法拟健脾助运、和胃化痰。处方如
下所述。

太子参 15 克，茯苓 15 克，陈皮 6 克，法半夏 12 克，杏
仁 10 克，浙贝母 12 克，郁金 12 克，神曲 12 克，桔梗 6 克，
赤芍 15 克，合欢皮 15 克，薏苡仁 30 克，白蒺藜 10 克，紫
苏梗 12 克，乌贼骨 20 克，川芎 12 克，柴胡 10 克，黄芩 10
克。28 剂，水煎服，每日 1 剂。嘱其忌食辛辣刺激之品及海
腥发物。

【案例辨析】

肺结节为小的局灶性、类圆形影像学表现密度增高的阴
影，可单发或多发，不伴肺不张、肺门肿大和胸腔积液。孤立
性肺结节无典型症状，常为单个、边界清楚、密度增高、直
径 ≤ 3cm 且周围被含气肺组织包绕的软组织影。局部病灶直
径 >3cm 者称为肺肿块，肺癌的可能性相对较大，不在本共识
范围内。一般认为 >10 个弥漫性结节，很可能伴有症状，可
由胸外恶性肿瘤转移或活动性感染导致，原发性肺癌的可能性
相对很小。

肺部小结节并不等于早期肺癌，肺内很多疾病都会形成
结节，良性的如炎症、结核、真菌、亚段肺不张、出血等。因
此肺内的小结节性病灶，可能的诊断可以说是多种多样，良性
的包括炎性假瘤、错构瘤、结核球、真菌感染、硬化性肺细胞
瘤等。恶性的则可能是原发性肺癌或肺内转移癌。当然如果不

断受到不良刺激，部分良性病变，长时间之后也可能转化为恶性肿瘤。据人群大样本统计表明，直径 >25px（约为 1cm）的肺内单发小结节，恶性占到 50% 以上。这样的数据告诉我们，决不可轻视体检时无意发现的肺内小结节。初次 CT 检查发现的肺部小结节，80% ～ 90% 都是良性病变，但要高度重视，因为仍有一定比例的早期肺癌，定期检查必不可少。

小结节属于中医学广义"痰"邪范畴，一般认为肺脾气虚、气滞痰凝是形成小结节的基本病机。肺主一身之气，对人体气的升、降、出、入运动具有调节作用。《素问·至真要大论》曰："诸气膹郁，皆属于肺"，强调了气机郁滞不畅与肺有关。而肺气郁滞，则气的升降出入运动异常，影响着人的整个生命活动。清代季楚重说："所谓郁者，清气不升，浊气不降也。然清浊升降，皆出肺气，使太阴失治节之令，不惟生气不升，收气亦不降，上下不交而郁成矣。"对于肺气郁滞导致发病作了较好的解释。

《素问·咳论》云："聚于胃，关于肺"，体现了肺胃关系的重要性。一方面，两者同主降，若胃病不能降浊，浊邪上逆，极易引动肺气上逆而为咳；反之，肺气肃降有助于胃气的通降，若肺为咳病，气机升降失司，胃气也易逆上而为呕。另一方面，在津液代谢方面，肺主通调水道，胃为水谷之海，胃主纳，脾主运，若脾胃受伤，水津不布，停聚而生痰饮，痰饮上犯于肺，也可生为咳嗽。

从肺胃论治肺小结节，治"气"与治"痰"是治疗的两个关键点，肺胃气机调畅，则津液输布有道，反之气机失调，则聚液成痰，壅盛于肺，阻碍气机。两者互为因果，出现痰盛气逆、咳喘、结节肿块等症。治疗上注重健运脾胃，和胃降逆，滋阴润燥，清泻肺胃，调畅气机。正如《医宗必读》所说"脾为生痰之源，肺为贮痰之器"。《温热逢源》云："盖肺中之热，悉由胃腑上熏。清肺而不先清胃，则热之来路不清，非釜底抽薪之道也。"胃热壅盛，胃失和降，郁热上犯于肺，治宜清胃泻热、清肺止咳。

　　本例病患虽以肺小结节来诊，但患者初诊可见胃失和降症状，治疗以和胃降气为主，兼以宣通肺络。方选二陈汤合半夏厚朴汤化裁。二陈汤中半夏性辛温而燥，最善燥湿化痰，且能和胃降逆；辅以陈皮理气化痰，使气顺而痰降，气化则痰亦化；茯苓健脾渗湿，俾湿无所聚，则痰无由生，是兼顾其本之法，甘草和中补土，使脾健则湿化痰消；脾胃健运则痰无所生。而半夏厚朴汤既可以舒展肝、脾、肺之气机郁滞，又能够消痰化滞。如此调其不调，胃和而肺宣。二诊时患者出现胃脘嘈杂，舌质红，有邪气郁而化热之象，故增加连翘、知母、蒲公英清胃泻热，间接达到清肺止咳、土旺生金的目的。三诊时病情稳定，治疗仍以调理气机为重，肝脾肺同调，兼以补益，平淡施药，顺势而为，既增加了患者的依从性，也有利于增强患者对抗疾病的信心。

第6章 食管癌中医药调治案例

◆病案1 食管癌术后食欲不振

【病情介绍】

韩某，女，68岁。患者于2014年5月6日在外院行食管癌根治手术，术后病理为鳞状上皮中重度异型增生，癌变，癌肿侵及黏膜肌层，周围未见淋巴结转移。已行化疗1个疗程，因出现骨髓抑制、消化道反应而不能耐受，遂要求中药治疗。

【治疗经过】

2014年7月21日初诊。患者诉行食管癌术后3月余，不能耐受化、放疗，食欲不振，晨起恶心，稍有痰色白，不咳嗽，倦怠乏力，动则气短汗出，有时泛酸，进食不慎则泄泻，小便通畅，睡眠不实。查其舌质淡，边有齿印，苔薄白，脉细。辨证属脾气虚弱、运化不健、胃失和降。治法拟健脾益气、和胃降逆、扶正祛邪。处方如下所述。

炒党参10克，炒白术10克，茯苓10克，法半夏10克，陈皮6克，全当归10克，大白芍10克，佛手10克，煨木香10克，鸡内金10克，石见穿15克，半枝莲15克，炒谷芽15克，炙甘草3克，砂仁（后下）3克。14剂，水煎服，每日1剂。嘱其进食稀饭、烂面条等易消化而营养均衡食品，忌食辛辣刺激、腌制品，少食生冷瓜果。

2014年8月10日二诊。患者诉咽喉不适，稍有痰色白，不咳嗽，大便成形，每日 1 次。查其舌质淡，边有齿印，苔薄白，脉细。辨证属脾胃虚弱、痰瘀内阻、正虚邪留。治法拟健脾和胃、化痰散结、扶正祛邪。处方如下所述。

炒党参 10 克，炒白术 10 克，茯苓 10 克，怀山药 15 克，法半夏 10 克，陈皮 6 克，全当归 10 克，大白芍 10 克，麦冬 10 克，煨木香 10 克，鸡内金 10 克，石见穿 15 克，半枝莲 15 克，炒麦芽 15 克，炒谷芽 15 克，炙甘草 3 克。14 剂，水煎服，每日 1 剂。嘱其进食稀饭、烂面条等易消化而营养均衡食品，忌食辛辣刺激、腌制品，少食生冷瓜果。

2014 年 8 月 25 日三诊。患者诉倦怠乏力，动则易汗，心慌气短，有时大便稀溏，无腹痛肠鸣，小便通畅，睡眠尚可。查其舌质淡，边有齿印，苔薄白，脉细。辨证属脾气虚弱、气血不足、正虚邪留。治法拟健脾助运、益气养血、扶正祛邪。处方如下所述。

炙黄芪 15 克，炒党参 15 克，炒白术 10 克，茯苓 10 克，怀山药 15 克，法半夏 10 克，陈皮 6 克，全当归 10 克，大白芍 10 克，煅瓦楞粉（包煎）30 克，鸡内金 10 克，石见穿 15 克，半枝莲 15 克，炒麦芽 15 克，炒谷芽 15 克，炙甘草 3 克。14 剂，水煎服，每日 1 剂。嘱其进食稀饭、烂面条等易消化而营养均衡食品，忌食辛辣刺激、腌制品，少食生冷瓜果。

【案例辨析】

食管癌是食管鳞状上皮或腺上皮的异常增生所形成的恶性病变，手术是治疗食管癌的首选方法，只要患者全身情况良好、有较好的心肺功能储备、无明显远处转移征象，均可行手术治疗。在病理上，食管癌以鳞状细胞癌为多见，其他较少见的有腺癌、未分化癌等，有临床资料统计结果为：鳞状细胞癌占 87.3%、腺癌占 10.6%、未分化癌占 1.5%、其他癌占 0.6%。食管癌术后，患者常易出现胃运动失常，引起胸腔胃排空功能障碍而导致大量胃内容物潴留，临床表现为食欲不振。

按照中医学理论，脾胃为后天之本，脾主运，胃主纳，共同完成将摄入的饮食物转化为水谷精微、化生气血、营养机体的生理功能。食管与胃相连，如六腑一般以通降为顺，当传化物而不藏，若饮食物停聚于食管而不能下传，则不能继续受纳，停滞的宿食还不断对脾胃造成损伤。治疗上当重视健脾助运、和降胃气，纳运结合则清气得升，浊气得降，后天精气不断充养先天，机体全身得以气血不断充养，糟粕湿浊得以排出体外。

初诊时患者食欲不振，晨起恶心，有时泛酸，为胃气上逆，不能受纳之象。倦怠乏力，动则气短汗出，为正气受损，脾气虚弱之象。脾失健运，痰湿内生，清浊不分相混于肠道，则见有痰色白，易于泄泻，舌有齿印。脾胃虚弱，气血生化乏源，心神失养，故见睡眠不实。舌质淡，脉细均为气血不足之象。治疗原则当扶正祛邪，扶正以健脾益气为主，祛邪以燥湿化痰、消食降逆为主，方选香砂六君子汤合归芍六君子汤合方加减。香砂六君子汤出自清代《古今名医方论》，是四君子汤化裁而来，人参、白术、茯苓健脾益气、祛湿化痰；甘草性平，健脾补中、益气和胃，补而不燥；陈皮可利肺金之逆气，砂仁可顺胸中之郁气，半夏可除脾土之湿气，木香可行三焦之滞气，四药为辅，理气宽中，补而不滞，脾运益健。诸药相合，使脾气健运、胃气和降、痰结消散，则机体正气恢复，抗病能力增强。归芍六君子汤出自《笔花医镜》，清代张秉成言其"以六君子为君，加当归和其血，使瘀者去而新者得有所归；白芍通补奇经，护营敛液，有安脾御木之能，且可济半夏、陈皮之燥性耳"。又加石见穿活血散结，以防有形之邪积聚，即防肿瘤复发之意，再加半枝莲清热解毒，有降低癌细胞侵袭力之意，使余邪得清、正气得安。

二诊时诉咽喉不适，考虑其为手术后造成局部组织结构变化所致，食管为胃之关口，喜润恶燥，故去砂仁以防其燥性过烈，使食管失于濡润，又加麦冬养阴润燥，与半夏、人参相配，有麦门冬汤之意。麦门冬汤出自张仲景《金匮要略》，具有清养肺胃、降逆下气之功效。重用麦冬为君，甘寒清润，既养肺胃之阴，又清肺胃虚热。人参益气生津为臣。佐以甘草、粳米、大枣益气养胃，合人参益胃生津，胃津充足，自能上归于肺，此正"培土生金"之法。其治疗原则仍遵扶正祛邪，缓图功效，在扶正中既有健脾益气，又参以滋阴养胃，使脾升胃降，纳运结合，燥湿相济。

三诊时患者诉倦怠乏力，动则易汗，心慌气短，有时大便稀溏，结合其全身表现及病史特点，辨证属脾气虚弱、固摄无力，故在原治法基础上加强升提脾气，药物上加用炙黄芪，与归芍六君子汤合用，有补中益气汤之意，与当归合用，还有益气生血之意。

除采用药物治疗以外，还应指导食管癌术后患者调整饮食习惯、选择适合自身体质特点的食物种类，并注意在生活起居中加强自我护理，预防术后并发症的发生。应该指导患者戒除烟酒嗜好，进食速度宜放慢，不宜吃过烫、过硬的食品，最好能细嚼慢咽、少吃多餐。如果有爱吃腌制品的习惯，也应改变，还要少吃隔夜饭菜，尽量现烧现吃，像花生、玉米等易于霉变的食物不能放置太久，均应注意食品的保质期。长期不良的情绪也与食管癌发病有一定的关系，应指导患者正确处理不良情绪，放开胸怀，不要斤斤计较，也不要轻易动怒，多与正能量的人交朋友，保持积极乐观的心态。

◆病案2 食管癌放化疗后

【病情介绍】

梅某，男，59岁。患者因吞咽困难、恶心呕吐于2015年12月22日在外院行食管镜示：距门齿19cm处肿瘤，病理示为鳞状细胞癌。胸部CT示：食管上段肿瘤，大小约为3.5 cm×5.1 cm×2.8cm，右侧食管气管沟瘤旁淋巴结增大。未能施行手术，已行放疗28次，化疗4个疗程，病情好转，现要求中药治疗。

【治疗经过】

2017年1月12日初诊。吞咽食物时局部疼痛，颈部有不适感，阵发性咳嗽，偶见有痰中带血丝，口干欲饮，食欲一般，大便干结，排出不畅，尿黄，无腹痛，睡眠一般。查其舌质红，少津液，苔薄白腻，脉细。辨证属气阴两虚、痰瘀交阻、胃脘不利。治法拟益气养阴、化痰活血、通降胃气。处方如下所述。

太子参15克，炒白术10克，茯苓10克，陈皮6克，法半夏10克，木香6克，砂仁（后下）3克，枳壳10克，佛手10克，南沙参15克，急性子15克，石见穿30克，半枝莲30克，炙甘草3克，火麻仁15克，天花粉15克。共14剂，每日1剂，早晚分服。另每日清晨空腹时取守宫粉2克，参三七粉2克，调匀冲服，并嘱服后1小时以上不进饮食。嘱其戒除烟酒，进食稀饭、烂面条等易消化而营养均衡食品，细嚼慢咽，少吃多餐，忌食辛辣刺激、腌制品，少食生冷瓜果。

2017年2月16日二诊。患者诉前药服后症状好转，食欲较前有所增进，咳嗽减轻，痰中未见带血，但口干欲饮仍显，大便每日1次，小便通畅，无心慌，无盗汗，无腹痛。查其舌质红，舌苔薄黄，脉细。辨证属气阴两虚、痰气交阻、瘀毒内留。治法拟益气养阴、理气活血、解毒散结。处方如下所述。

太子参 15 克，南沙参 15 克，麦冬 15 克，石斛 10 克，枳壳 10 克，炒白术 10 克，茯苓 10 克，陈皮 6 克，法半夏 10 克，天花粉 15 克，玉竹 10 克，急性子 15 克，石见穿 30 克，半枝莲 30 克，炙甘草 3 克。共 14 剂，每日 1 剂，早晚分服。另每日清晨空腹时取守宫粉 2 克，参三七粉 2 克，调匀冲服，并嘱服后 1 小时以上不进饮食。嘱其戒除烟酒，进食稀饭、烂面条等易消化而营养均衡食品，细嚼慢咽，少吃多餐，忌食辛辣刺激、腌制品，少食生冷瓜果。

2017 年 3 月 6 日三诊。患者诉服中药以来口干缓解，进食较前顺畅，胸骨后不疼痛，饮食量亦有所增加，大便每日一次，小便通畅，睡眠可。查其舌质淡红，苔薄白，脉细。辨证属气阴两虚、脾胃虚弱、痰瘀内留。治法拟益气养阴、健脾和胃、解毒散结。处方如下所述。

太子参 15 克，炒白术 10 克，云茯苓 15 克，广木香 10 克，砂仁（后下）3 克，陈皮 6 克，法半夏 10 克，南沙参 15 克，天花粉 15 克，威灵仙 15 克，急性子 15 克，枳壳 10 克，石见穿 30 克，半枝莲 30 克，旋覆花（包煎）10 克，代赭石（先煎）30 克。共 14 剂，每日 1 剂，早晚分服。另每日清晨空腹时取守宫粉 2 克，参三七粉 2 克，调匀冲服，并嘱服后 1 小时以上不进饮食。嘱其戒除烟酒，进食稀饭、烂面条等易消化而营养均衡食品，细嚼慢咽，少吃多餐，忌食辛辣刺激、腌制品，少食生冷瓜果。

【案例辨析】

此例患者病位较高，加之周围淋巴结增大，手术难度大，故选择局部放疗、全身化疗，也使局部病灶得以稳定，再配合中医药治疗，使患者临床症状缓解，生活质量提高。淋巴结转移是食管癌患者癌细胞转移的主要途径，此患者食管气管沟瘤旁淋巴结增大，肿瘤增大压迫周围组织，造成患者出现局部疼痛，并引及颈部，患者会因为惧怕疼痛而不愿意进食，全身营养状况日渐恶化，正气得不到充养，抗邪能力下降，也易使病情加重。

初诊时患者吞咽食物时局部有疼痛，颈部有不适感，此为局部放疗后组织损伤，血瘀气滞，不通而痛。食管与气管邻近，局部放疗在抑制食管内肿瘤细胞的同时，也易带来对正常肺、胸部组织的损伤，部分患者会出现放射性肺炎。肺是人体中辐射较为敏感的器官，放射性肺炎是胸部肿瘤放疗中最常见的并发症，也是困扰胸部肿瘤放疗的一大难题。肺体受伤，血脉破损，故见痰中带血。放射线有火热之性，伤及人体阴津，故见口干欲饮、尿黄、舌质红、少津液、脉细。津伤肠道失于濡润，故见大便干结。食管与胃气相连，气道与肺气相通，胃属土，肺属金，肺气受损也可从培土生金治疗，故在扶正方面健脾益气、滋养肺胃并进，以香砂六君子汤健脾益气、理气化痰，加以南沙参润养肺胃。

二诊时患者咳嗽减轻，痰中未见带血，但口干欲饮仍显，舌红苔黄，说明阴津损伤未复，故宜加强滋阴润燥之力，方选沙参麦冬汤合六君子汤益气养阴，而不再用木香、砂仁，以防其燥性伤阴。沙参麦冬汤出自吴鞠通《温病条辨》，具有清养肺胃、生津润燥的功效，方中以沙参、麦冬清养肺胃，玉竹、花粉生津解渴，生扁豆、生甘草益气培中、甘缓和胃，配以桑叶轻宣燥热。另外配合守宫粉、参三七粉散剂专攻于解毒散结，取空腹时调服，并嘱服后1小时以上不进饮食，以保证药物在食管局部停留较长时间，充分发挥药力疗效。

三诊时患者口干缓解，局部亦无明显疼痛，病情已经趋于稳定，故仍然以扶正祛邪为治疗原则，意在稳定病灶，防止肿瘤复发转移。结合患者全身情况辨证仍属脾胃虚弱、气阴两伤，故以健脾和胃为基础，使脾气健旺、运化有力、痰湿渐消、胃得和降、受纳正常，进食之物得以下传。方选香砂六君子汤合旋覆代赭汤合方加减，另加威灵仙、急性子、石见穿、半枝莲等品，属食管癌辨病常用药，并继续小量调服虎七散，对于缓消痰瘀毒邪有较好的作用。

◆病案 3 食管上段中低分化鳞癌未行手术

【病情介绍】

史某，男，67 岁。2015 年 6 月 5 日患者因进食梗阻在外院就诊，查胸部 CT 示：食管胸上段癌改变。2015 年 6 月 23 日查胃镜病理示食管中上段中低分化鳞癌。患者无医保，家属商议因患者年龄较大且一直体质较差，家庭经济也较拮据，故拒绝行手术及放化疗，要求中药治疗。

【治疗经过】

2015 年 6 月 23 日初诊。形体消瘦，神疲乏力，吞咽不顺，进食时食管有灼热疼痛感，不能进食固体食物，痰多色白，有时恶心，口干时苦，大便不畅，尿黄，睡眠一般。查其舌质淡紫，少津，苔薄白腻，脉细弦。辨证属痰气交阻、胃失通降、邪毒伤正。治法拟化痰散结、祛瘀解毒、理气和胃。处方如下所述。

旋覆花（包煎）10 克，代赭石（先煎）30 克，法半夏 10 克，制天南星 10 克，陈皮 6 克，苏梗 10 克，枳壳 10 克，南沙参 15 克，天花粉 15 克，威灵仙 15 克，急性子 10 克，山豆根 10 克，半枝莲 30 克，炙甘草 3 克，丁香（后下）3 克。共 14 剂，每日 1 剂，早晚分服。另每日清晨空腹时取守宫粉 2 克，参三七粉 2 克，调匀冲服。嘱其戒除烟酒，进食稀饭、烂面条等易消化而营养均衡食品，细嚼慢咽，少吃多餐，忌食辛辣刺激、腌制品，少食生冷瓜果。

2015 年 7 月 7 日二诊。患者诉药后梗阻感较前好转，痰不多，无口干口苦，大便正常，睡眠好转，体重平稳。查其舌质淡紫，苔薄白，脉细。辨证属痰瘀交结、中焦不畅、气血亏虚。治法拟化痰活血、解毒散结、扶正祛邪。处方如下所述。

姜半夏 10 克，制天南星 10 克，陈皮 6 克，苏梗 10 克，枳壳 10 克，南沙参 15 克，麦冬 10 克，玄参 10 克，生地黄 10 克，白术 10 克，三棱 10 克，莪术 10 克，天花粉 15 克，威灵仙 15 克，急性子 10 克，山豆根 10 克，炙甘草 3 克。共 14 剂，每日 1 剂，早晚分服。另每日清晨空腹时取守宫粉 2 克，参三七粉 2 克，调匀冲服。嘱其戒除烟酒，进食稀饭、烂面条等易消化而营养均衡食品，细嚼慢咽，少吃多餐，忌食辛辣刺激、腌制品，少食生冷瓜果。

2015 年 7 月 21 日三诊。患者诉未见恶心呕吐，食欲较前好转，痰不多，不咳嗽，大便成形，每日 1 次，睡眠为 5 ～ 6 小时，小便通畅。查其舌质淡红，苔薄黄腻，脉细弦。辨证属痰热中阻、气滞血瘀、胃失通降。治法拟清热化痰、理气活血、扶正解毒。处方如下所述。

黄连 3 克，炒竹茹 10 克，法半夏 10 克，化橘红 10 克，厚朴 10 克，茯苓 15 克，枳壳 10 克，白芥子 3 克，制胆南星 10 克，威灵仙 15 克，急性子 10 克，石见穿 30 克，半枝莲 30 克，莪术 10 克，生山楂 15 克，南沙参、北沙参各 15 克。共 14 剂，每日 1 剂，早晚分服。另每日清晨空腹时取守宫粉 2 克，参三七粉 2 克，调匀冲服。嘱其戒除烟酒，进食稀饭、烂面条等易消化而营养均衡食品，细嚼慢咽，少吃多餐，忌食辛辣刺激、腌制品，少食生冷瓜果。

【案例辨析】

本例患者未行手术，单纯中医治疗，也在一定时间段内保持病情平稳。WHO 为晚期癌症患者的姑息治疗提出如下定义："对所患疾病已经治疗无效的患者积极地、全面地医疗照顾。对疼痛、其他症状及心理的、社会的和精神的问题的控制是首要的。姑息性治疗的目的是使患者和家属获得最佳生活质量。姑息性治疗的很多方面也可与抗癌治疗一起应用于疾病过程的早期。"按照中医学理论，阴阳失衡是人体发生疾病的共有病机，中医治病从整体观念出发，更注重发生疾病的人，采取治疗措施以恢复人体阴阳气血平衡，使患者能够带瘤生存，并通过缓解患者的临床症状而使其获得一定的生活质量。

初诊时患者吞咽不顺，进食时食管有灼热疼痛感，不能进食固体食物，因其在食管上段有病灶，导致管腔狭窄，食物通过时会刺激食管黏膜，患者出现疼痛、吞咽困难。由于疼痛影响了患者正常进食，长期摄入不足，导致患者全身营养不良，因此患者形体消瘦、神疲乏力、舌质淡、脉细。脾气虚弱，运化失健，痰湿内生，有形之邪阻滞气机，交阻于食管，故见痰多色白、舌苔白腻。气机郁滞，胃失和降，反而上逆，故见大便不畅，有时恶心。痰郁化热、损伤阴津，故见口干时苦、尿黄。气滞则见弦脉，血瘀则见舌质紫。此时痰、瘀有形之邪，阻滞气血运行，又耗损正常津液血液，故当祛邪安正，消散局部肿块。方选旋覆代赭汤合导痰汤合方加减。旋覆代赭汤出自张仲景《伤寒论》，主要功效是和胃降逆、下气消痰，原方代赭石用量较轻，恐其苦寒质重伐胃，若胃气不虚者，可去人参、大枣，且加重代赭石用量，增其重镇降逆之功。导痰汤出自宋代《济生方》，实由二陈汤衍化而来，方中天南星燥湿化痰、祛风散结，枳实下气行痰，共为君药；半夏功专燥湿祛痰，橘红下气消痰，均为臣药，辅助君药加强豁痰顺气之力；茯苓渗湿，甘草和中，为佐使药。全方共奏燥湿化痰、行气开郁之功。又加天花粉清热泻火、生津止渴、排脓消肿，既能缓解患者口干口苦之症，又能活血散结消肿。另加威灵仙，取其善消鱼骨鲠喉，引药直入食管病位。急性子为凤仙花的种子，具有破血消积、软坚散结的功效，也能消骨鲠在喉。另外再加清晨空腹时调服小量守宫粉、参三七粉，使其在食管病位处停留较长时间，直达病所，取其消散癌肿的功效，对于未行手术且采用中药姑息治疗的患者，能取到事半功倍、发挥药力的作用。

二诊时患者诉药后梗阻感好转，说明前用治法有效，可以继续采用扶正祛邪的治疗方法，在化痰散结的基础上，适当辅以滋阴养血以扶助正气。痰邪为正常津液不归、正化停聚局部而形成，为继发病邪，无处不到，故有"痰多怪证""百病皆由痰作祟"之说，化痰祛邪的同时，也要顾及津液的损伤，正常脏腑组织仍然需要津液的滋养，故配合沙参麦冬汤、增液汤以滋阴养血，使机体得以滋养，血脉充盈，脏腑组织功能恢复正常。痰阻气滞，气滞血瘀，瘀血为有形之邪，故又加三棱、莪术有较强行气破血、消散癥瘕之力，更有力地消散食管局部的肿块。

三诊时查见患者舌苔薄黄腻，此为邪郁化热之象，综合分析已转为痰热互结于食管之证，治法转为清热化痰、理气活血、扶正解毒，方选黄连温胆汤合半夏厚朴汤合方加减。黄连温胆汤出于清代陆子贤《六因条辨》，为在温胆汤理气化痰、和胃利胆的基础上加黄连以清热燥湿。半夏厚朴汤出于张仲景《金匮要略》，原为治疗梅核气而设，病位在咽喉，与食管邻近，病机为痰气郁结，方中以半夏辛温入肺胃、化痰散结、降逆和胃，为君药；厚朴苦辛性温、下气除满，助半夏散结降逆，为臣药；茯苓甘淡渗湿健脾，以助半夏化痰；生姜辛温散结、和胃止呕，且制半夏之毒；苏叶芳香行气、理肺疏肝，助厚朴行气宽胸、宣通郁结之气，共为佐药。在此基础上，又加南沙参和北沙参滋养阴津、濡润食管，以助进食。山楂是大家常食之品，常制作成各作蜜饯，因其有健脾开胃、消食化滞的功效而为大家喜爱，其实山楂还有活血化瘀的作用，又能降低血脂，现代药理研究显示山楂内的黄酮类化合物牡荆素，是一种抗癌作用较强的药物，其提取物对抑制体内癌细胞生长、增殖和浸润转移均有一定的作用。

◆**病案 4　食管癌不能耐受放疗**

【病情介绍】

高某，男，64 岁。患者于 2017 年 10 月 19 日因进食不顺在外院行胃镜检查确诊为上段食管癌，行放疗 6 次，因不良反应严重而不能坚持，遂要求中药治疗。

【治疗经过】

2018 年 1 月 24 日初诊。患者确诊食管癌，因不能耐受放疗而要求中药治疗。诉咽部不适，口干欲饮，进食半流质，有痰难咳，时有咳嗽，胸闷气短，动则易汗，大便不畅，尿黄，睡眠不实。查其舌质红，中有裂纹，苔少，脉细。辨证属阴津亏虚、食管失濡、痰热内结。治法拟滋阴生津、清热降火、化痰散结。处方如下所述。

百合 30 克，玄参 10 克，生地黄 10 克，阿胶 10 克，黛蛤散（包煎）10 克，南沙参 15 克，北沙参 15 克，麦冬 10 克，天冬 10 克，贝母 10 克，生薏苡仁 30 克，金银花 10 克，连翘 10 克，萆草 15 克，地骨皮 15 克，车前子（包煎）10 克，太子参 15 克，白芍 10 克，炙甘草 3 克。14 剂，水煎服，每日 1 剂。嘱其戒除烟酒，进食稀饭、烂面条等易消化而营养均衡食品，忌食辛辣刺激、腌制品，少食生冷瓜果。

2018 年 2 月 28 日二诊。患者诉药后口干减轻，但仍感咽喉不适，晨起手指关节僵硬，头晕耳鸣，大便质稀，每日 1～2 次，尿短赤，睡眠不实，有时血压波动，午后下肢肿胀。查其舌质红，苔薄黄，脉细。辨证属阴津亏虚、虚火内灼、食管枯涩。治法拟滋阴润燥、清热降火、利水消肿。处方如下所述。

百合 30 克，生地黄 10 克，黄芩 10 克，桑叶 10 克，菊花 10 克，金银花 10 克，连翘 10 克，忍冬藤 30 克，鸡血藤

30 克，夜交藤 30 克，车前子（包煎）10 克，猪苓 15 克，茯苓 15 克，泽兰 10 克，泽泻 10 克，郁金 10 克，鸡内金 10 克。14 剂，水煎服，每日 1 剂。嘱其戒除烟酒，进食稀饭、烂面条等易消化而营养均衡食品，忌食辛辣刺激、腌制品，少食生冷瓜果。

2018 年 4 月 4 日三诊。患者近因搬家劳累，曾见痰中带血，一过性发热，晨起有浓痰，阵发性咳嗽，有时泛酸，口干时苦，动则易汗，胃脘有灼热感，尿短黄赤，睡眠不实，梦多心慌。查其舌质红，少津，中有细裂纹，苔少，脉细数。辨证属痰热内结、迫血妄行、肺胃阴伤。治法拟清热化痰、凉血止血、养阴生津。处方如下所述。

桑叶 10 克，菊花 10 克，金银花 10 克，连翘 10 克，南沙参 15 克，北沙参 15 克，太子参 15 克，贝母 10 克，姜竹茹 10 克，芦根 15 克，黄芩 10 克，冬瓜子 15 克，百合 15 克，地骨皮 15 克，葎草 15 克，仙鹤草 15 克，茜草 15 克。14 剂，水煎服，每日 1 剂。嘱其戒除烟酒，进食稀饭、烂面条等易消化而营养均衡食品，忌食辛辣刺激、腌制品，少食生冷瓜果。

【案例辨析】

颈段及上胸段食管癌要采取手术治疗的话，难度较大，并发症较多，后期恢复易较困难，目前一般主张采用放疗。放射治疗食管癌的反应随着患者的病情、情绪、营养状况、放射野大小、部位和剂量等情况而不同，有部分患者会因为出现较严重的不良反应而不能耐受。放疗有可能造成患者免疫力下降，更易感染，照射区域组织可能出现充血肿胀、腺体损伤，可能出现口干口苦、咽喉红肿、泛酸恶心等症状，也会使患者进食困难。

此例患者为上胸段食管癌，不能耐受放疗，要求中医药治疗，初诊时症状为咽部不适、时有咳嗽、有痰难咳出，说明局部痰热较甚，阻滞气机。热邪最易伤津，故见口干欲饮、尿黄、舌红苔少、中有裂纹、脉细。痰热蕴肺、肺失宣降，故见胸闷气短、大便不畅。热性开泄，故见动则易汗。热扰心神，故见睡眠不实。此为痰热伤津，当清热化痰、滋阴生津，方选百合固金汤、沙参麦冬汤合黛蛤散合方加减，百合固金汤出自《周慎斋遗书》，汪昂云："此手太阴足少阴药也（肺肾为子母之脏，故补肺者，多兼滋肾）。金不生水，火炎水干，故以二地助肾滋水退热为君。百合保肺安神，麦冬清热润燥，玄参助二地以生水，贝母散肺郁而除痰，归、芍养血兼以平肝（肝火盛则克金），甘、桔清金，成功上部（载诸药而上浮），皆以甘寒培元清本，不欲以苦寒伤生发之气也。"黛蛤散出自《医说》，以青黛咸寒，入肝、肺、胃经，善清肝经郁火，并清肺热以消痰止嗽。蛤粉苦咸寒，入肺、胃经，可清肺化痰、软坚散结。两药配伍，使肝火得降，肺热得平，痰热得化，清肝、宁肺、化痰并举，标本兼顾。加金银花、连翘轻清上浮，清热保津、解毒散结，直达病所。萆草甘苦性寒，入肺、肾经，与地骨皮相合，善清肺热，又合车前子利水通淋，使热邪从小便而去。

　　二诊时患者头晕耳鸣，血压波动，睡眠不实，为阴虚火旺、上扰心神所致。大便质稀，每日 1～2 次，尿短赤，为体内津液输布失常，但走大肠而不能下输膀胱所致。下肢肿胀、关节僵硬为湿邪阻滞肢体经络所致。舌质红、苔薄黄、脉细，为阴虚火旺之象。故采用滋阴润燥、清热降火、利水消肿的治法，方选百合地黄汤、四苓散、桑菊饮合方加减。百合地黄汤出自张仲景《金匮要略》，具有养阴清热、补益心肺的功效，全方清、轻、平、润，能滋津血、益元气，使五脏真元通畅，内热无以留存而外泄，失调之机得以恢复。患者由于罹患癌症，情绪抑郁，又加不能耐受放疗，心生忧虑，而百合有养心安神的作用，有助于调节患者的自主神经功能，缓解咽部不适等症状。四苓散出自《丹溪心法》，善治湿生于内、小便不利、大便溏泄，药用白术燥而淡，燥则能健脾，淡则能利湿；茯苓甘而淡，甘则能补中，而淡亦渗湿；猪苓苦而淡，泽泻咸而淡，苦者有渗利而无补益，咸者能润下而兼渗利。再加桑叶、菊花既能清泄肝火，也可疏解风热外邪。

三诊时患者因劳累而诱发上呼吸道感染，症见发热咳嗽，咳浓痰及痰中带血，辨证属邪郁化火、迫血妄行。热蕴中焦则见胃脘有灼热感、口干苦、泛酸、舌红脉数。热扰心神则见睡眠不实、梦多心慌。热盛伤津故见苔少脉细。治法拟清热化痰、凉血止血、养阴生津，方选桑菊饮、沙参麦冬汤合苇茎汤合方加减。苇茎汤出自孙思邈的《备急千金要方》，具有清脏腑热、清肺化痰、逐瘀排脓之功效，方中苇茎甘寒轻浮，善清肺热，故为君药；瓜瓣清热化痰、利湿排脓，能清上彻下、肃降肺气，与苇茎配合则清肺宣壅、涤痰排脓；薏苡仁甘淡微寒，上清肺热而排脓，下利肠胃而渗湿，两者共为臣药；桃仁活血逐瘀，可助消痈，是为佐药。又加仙鹤草有健胃止血之功，而茜草既能凉血止血，又能活血化瘀，止血而不留瘀。

食管癌属中医学"噎膈""关格""反胃"等范畴，发生在胸上段的癌多采用放疗，但有可能出现放射性肺炎、食管炎和骨髓抑制等不良反应，因而有部分患者选择中医药治疗。按照中医学理论，食管癌的病因有饮食不节、长期嗜好烟酒、过食肥甘厚腻及辛热香辣之品、不良情绪刺激、过度劳累、损伤正气等。放射线有热毒之性，易耗伤津液，损伤人体正气，同时热易煎熬血液成瘀，造成瘀热交结，或煎熬津液为痰，造成痰气交阻。治疗时一方面要祛邪而不伤正，另一方面还要缓缓扶正，益气养阴，提高人体免疫力。

◆病案5 食管癌术后并有高血压、胆石症

【病情介绍】

陈某，男，66 岁。患者因胸骨后疼痛、进食固体食物易哽噎而查胃镜，示食管下段肿瘤，病理示为鳞状细胞癌（中 - 低分化），于 2017 年 8 月 9 日在外院行食管癌根治术，腹膜后 2 枚淋巴结转移，行 TP 方案化疗 6 个疗程。2018 年 8 月 16 日复查胃镜，示食管癌术后吻合口炎、慢性胃炎。B 超示胆囊大小形态正常，内充盈，壁毛糙、增厚，囊内探及数个强回声光团，后方伴声影，其中一个直径约为 12mm。血清学检查示 ALT 为 54 U/L，肿瘤指标结果未见异常，遂要求中药治疗。

【治疗经过】

2018 年 9 月 29 日初诊。形体消瘦，面色萎黄，神疲乏力，感胸骨后至胃脘部疼痛，进食时加重，右胁不适，后背怕冷，口苦泛酸，食欲不振，腹胀嗳气，大便不调，腰膝酸软，排尿无力，有时中断，动则头晕目眩，睡眠不实。查其舌质淡暗，边有齿印，苔白腻，脉沉细。辨证属脾肾阳虚、寒湿中阻、气机阻滞。治法拟补火暖土、健运中焦、化痰除湿、消食和胃。处方如下所述。

生晒参 15 克，制附子 10 克，桂枝 10 克，炒白术 10 克，炒白芍 10 克，党参 20 克，山药 20 克，黄精 20 克，大枣 10 克，干姜 5 克，黄连 3 克，黄芩 10 克，茯苓 15 克，茯神 15 克，陈皮 6 克，鸡内金 10 克，炒谷芽 15 克，炒麦芽 15 克。14 剂，水煎服，每日 1 剂。嘱其戒除烟酒，进食稀饭、烂面条等易消化而营养均衡食品，忌食辛辣刺激、腌制品，少食生冷瓜果。

2018 年 10 月 10 日二诊。患者诉药后局部疼痛减轻，腹胀亦减，大便质稀，每日 1～2 次，排尿无力，睡眠不实，无

咳嗽，痰不多。查其舌质淡红，苔白腻，脉沉细。辨证属脾肾阳虚、寒湿中阻、气机阻滞。治法拟益气健脾、温阳散寒、活血散结。处方如下所述。

三七5克，生晒参15克，制附子10克，桂枝10克，炒白术10克，炒白芍10克，石见穿15克，山药20克，黄精20克，全蝎5克，茯苓15克，黄芩10克，黄连3克，茯神15克，陈皮6克，鸡内金10克，郁金10克，炙甘草3克，炒谷芽15克，炒麦芽15克。14剂，水煎服，每日1剂。嘱其戒除烟酒，进食稀饭、烂面条等易消化而营养均衡食品，忌食辛辣刺激、腌制品，少食生冷瓜果。

2018年10月20日三诊。患者诉食荤菜易腹泻，进食烂面条为多，已经停服降压药，血压平稳，无心慌，睡眠较前改善，大便前干后稀，小便通畅。查其舌质淡红，苔薄黄，脉细。辨证属脾气虚弱、寒热错杂、气机阻滞。治法拟益气健脾、清热除湿、消食和胃。处方如下所述。

生晒参15克，制附子10克，桂枝10克，炒白术10克，炒白芍10克，炙黄芪20克，山药20克，黄精20克，大枣10克，干姜5克，黄连3克，黄芩10克，炒薏苡仁30克，陈皮6克，鸡内金10克，炒谷芽15克，炒麦芽15克，炙甘草3克。14剂，水煎服，每日1剂。嘱其戒除烟酒，进食稀饭、烂面条等易消化而营养均衡食品，忌食辛辣刺激、腌制品，少食生冷瓜果。

【案例辨析】

此例患者已行手术，癌变的食管已经切除，胃上提至胸腔，对摄入食物的研磨消化能力下降，又加全身化疗，药物的毒性损伤正气，机体营养不良，形体消瘦，体力不够。按照中医学理论，本病发病总因脏腑失调、阴阳不和，手术中失血造成气随血耗，化疗扰乱脾胃运化功能，气血生化乏源，脏腑组织失养，日久气血两虚，阴阳俱损，先天失于后天充养，五脏之病，穷必及肾，命门火衰，火不暖土。

初诊时见患者形体消瘦、面色萎黄、神疲乏力、舌质淡暗、脉沉细，俱为病久正气虚衰、脏腑功能减退之象。阳虚则生内寒，故见后背怕冷。肾虚膀胱气化无力，故见排尿无力。正气虚衰，气血不足，头面失养，故见头晕目眩。腰膝酸软为肾失所养，睡眠不实为心神失养。脾虚不运，故见食欲不振。寒湿内生，停聚中焦，气机不畅，故见腹胀嗳气、胃脘疼痛、舌苔白腻。中焦壅滞，邪郁化热，肝胆失疏，故见胁部不适、口苦泛酸。综合分析，其证候特点是脾肾阳虚、运化无力，以致寒湿阻滞中焦、气机升降失常，影响肝胆疏泄功能，胆汁排泄不畅，不能促进消化吸收，宿食停滞，胃失通降，邪郁日久易于化热成毒。其本源为火不暖土，而形成了正愈虚、邪愈盛的局面。治疗原则当扶正祛邪并进，扶正从补火暖土、健运中焦入手，祛邪先化痰除湿、消食和胃。方选附子理中汤合连理汤合方加减，附子理中汤出自《三因极一病证方论》，具有补虚回阳、温中散寒之功效，连理汤出自《证治要诀类方》，具有理中逐寒、和胃清湿之功效，两方均以张仲景《伤寒论》中理中汤为基础加味。理中汤专主温中祛寒、补气健脾，药用干姜温运中焦，以散寒邪，为君；人参补气健脾，协助干姜振奋脾阳，为臣；佐以白术健脾燥湿，以促进脾阳健运；以炙甘草调和诸药。附子被称为"回阳救逆第一品"，有回阳救逆、补火助阳、散寒止痛的作用。附子与干姜、甘草相配，为四逆汤，能温肾壮阳以祛寒救逆，并能通行十二经，振奋一身之阳；附子与茯苓、白术、白芍相配，有真武汤之意，既能温补脾肾之阳，又可利水祛湿；附子与黄连相配，有仿朱丹溪连附六一汤之意，可清泻肝火，和胃止痛。再加鸡内金、炒谷芽、炒麦芽以消食助运，使宿食得化，胃可受纳，气血生化有源，正气日益得复，机体有望得以强健。

　　二诊时患者诉药后症状减轻，说明治法合拍，邪气渐散，正气来复，因有形之血难以速生，而气赖血载以流行全身，患者气血不足，为防血脉空虚、气血运行不畅而成瘀，故在前法基础上增加活血之品，加全蝎与补气健脾之品同用，则能穿筋透骨、逐湿除风，现代药理研究显示全蝎可通过抑制血管运动中枢、扩张血管、直接抑制心脏及对抗肾上腺素的升压作用而降低血压，还有较好的镇静作用。再加上石见穿善治噎膈，引诸药到达病所，防止肿瘤复发转移。

　　三诊时查看患者舌质已经转为淡红，舌苔薄黄，说明寒湿已渐消散，宿食已化，邪气渐退，故转以扶正为主，兼清余邪。方选附子理中汤、黄芪健中汤、薏苡附子散合方加减。黄芪健中汤出自张仲景《金匮要略》，主治"虚劳里急，诸不足"，清代徐彬云："小建中汤本取化脾中之气，而肌肉乃脾之所生也，黄芪能走肌肉而实胃气，故加之以补不足，则桂、芍所以补一身之阴阳，而黄芪、饴糖又所以补脾中之阴阳也。"薏苡附子散出自张仲景《金匮要略》，原治"胸痹缓急者"，详察其所治证候特点为寒湿夹热。薏苡仁性味甘淡微寒，有利水消肿、健脾去湿、舒筋除痹、清热排脓等作用，《本草述》言其："薏苡仁，除湿而不如二术助燥，清热而不如芩、连辈损阴，益气而不如参、术辈犹滋湿热，诚为益中气要药。"薏苡仁为药食两用之品，可以制成多种药膳，现代药理学研究显示薏苡仁具有抗肿瘤作用，其薏苡仁油提取物制成注射液，名为康莱特，已在临床用于各种中晚期肿瘤患者，具有较好的抗恶病质和镇痛作用。

第7章　胃癌中医药调治案例

◆**病案 1　胃癌术后肝转移**

【病情介绍】

安某，男，64 岁。患者 2009 年 12 月无明显诱因下出现剑突下不适，无法自行缓解，2009 年 12 月 18 日在外院查胃镜，示胃窦小弯侧见隆起性病变，表面不平，有破溃，组织质脆，病变侵及部分胃角。病理示：腺癌。遂于 2009 年 12 月 21 日行根治性远端胃切除术 + 残胃空肠毕 Ⅱ 式吻合术 +Braun 吻合术，术后病理示：（胃）腺癌，Ⅱ ~ Ⅲ 级（Lauren 分型：混合型），肿块大小 5cm×3.5cm×1.5cm，肿瘤穿透浆膜层；可见脉管内癌栓及神经侵犯。上下切缘及另送吻合圈未见癌累及；胃周及另送（第 1、8、12b 组）淋巴结未见癌转移（0/1、0/8、0/4、0/4）；另送（第 4、5、6 组）淋巴结见癌转移（1/5、4/6、2/2）。第 2、3 组淋巴结示纤维结缔组织。术后行常规化疗。患者于 2010 年 6 月 3 日复查血清学，示 CA72-4 为 8.29U/ml，胸腹部 CT 提示：肝多发占位，考虑肿瘤转移可能。患者及其家属遂要求中药治疗。

【治疗经过】

2010 年 6 月 8 日初诊。患者诉上腹部不适，食欲正常，食后胃胀，易嗳气，口干而饮水不多，尿黄，大便稍稀，每日 1 ~ 2 次。查其舌质淡，舌边有齿印，苔薄白，脉细。辨证属脾气虚弱、运化不健、瘀毒内留。治法拟健脾益气、活血散结、扶正解毒。处方如下所述。

炒党参15克，炒白术10克，茯苓15克，炙甘草3克，煨木香10克，陈皮6克，大白芍10克，三棱10克，莪术10克，焦山楂、焦神曲各12克，泽泻10克，炮穿山甲（先煎）10克，石见穿30克，苏梗10克，枳壳10克，大生地黄20克。14剂，每日1剂，早晚分服。另每日调服守宫粉、参三七粉各1克，服用前后1小时内不进饮食。嘱其进食偏软少渣食物，放慢速度吃饭，少吃多餐，选择清淡易消化而营养均衡食品，忌食辛辣刺激、腌制品。

2010年6月29日二诊。患者诉前药服后食欲改善，按照所嘱进食方法进餐后胃胀情况也明显缓解，但仍有乏力，睡眠尚可。查其舌质红，苔薄白，脉细。辨证属脾气虚弱、气血不足、瘀毒内留。治法拟益气养阴、理气活血、消癥散结。处方如下所述。

炒党参15克，炒白术10克，茯苓15克，炙甘草3克，煨木香10克，陈皮6克，大白芍10克，三棱10克，莪术10克，炙黄芪15克，焦山楂、焦神曲各12克，炮穿山甲（先煎）10克，石见穿30克，枸杞子15克，女贞子15克，土鳖虫5克。14剂，每日1剂，早晚分服。另每日调服守宫粉、参三七粉各1克，服用前后1小时内不进饮食。嘱其进食偏软少渣食物，放慢速度吃饭，少吃多餐，选择清淡易消化而营养均衡食品，忌食辛辣刺激、腌制品。

2010年7月21日三诊。患者诉于2010年7月14日在外院复查血清学肿瘤指标，结果示：CEA为6.8ng/mol，CA72-4为8.36U/ml。患者诉前药服后神疲、气短、乏力有所改善，嗳气减少，但时有大便稀溏，舌苔薄白，脉细弦。辨证属肝脾两伤，瘀毒内结。治拟健脾和胃、化瘀散结。处方如下所述。

潞党参 10 克，炙黄芪 15 克，炒白术 10 克，茯苓 10 克，陈皮 6 克，木香 10 克，当归 10 克，白芍 10 克，制香附 10 克，醋柴胡 6 克，三棱 10 克，莪术 10 克，水蛭 5 克，炮穿山甲（先煎）10 克，蜀羊泉 30 克，石见穿 30 克，炙鸡内金 10 克。14 剂，每日 1 剂，早晚分服。另每日调服守宫粉、参三七粉各 1 克，服用前后 1 小时内不进饮食。嘱其进食偏软少渣食物，放慢速度吃饭，少吃多餐，选择清淡易消化而营养均衡食品，忌食辛辣刺激、腌制品。

【案例辨析】

胃癌是目前最为常见的恶性肿瘤之一。胃癌术后的复发和转移是影响预后的主要因素，其中以肝转移最为常见，是晚期胃癌患者死亡的主要原因。此患者为胃癌术后半年发现肝转移，因患者身体较为虚弱，患者本人及其家属要求中医药治疗。此例患者的病理性质特点是全身属虚、局部属实，一方面局部肿瘤日渐增大，影响进食；另一方面，水谷不入，生化乏源，加之邪气伤正，全身气血津液耗伤，正气日虚。中医药在治疗此类患者时，立法从整体着手，扶正以祛邪，辨证论治，根据此例患者的证候特点，扶正以益气健脾为主，方用六君子汤为基本方。祛邪以活血散结解毒为主，除口服汤药以外，还配合局部用药，加强攻邪力度，采用空腹给予粉剂温开水或藕粉调服的方法，药用守宫粉、参三七粉各等份，根据个体特点每次 1.0 ～ 2.0 克单独调服，并嘱患者让药粉尽量在食管停留较长时间，用药前后相隔 1 小时以上再进饮食物。

守宫即为壁虎，或称天龙、蝎虎，性味咸寒，有小毒，《四川中药志》言其"驱风，破血积包块，治肿瘤"，古人用药在用法用量上非常讲究，守宫为动物类药，入煎剂其有效成分易被破坏，且导致汤药口感较差，患者服用后容易引起胃肠道反应，而古人多采用粉剂、散剂或入丸剂给药，粉状药可加藕粉调服，使药物能在食管停留较长时间，用量不必重而局部疗效好。三七性温，味甘、微苦，功善散瘀止血、消肿定痛，《本草纲目》云："三七止血，散血，定痛"，有医家赞三七与人参同为药中最为珍贵者，能破一切瘀血，又能止血养血。

患者行胃癌根治手术后，仅残留小部分胃或全胃切除后空肠间置代胃，进食容受量比原来明显减少，只有增加餐数，才能弥补食量不足，满足机体对营养物质的需求。因此患者应养成良好的饮食习惯，进食时间规律，定时定量进餐，坚持少食多餐，以每日 5～6 餐为宜。主食与配菜应选软烂且易于消化的食物。千万不可暴饮暴食，应选用易于被消化的食物，选择能帮助提高机体抵抗力的食物，避免含有致癌物质的食品。胃癌患者所吃的食物应细软、清淡、易于被消化，主食以软饭为佳，副食要剁碎炒熟，食品应该多样化，烹调方法应以炖、蒸、煮、烧、烩等为主，少吃生冷蔬菜与瓜果，不吃煎、炸、烟熏、腌腊等食品。胃癌患者要选用新鲜食物，一日三餐新煮即吃，不要吃隔夜菜饭，以利于疾病的康复。俗话说"胃以喜为补"，应选择自己爱吃的、吃下去以后觉得舒服的食物进行调补，胃癌患者消化能力较弱，不能急于进补，也不宜多进滋腻厚味，以免来不及消化吸收，反而加重了胃肠的负担，要了解自己的病情、体质状况特点，根据医师的建议选择相应的补益方式，不要盲目照抄别人的经验，有些食物适合别人，对自己未必有利，还要根据季节特点选择相应的食补方式。

◆病案2　胃癌术后高胆红素血症

【病情介绍】

戴某，男，72 岁。患者 2016 年 4 月因胃痛伴泛酸、胃灼热、恶心呕吐至当地医院就诊，予抗感染及抑酸护胃等对症治疗后病情好转，胃痛及恶心呕吐未再发作。2017 年 2 月自觉病情反复，症状及性质同前，至当地医院予对症处理后较前好转，泛酸偶作。2017 年 4 月 13 日在外院查胃镜，示胃体后壁巨大不规则溃疡，表面高低不平，有的呈息肉状，境界不清，质地较硬，大小约为 4.5cm×4.5cm（进展型癌）。病理示高－中分化腺癌。于 2017 年 5 月 11 日在全身麻醉下行胃癌根治性远端胃大部切除术，术后病理示：①胃体溃疡型癌——腺癌，中－低分化，伴化疗后反应，肿块大小 3cm×2.5cm×1cm，癌组织侵及浅肌层，未见明确脉管癌栓及神经侵犯。②上、下切缘未见癌组织累及。③小弯淋巴结 30 枚，大弯淋巴结 15 枚，共计 45 枚淋巴结未见癌转移（0/45）。病理分期为 Ib（$yT_2N_0cM_0$）。术后行常规化疗，定期复查显示病情较为平稳。2018 年 6 月 20 日患者在外院复查血清学，示：总胆红素（TBiL）为 33.7μmol/L，间接胆红素（IBiL）为 21.5μmol/L，直接胆红素（DBiL）为 12.2μmol/L，余未见明显异常，患者遂要求中药治疗。

【治疗经过】

2018 年 6 月 29 日初诊。患者诉食欲正常，但食后胃脘隐隐不适，大便稀溏，每日 3～4 次，倦怠乏力，皮肤泛发红疹瘙痒，夜间加重，小便通畅。查其舌质淡红，中有细裂纹，苔薄黄，脉细。辨证属脾气虚弱、气血两虚、肌肤失养。治法拟益气健脾、养血祛风、扶正解毒。处方如下所述。

太子参 15 克，炙黄精 15 克，炒白术 10 克，怀山药 15

克，猪苓 10 克，煨木香 10 克，陈皮 6 克，赤芍 10 克，地肤子 15 克，地骨皮 10 克，蝉蜕 6 克，大生地黄 15 克，仙鹤草 30 克，白花蛇舌草 30 克，焦山楂、焦神曲各 12 克，炙甘草 5 克。14 剂，每日 1 剂，早晚分服。嘱其进食偏软少渣食物，放慢吃饭速度，少吃多餐，选择清淡易消化而营养均衡食品，忌食海腥发物、辛辣刺激、腌制品。

2018 年 7 月 13 日二诊。患者诉服前药后胃脘较适，皮肤瘙痒也减轻，食欲正常，大便情况较前好转，睡眠一般，无口干。查其舌质淡红，稍有紫气，苔薄白，脉细。辨证属脾气虚弱、气滞血瘀、癌毒未尽。治法拟益气健脾、理气活血、扶正解毒。处方如下所述。

太子参 15 克，炙黄精 15 克，炒白术 10 克，怀山药 15 克，猪苓 10 克，茯苓 10 克，煨木香 10 克，陈皮 6 克，法半夏 10 克，赤芍 10 克，三棱 6 克，莪术 6 克，郁金 10 克，金钱草 15 克，仙鹤草 30 克，白花蛇舌草 30 克，焦山楂、焦神曲各 12 克，炙甘草 5 克。14 剂，每日 1 剂，早晚分服。嘱其进食偏软少渣食物，放慢吃饭速度，少吃多餐，选择清淡易消化而营养均衡食品，忌食海腥发物、辛辣刺激、腌制品。

2018 年 7 月 27 日三诊。患者诉近来未发皮疹，皮肤瘙痒已缓解，偶有胃脘不适，稍有白痰，大便基本成形，每日 1～2 次，小便通畅，睡眠可。舌质淡红，苔薄白，脉细。辨证属脾气虚弱、气血不足、癌毒未尽。治法拟益气健脾、化痰散结、活血解毒。处方如下所述。

太子参 15 克，麦冬 15 克，五味子 5 克，炒白术 10 克，炒白芍 10 克，怀山药 15 克，猪苓 10 克，茯苓 10 克，茯神 10 克，陈皮 6 克，法半夏 10 克，赤芍 10 克，三棱 10 克，莪术 10 克，石斛 15 克，仙鹤草 15 克，生薏苡仁 30 克，焦山楂、焦神曲各 12 克，炙甘草 5 克。14 剂，每日 1 剂，早晚分服。嘱其进食偏软少渣食物，放慢吃饭速度，少吃多餐，选择清淡易消化而营养均衡食品，忌食海腥发物、辛辣刺激、腌制品。

【案例辨析】

本例患者已行胃癌根治术，术后行常规化疗，因出现胆红素偏高、皮肤泛发红疹而且瘙痒来就诊。首诊时综合分析患者的主要症状、舌象脉象表现，辨证属脾气虚弱、气血两虚、肌肤失养，故先采取益气健脾、养血祛风的治法以扶正解毒。方选参苓白术散合消风散为基础加减，药用太子参、炙黄精、炒白术、怀山药、猪苓、炙甘草益气健脾；赤芍、生地黄养血凉血；木香、陈皮行气助运；地骨皮甘寒入肺经，因肺主皮毛，火热郁结皮肤所致瘙痒，可取其有凉血除蒸、清肺降火的功效以治疗；地肤子具有清热利湿、祛风止痒的功效，《名医别录》言其"去皮肤中热气，使人润泽，散恶疮疝瘕，强阴"。蝉蜕为蝉科昆虫黑蚱羽化后的蜕壳，味甘、咸，性凉，归肺、肝经，具有疏散风热、利咽开音、透疹、明目退翳、息风止痉的作用，《本草纲目》言其"治头风眩运，皮肤风热，痘疹作痒，破伤风及疔肿毒疮"。

二诊时患者诉前药后病情改善，故治法方药基本不变，只在前药基础上加三棱、莪术活血化瘀、消癥散结，防止肿瘤复发转移。三诊时查见患者病情继续较前改善，从舌象上看，瘀血征象已经明显减轻，邪去大半，正气虚弱成为主要矛盾，故在治法上偏重扶正，益气健脾以助气血生化之源，养阴护胃以防局部再受邪气侵袭，在扶正的基础上稍加化痰散结，活血解毒以助清解余邪。方取生脉散、参苓白术散、二陈汤合方为基础加减。药用太子参、白术、山药、茯苓益气健脾；麦冬、石斛养阴护胃，《医学衷中参西录》中言麦冬"能入胃以养胃液，开胃进食，更能入脾以助脾散精于肺，定喘宁嗽"；石斛具有益胃生津、滋阴清热的功效,《本草纲目拾遗》言石斛:"清胃除虚热,生津,已劳损,以之代茶,开胃健脾"。薏苡仁是五谷类中纤维质最高的,低脂、低热量,是减肥的最佳主食,《本草纲目》中言:"薏苡仁阳明药也,能健脾,益胃。虚则补其母,故肺痿肺痈用之。筋骨之病,以治阳明为本,故拘挛筋急,风痹者用之。土能生水除湿,故泄痢水肿用之。"

◆**病案 3　胃窦部溃疡型低分化腺癌**

【病情介绍】

焦某，女，64 岁。患者 2008 年 1 月因"上腹部隐痛"就诊于当地医院，查胃镜示：胃窦部溃疡型低分化腺癌。遂行"胃癌根治术"，术后病理示：低分化腺癌，表浅糜烂型，直径约 1cm，侵及浅肌层，上下切缘未见癌累及，胃大弯淋巴结 3/8（＋），胃小弯淋巴结 4/7（＋）；免疫组化：瘤细胞 Ckpan（＋）、CK1（＋）、CEA（＋）、MDR 部 分（＋－）、PLNA（＋）、EGFR（－）、VEGF（＋－）。2008 年 1 月 30 日～ 2008 年 5 月 23 日行"TLF 方案"辅助化疗 6 个周期。2010 年 9 月复查 ECT，示多个腰椎、骶椎、两侧髂骨及髋关节处转移。2010 年 9 月 22 日～ 2011 年 2 月 12 日行"XELOX 方案"化疗 6 个周期及骨吸收抑制剂治疗。2011 年 3 月 18 日患者因双下肢严重疼痛行 PET/CT 示"双侧肱骨上段、双侧锁骨、肩胛骨、胸骨、多个椎体、多根肋骨、骨盆诸骨及双侧股骨上段多发成骨性病变，FDG 摄取增高，考虑多发骨转移。右肺门稍大淋巴结"，评价病情进展。2011 年 4 月 7 日～ 2011 年 7 月 26 日改服替吉奥 4 个周期，患者出现骨髓抑制、肝功能损害及消化道不良反应，患者及其家属要求中药调理。

【治疗经过】

2011 年 8 月 16 日初诊。患者诉全身乏力，两胁作胀，上腹部时有饱胀感，纳食较少，有时泛酸，时有心慌感，夜寐差，无明显恶心呕吐，无腹痛腹泻，二便正常。查其舌质淡，有紫气，舌苔薄白，脉细。辨证属脾气虚弱、气血不足、瘀毒内留。治法拟益气健脾、养血活血、解毒散结。处方如下所述。

炙黄芪 15 克，炒党参 15 克，炒白术 10 克，法半夏 10

克，陈皮 6 克，全当归 10 克，白芍 10 克，三棱 10 克，莪术 10 克，石见穿 30 克，白花蛇舌草 30 克，苏梗 10 克，枳壳 10 克，炙甘草 5 克。14 剂，每日 1 剂，早晚分服。嘱其进食偏软少渣食物，放慢吃饭速度，少吃多餐，选择清淡易消化而营养均衡食品，忌食海腥发物、辛辣刺激、腌制品。

2011 年 9 月 6 日二诊。患者诉泛吐酸水，纳食较少，大便每日一次，小便通畅，睡眠一般。查其舌质淡，苔黄腻，脉细。辨证属脾气虚弱、肝胃郁热、胃气上逆。治法拟健脾助运、清肝和胃、活血散结。处方如下所述。

炙黄芪 15 克，炒党参 15 克，炒白术 10 克，法半夏 10 克，陈皮 6 克，全当归 10 克，白芍 10 克，三棱 10 克，莪术 10 克，石见穿 30 克，白花蛇舌草 30 克，黄连 3 克，吴茱萸 3 克，煅瓦楞子 30 克，炙甘草 5 克。14 剂，每日 1 剂，早晚分服。嘱其进食偏软少渣食物，放慢吃饭速度，少吃多餐，选择清淡易消化而营养均衡食品，忌食海腥发物、辛辣刺激、腌制品。

2011 年 10 月 11 日三诊。患者诉服用中药以来，食欲较前改善，无腹痛腹胀，自觉体力有所增进，体重平稳。查其舌质淡红，苔薄白，脉细。辨证属脾气虚弱、血虚失养、瘀毒内留。治法拟健脾助运、益气生血、活血解毒。处方如下所述。

炙黄芪 15 克，炒党参 15 克，炒白术 10 克，法半夏 10 克，陈皮 6 克，全当归 10 克，白芍 10 克，三棱 10 克，莪术 10 克，石见穿 30 克，白花蛇舌草 30 克，炙甘草 5 克。14 剂，每日 1 剂，早晚分服。嘱其进食偏软少渣食物，放慢吃饭速度，少吃多餐，选择清淡易消化而营养均衡食品，忌食海腥发物、辛辣刺激、腌制品。

【案例辨析】

按照中医学理论，胃癌病位在胃，但与脾、肝密切相关，其常见的发病情况为：一为肝郁气滞、七情不遂，导致痰瘀气滞，肝木横逆，侵袭脾胃。二为饮食不慎，偏食陈霉腌腊食物，嗜好烟酒，聚生内热痰湿，从而损伤胃气。三为长期胃弱宿疾，细菌感染，久留不祛，失于调治。寒、热等诸邪乘虚内侵，渐成恶变。胃癌病机复杂，明代张景岳认为是"阳虚""气结"，说明脾胃虚寒、运化失健、痰湿内生、气结血瘀，继而痰瘀阻络，乃成瘤块。日久气滞化火，导致胃热伤阴，病情多变，由脾及肾，以致呈现脾胃虚寒、气血双亏等恶病变化。尽管临床表现症状复杂，但不外乎本虚本实。

治疗胃癌宜扶正与祛邪相结合，扶正重在健脾益胃，祛邪常用治法有疏肝和胃、化痰软坚、清热解毒、活血化瘀、补益气血等。同时更应注重饮食调养。中医中药治疗是综合治疗的重要组成部分。术后或化疗后配合中医中药治疗，具有提高免疫功能、降低复发和转移的作用；晚期患者运用中医中药治疗能显著改善临床症状、提高生活质量、延长生存期。在用药上，薏苡仁配莪术为治疗胃癌的常用药对。薏苡仁为易于消化的谷类，是健脾补胃之要药，能升能降，清水之上源，利肠胃之湿，甘淡渗利，健脾利水。莪术苦平降泄，入肝脾血分，破血中之气，功专破血祛瘀、行气止痛、化积消块。现代研究表明，两药都具有一定的抗肿瘤作用，治疗胃癌常用。两药配伍，攻补兼施，健脾和胃、活血止痛，相得益彰。

本例患者为胃窦部溃疡型低分化腺癌，已行手术、化疗，后又出现骨转移，再化疗后出现骨髓抑制、肝功能损害及消化道不良反应，患者痛苦较甚，要求中医治疗。从整体观念出发，此时不能只见肿瘤而不见全身，综合分析患者此时以正气虚弱为主要病机，正愈虚而邪愈盛，当以扶正为主，以求调动人体自身积极因素以取得另一水平上的平衡，让患者能具有一定质量地维持生命。首诊时患者全身乏力、时有心慌，为正气虚弱、全身失养所致；两胁作胀、上腹部饱胀、纳食较少，为脾气虚弱、失于健运、宿食停滞、胃不受纳所致；脾气不升，胃气不降，胃气上逆，故又见泛酸；舌淡脉细为气血不足之象，因脾胃为气血生化之源，脾胃功能失常则气血生化乏源，全身失于营养。治法采用益气健脾、养血活血、解毒散结，方选六君子汤合当归补血汤为基础加减，药用炙黄芪、炒党参、炒白术、炙甘草益气健脾；法半夏、陈皮、苏梗、枳壳理气和胃；全当归、白芍养血活血；三棱、莪术、石见穿活血散结；白花蛇舌草抗癌解毒。

二诊时患者以泛吐酸水为主症，查见舌苔黄腻，辨证属脾气虚弱、肝胃郁热、胃气上逆。从五行上讲，肝属木，脾胃属土，若肝气郁滞，最易乘犯脾胃中土，可见肝脾不调、肝胃不和之象，气郁化火，火热伤阴，最易耗伤胃阴，胃失和降则胃气上逆，表现为胃中酸水上泛、嗳气呃逆等症。故在前健脾治法的基础上，配合清肝泻火、和胃降逆治法，方选左金丸，由黄连、吴茱萸二味组成，原著《丹溪心法》中药量特点为黄连与吴茱萸用量之比为6∶1，重用黄连苦寒泻火为君，佐以辛热之吴茱萸，既能降逆止呕，制酸止痛，又能制约黄连之过于寒凉。两味配合，一清一温，苦降辛开，以收相反相成之效。另加煅瓦楞子（为动物毛蚶的贝壳），具有消痰化瘀、软坚散结、制酸止痛的功效。三诊时见患者症情平稳，无特殊不适，说明前期治法药证合拍，故治法不变，在扶正的基础上，缓消残留体内的瘀毒之邪，防止肿瘤细胞复发转移。

◆病案4　贲门癌肝转移

【病情介绍】

余某，男，68岁，患者2017年2月28日于外院行"贲门+近端胃切除双通道吻合术"，术后病理提示：贲门高级别上皮内瘤变（中－重度不典型增生，癌变），肿块大小1cm×0.8cm×0.2cm，局灶侵犯食管下端及黏膜下层，送检上切缘及标本上下切缘（－），贲门旁淋巴结（0/20）未见转移。2017年5月24在外院查血清学，示CEA为59.84μg/ml，CA-724为41.85U/ml，CA-199为437.6U/ml，CT见肝多发占位，考虑转移可能。患者及其家属遂要求中药治疗。

【治疗经过】

2017年6月2日初诊。患者诉肝区隐痛，胃脘饱胀，吞咽有梗阻感，口干欲饮，口干苦，泛吐酸苦水，夜寐欠安。查其舌质红，苔薄黄，脉细。辨证属肝胃郁热、癌毒弥散、气滞血瘀。治法拟泻肝和胃、活血解毒、行气化瘀。处方如下所述。

旋覆花（包煎）10克，代赭石（先煎）30克，黄连3克，淡吴茱萸1.5克，苏梗10克，枳壳10克，急性子15克，威灵仙15克，南沙参、北沙参各15克，麦冬15克，天花粉15克，三棱10克，莪术10克，煅瓦楞子（先煎）30克，石见穿30克，白芍10克。14剂，每日1剂，早晚分服。嘱患者戒烟酒，进食后不要立刻躺下，宜进食偏软少渣食物，放慢吃饭速度，少吃多餐，选择清淡易消化而营养均衡食品，忌食海腥发物、辛辣刺激、腌制品。

2017年7月20日二诊。患者诉反酸，口苦，吞咽哽咽，痰白而黏，大便稀溏，口干欲饮，夜寐欠安。查其舌质红，苔薄黄，脉细弦。辨证属肝脾两伤、痰毒内留、胃失和降。治法拟清肝泻火、软坚散结、养阴和胃。处方如下所述。

旋覆花（包煎）10克，代赭石（先煎）30克，黄连3克，吴茱萸1.5克，煅瓦楞子（先煎）30克，三棱10克，莪术10克，大生地黄15克，玄参15克，威灵仙15克，急性子10克，法半夏10克，炙鸡内金10克，陈皮6克，炙甘草3克，蒲公英15克。14剂，每日1剂，早晚分服。嘱患者戒烟酒，进食后不要立刻躺下，宜进食偏软少渣食物，放慢吃饭速度，少吃多餐，选择清淡易消化而营养均衡食品，忌食海腥发物、辛辣刺激、腌制品。

2017年8月3日三诊。患者诉肝区不适，右下腹隐痛，反酸，口干苦，食欲不振，大便不调，尿黄。查其舌质红，苔薄黄，脉细弦。辨证属肝胃郁热、胃阴受损、痰瘀化毒。治法拟清肝泻火、和胃降逆、化瘀解毒。处方如下所述。

醋柴胡6克，枳壳10克，天花粉15克，旋覆花（包煎）10克，代赭石（先煎）30克，黄连3克，吴茱萸1.5克，煅瓦楞子（先煎）30克，三棱10克，莪术10克，大生地黄15克，玄参15克，白芍10克，威灵仙15克，急性子10克，炙鸡内金10克，炙甘草3克，蒲公英15克。14剂，每日1剂，早晚分服。嘱患者戒烟酒，进食后不要立刻躺下，宜进食偏软少渣食物，放慢吃饭速度，少吃多餐，选择清淡易消化而营养均衡食品，忌食海腥发物、辛辣刺激、腌制品。

【案例辨析】

贲门癌又称为食管－胃交界腺癌，其发病与下列因素有关：长期和（或）大量饮酒、吸烟，进食速度快，喜食热、硬、粗、辣食物，经常食用霉变食物，食物和（或）饮用水中亚硝胺化合物含量高，某些营养缺失，原有贲门失弛缓症、贲门黏膜上皮增生、反流性食管炎等慢性病症，等等。流行病学研究显示，贲门癌发病具有家族聚集性，和食管癌的发病地理分布相似，早期贲门癌 5 年生存率可达 90% 以上，而中晚期患者仅有 10%，因此早期发现和高危人群筛查可以降低贲门癌的死亡率。

本例为贲门癌晚期患者，已经有肝转移、肿瘤标志物增高、预后较差，患者因年高身体虚弱，而要求中药治疗。晚期肿瘤患者，由于没有手术、化疗、放疗机会，一般生活质量低下，患者情绪低落，生存时间比较短，通过中医中药治疗，可以较好地缓解临床症状，提高患者的生活质量，延长其"带瘤"生存时间。首诊时患者诉肝区隐痛，胃脘饱胀，为肿瘤复发转移，压迫局部脏器组织，气滞血瘀，不通而痛；气机阻滞、胃气不和、失于通降，故吞咽有梗阻感；气郁化火、耗伤胃阴，故见口干欲饮、口干苦、泛吐酸苦水；郁火扰动心神，故见夜寐欠安；舌质红、苔薄黄，为郁火之象；脉细为胃阴受损之象。因其癌毒炽盛，故先予祛邪，使邪去而正安，采用泻肝和胃、活血解毒、行气化瘀的治法，方选旋覆代赭汤合左金丸为基础方加减。旋覆代赭汤出自张仲景《伤寒论》，治疗中气已伤，痰涎内生，胃失和降，痰气上逆之证。胃虚当补、痰浊当化、气逆当降，所以拟行化痰降逆、益气补虚之法。方中旋覆花性温而能下气消痰，降逆止嗳，是为君药。代赭石质重而沉降，善镇冲逆，但味苦气寒，故用量稍小为臣药；生姜于本方用量独重，寓意有三：一为和胃降逆以增止呕之效，二为宣散水气以助祛痰之功，三可制约代赭石的寒凉之性，使其镇降气逆而不伐胃；半夏辛温，可祛痰散结、降逆和胃，并为臣药。人参、炙甘草、大枣益脾胃、补气虚，扶助已伤之中气，为佐使之用。左金丸出自《丹溪心法》，重用苦寒之黄连为君药，一则清心火以泻肝火，即所谓"实则泻其子"，肝火得清，自不横逆犯胃；二则清胃热，胃火降则其气自降，如此标本兼顾，对肝火犯胃之呕吐吞酸尤为适宜。吴茱萸辛苦而温，入肝、脾、胃、肾经，辛能入肝散肝郁，苦能降逆助黄连降逆止呕之功，温则佐制黄连之寒，使黄连无凉遏之弊，且能引领黄连入肝经，为佐药。两药辛开苦降，寒热并用，泻火而不凉遏，温通而不助热，使肝火得清，胃气得降，则诸症自愈。在此基础上，又加苏梗、枳壳行气解郁；三棱、莪术活血消癥；因恐郁热伤津耗液，故加南北沙参、麦冬以滋阴生津；急性子、威灵仙、石见穿三药为食管癌辨病用药，急性子为凤仙花的干燥种子，具有破血消积，软坚散结的作用，《本草再新》言其："治诸恶疮，败一切火毒"；威灵仙为毛茛科藤本植物的根茎，具有祛风湿、通经络、消骨鲠的功效，《开宝本草》言其："主诸风，宣通五藏，去腹内冷滞，心隔痰水久积，癥瘕痃癖气块，膀胱宿脓恶水，腰膝冷疼及疗折伤"；石见穿即华鼠尾草，为唇形科植物紫参的全草，入肝经，具有活血化瘀、清热解毒、消肿止痛的功效，《苏州本产药材》言其："治噎膈，痰饮气喘。"

二诊时患者胃胀有所缓解，但诉便溏，考虑其肝强脾弱，运化不健，痰湿内生，故加陈皮、半夏、鸡内金以健脾助运，和胃消食。三诊时患者诉肝区不适，右下腹隐痛，此为肝经郁热、气机不畅所致，故加四逆散疏肝理脾、调和中焦。四逆散出自张仲景《伤寒论》，具有调和肝脾、透邪解郁、疏肝理脾之功效，取醋制柴胡入肝胆经，升发阳气，疏肝解郁，透邪外出，为君药。白芍敛阴养血柔肝为臣，与柴胡合用，以补养肝血、条达肝气，可使柴胡升散而无耗伤阴血之弊。佐以枳实理气解郁、泄热破结，与白芍相配，又能理气和血，使气血调和。使以甘草，调和诸药，益脾和中。枳实为橙的干燥幼果，《药品化义》言其："枳实专泄胃实，开导坚结，故主中脘以治血分，疗脐腹间实满，消痰癖，祛停水，逐宿食，破结胸，通便闭，非此不能也。若皮肤作痒，因积血滞于中，不能营养肌表，若饮食不思，因脾郁结不能运化，皆取其辛散苦泻之力也。为血分中之气药，惟此称最。"而枳壳为橙的未成熟果实、干燥后筛去碎落的瓤核，具有理气宽中、行滞消胀之功效，王好古云："枳壳主高，枳实主下，高者主气，下者主血，故壳主胸膈皮毛之病，实主心腹脾胃之病，大同小异。"《本草纲目》云："枳实、枳壳，气味功用俱同，上世亦无分别，魏、晋以来，始分实、壳之用。洁古张氏、东垣李氏，又分治高治下之说。大抵其功皆能利气，气下则痰喘止，气行则痞胀消，气通则痛刺止，气利则后重除，故以枳实利胸膈，枳壳利肠胃。"

在生活调养方面，尤其要注意戒烟酒，改变不良的饮食习惯，及早治疗食管、贲门等慢性病变。对于手术后的贲门癌患者，还要注意一点，就是进食后不要立刻就躺下，因为手术以后，局部解剖结构发生了变化，如食管括约肌受损伤，会导致胃及十二指肠内容物反流入食管，反流内容物所含的胃酸和胆汁可以通过直接氧化损伤发挥基因毒性作用造成基因突变，而且可以和摄入的亚硝酸盐反应生成一氧化氮，胃黏膜因有保护屏障避免被胃酸和消化液侵蚀，而贲门和食管黏膜则会被侵蚀破坏乃至糜烂和发生溃疡。另外，如果是脾气虚弱、中阳不足者，不要多食生冷瓜果，建议以熟食为主，以避免脾胃受损，痰湿内生。

◆病案 5 贲门癌腹腔淋巴结转移

【病情介绍】

王某，男，77 岁。患者 2018 年 6 月 12 日因"吞咽梗阻感"至外院检查胃镜，示贲门癌，病理示：（贲门）腺癌，中 - 低分化。胸腹部 CT 示：胃贲门、胃小弯胃壁广泛增厚，腹腔、腹膜后多发淋巴结增大；食管广泛扩张积液；两肺间质性改变；两肺多发小结节；心包少量积液，主动脉壁钙化；双侧胸膜增厚。后行常规化疗 6 个疗程，出现中度骨髓抑制，患者及其家属要求中药治疗。

【治疗经过】

2018 年 10 月 26 日初诊。形体消瘦，进食吞咽梗阻，咽中不适，时泛吐清水痰涎，易腹泻，甚则水样便，肠鸣，腰痛，神疲乏力，睡眠可。查其舌质淡紫，可见瘀斑，苔薄白腻，脉细弱。辨证属脾气虚弱、瘀毒内阻、胃失和降。治法拟益气健脾、化瘀解毒、散结和胃。处方如下所述。

生黄芪 60 克，炒党参 15 克，三棱 30 克，莪术 30 克，旋覆花（包煎）10 克，代赭石（先煎）15 克，黄连 3 克，淡吴茱萸 1.5 克，煅瓦楞粉（包煎）30 克，白芍 10 克，枳壳 10 克，炙甘草 5 克，石见穿 15 克，木香 10 克，仙鹤草 15 克。14 剂，每日 1 剂，早晚分服。嘱患者戒烟酒，宜进食偏软少渣食物，放慢速度吃饭，少吃多餐，选择清淡易消化而营养均衡食品，忌食海腥发物、辛辣刺激、腌制品。

2018 年 11 月 8 日二诊。诉药后体力有增加，大便稍见成形，每日 1～2 次，查其舌质淡紫，苔薄白，脉细。辨证属脾胃虚弱、癌毒内留。治法拟益气扶正、健脾和胃、化瘀解毒。处方如下所述。

生黄芪 60 克，炒党参 15 克，三棱 30 克，莪术 30 克，旋覆花（包煎）10克，代赭石（先煎）15克，黄连3克，淡吴茱萸1.5克，枳壳10克，石见穿15克，三七粉5克，炒白术10克，茯苓15克，木香10克，炙甘草5克，仙鹤草15克。14剂，每日1剂，早晚分服。嘱患者戒烟酒，宜进食偏软少渣食物，放慢速度吃饭，少吃多餐，选择清淡易消化而营养均衡食品，忌食海腥发物、辛辣刺激、腌制品。

2018年11月29日三诊。患者进食半流质，无腹痛，无呕吐，大便稍稀，每日1～2次，查其舌质淡红，苔薄白，脉细。辨证属脾胃虚弱、癌毒内留。治法拟益气健脾、化瘀解毒。处方如下所述。

炒党参15克，炙黄芪30克，炙黄精30克，炒白术10克，茯苓15克，木香10克，当归10克，白芍10克，枳壳10克，三棱15克，莪术15克，三七粉5克，守宫5克，石见穿15克，炙甘草5克，仙鹤草15克。14剂，每日1剂，早晚分服。嘱患者戒烟酒，宜进食偏软少渣食物，放慢速度吃饭，少吃多餐，选择清淡易消化而营养均衡食品，忌食海腥发物、辛辣刺激、腌制品。

【案例辨析】

胃癌是起源于胃上皮的恶性肿瘤，是最常见的恶性肿瘤之一。临床表现为上腹疼痛，食欲减退和消瘦，呕血或黑粪等症状。胃癌的病因尚未完全明确，但其发病机制具有多因素及多阶段过程。其中以幽门螺杆菌感染、饮食及遗传为主要因素。我国每年死于胃癌的患者居恶性肿瘤死亡原因的首位，其发病率和死亡率男性均高于女性，任何年龄均可发生，40～60岁多见。本病属于中医"反胃""噎膈""积聚""胃脘痛"等范畴。

此例患者病变部位在贲门，胃之上口，起始症状为吞咽梗阻，进食不顺，经现代医学检测手段明确病理为中－低分化腺癌，已经有淋巴结转移，经化疗后出现骨髓抑制，又加患者年高体弱，故而寻求中医药治疗。首诊时患者吞咽梗阻，咽中不适，时泛吐清水痰涎，此为胃气不和、胃气上逆所致；又见肠鸣，易腹泻，甚则水样便，此为脾气虚弱、运化不健所致；神疲乏力，腰痛为正气虚弱、全身失养所致；其舌质淡、脉细弱为脾气虚弱之象；舌质紫，舌有瘀斑为血瘀之象；苔薄白腻为脾运失健，湿食内阻之象。综合分析，脾与胃互为表里，为气血生化之源，胃为六腑之一，以通降为顺，患者正气虚弱，脾胃功能不健，故治疗上先予益气健脾为基础，使脾运得健，湿食得化，胃能通降，继续受纳，则气血生化有源，正气得以渐渐恢复。选方用药上重用黄芪，辅以党参，集中力量益气健脾。在益气扶正的基础上，再配以旋覆代赭汤降逆化痰、益气和胃，左金丸辛开苦降，和降胃气，又以三棱、莪术活血消癥、抗癌解毒。石见穿即为华鼠尾草，善治噎膈，《本草纲目》言其"主骨痛，大风，痈肿。"

二诊时患者诉服前药后体力有增，查其舌象瘀斑也有所减轻，说明前治有效，通过大剂量黄芪配党参以扶助正气，使气得行血、瘀血渐化、托毒外散。同时脾气得强，运化渐复，故大便渐成形，中焦气机得以复常，胃气得降，故上逆症状得减。效不更方，故仍以益气扶正，健脾和胃为主要治法，在用药上逐渐增加健脾之力，加上茯苓、白术健脾助运，而减少降气之药。

三诊时患者病情已经逐渐平稳，舌质转为淡红，舌苔薄白，说明邪实已不盛，故治法重点转以扶正为主，以归芍六君子汤为基本方，合以枳术丸健脾消食、行气化湿，虎七散活血散结、抗癌解毒。虎七散为近代新制的抗癌名方，由壁虎粉、三七粉组成，壁虎为蜥蜴的一种，又称守宫、四脚蛇，栖于壁间、榆下等隐僻处，夜间出入于天花板及墙壁上，捕食蚊、蝇等昆虫，具有祛风定惊、解毒散结的功效。以三七研粉直接冲服，如《中药大词典》（1997年版）所言："三七生吃，祛瘀生新，消肿定痛，并有止血不留瘀血，行血不伤新的优点。"此患者年高体弱，不能耐受化疗，采用中医药治疗，扶正祛邪并进，使脏腑功能恢复，维持阴阳气血平衡，从而获得一定质量的生存期。

◆病案6 胃癌鼻咽部转移

【病情介绍】

汤某，男，71岁。患者2015年2月14日因上腹部不适感于外院就诊，查胃镜及病理提示胃角腺癌，腹部CT提示胃角占位，考虑MT可能，肝胃间隙稍大淋巴结，后行PET-CT检查提示胃角不规则增厚，FDG摄取增高，结合胃镜病理符合胃癌伴浆膜层侵犯，小网膜及腹膜后淋巴结转移，随后于2015年3月1日全身麻醉下行远端大部分胃切除术，术后病理示：胃小弯溃疡型低分化腺癌，5cm×3cm×1.5cm，浸润至外膜，脉管内见癌栓，上下切缘未见肿瘤浸润，胃大弯淋巴结8枚，小弯淋巴结10枚，另送肝总淋巴结3枚均未见肿瘤转移，2015年4月7日开始行"奥沙利铂200mg d1+替吉奥40mg bid d1～14"化疗6个周期。2016年1月17日患者自己发现左耳后肿块，局部胀痛，在外院查治，拟为胃癌鼻咽部转移，拟行放化疗，患者及其家属因诸多原因拒绝行放化疗，遂要求中医中药治疗。

【治疗经过】

2016年2月17日初诊。神疲乏力，形体消瘦，左侧耳后肿块日益增大，局部胀痛较甚，不发热，时感头痛，鼻塞涕少，晨咳嗽较甚，痰白量少质黏，口干欲饮，怕风畏冷，听力下降，动则胸闷气短，进食半流质，咽中不适，睡眠可。查其舌质淡，边有齿印，舌苔薄白，脉细弱。辨证属肺气虚弱、卫表不固、痰瘀内阻。治法拟补益肺气、化痰散结、活血通窍。处方如下所述。

生黄芪15克，炒白术10克，防风10克，陈皮6克，法半夏10克，浙贝母10克，制僵蚕10克，夏枯草10克，全蝎6克，玄参15克，生牡蛎（先煎）30克，炒苏子10克，白芥子5克，莱菔子10克，白花蛇舌草15克，辛夷10克，苍耳子10克。14剂，每日1剂，早晚分服。嘱患者戒烟酒，宜进食偏软少渣食物，放慢速度吃饭，少吃多餐，选择清淡易消化而营养均衡食品，忌食海腥发物、辛辣刺激、腌制品，少吃煎炸、熏制食品。

2016年3月24日二诊。诉药后耳后肿块渐消，鼻塞减轻，体力有所增加，咳嗽也有所减轻，痰少色白，食欲尚可，大便成形，每日1次，睡眠可。查其舌质淡红，苔薄白，脉细。辨证属肺卫气虚、痰瘀交结。治法拟益气固表、化痰散结、活血解毒。处方如下所述。

生黄芪15克，炒白术10克，防风10克，陈皮6克，法半夏10克，浙贝母10克，制僵蚕10克，夏枯草10克，全蝎6克，玄参15克，生牡蛎（先煎）30克，炒苏子10克，白芥子5克，莱菔子10克，生地黄10克，川芎10克，黄芩10克，生甘草3克。14剂，每日1剂，早晚分服。嘱患者戒烟酒，宜进食偏软少渣食物，放慢速度吃饭，少吃多餐，选择清淡易消化而营养均衡食品，忌食海腥发物、辛辣刺激、腌制品，少吃煎炸、熏制食品。

2016年5月4日三诊。患者左耳后肿块未见增大，晨起稍有鼻塞咳嗽，痰不多，头部怕风，偶有耳鸣，口干不欲饮，二便尚调，食欲睡眠可。查其舌质淡红，苔薄白，脉细。辨证属痰瘀交结、阻塞清窍、邪胜伤正。治法拟祛风化痰、解毒散结、托毒外出。处方如下所述。

生黄芪30克，防风10克，炙僵蚕10克，象贝10克，夏枯草15克，煅牡蛎30克，山慈菇15克，玄参15克，全蝎6克，辛夷10克，苍耳子10克，蝉蜕6克，枇杷叶10克，生甘草5克，石打穿15克。14剂，每日1剂，早晚分服。嘱患者戒烟酒，宜进食偏软少渣食物，放慢速度吃饭，少吃多餐，选择清淡易消化而营养均衡食品，忌食海腥发物、辛辣刺激、腌制品，少吃煎炸、熏制食品。

【案例辨析】

胃癌发病率高，尽管采用多学科协作治疗模式取得了一定的治疗效果，但仍有部分患者术后不能幸免于复发和转移，此例患者病理提示为低分化腺癌，侵袭力强，易发生远处转移，造成预后不佳。患者肿瘤附近脉管内见癌栓，与其肿瘤高黏滞状态有关，按照中医学理论属于内有瘀血的征象。肺开窍于鼻，咽喉与肺气相通，此例患者有鼻塞、头痛、咳嗽的症状，病位偏于上，与肺气宣发肃降有关，《素问·评热论》有云："邪之所凑，其气必虚"，肿瘤细胞侵袭于鼻咽部位，因于肺卫气虚，无力抗邪，故当扶正以抗邪，治法以补益肺卫之气，托邪外出为基础，祛邪则以化痰散结，活血解毒为主。

初诊时患者耳后肿块肿胀疼痛，鼻塞咳嗽，为痰瘀闭阻局部经脉，不通而痛，肺气失于宣发肃降所致。痰阻气滞，故见胸闷气短、咽中不适。怕风畏冷为肺气虚弱、卫表不固、无力抗邪之象。神疲乏力，形体消瘦，舌质淡，边有齿印，舌苔薄白，脉细弱，为邪气内盛、损伤正气所致。综合分析，此属本虚标实之证，现阶段病变部位主要在肺，故先以补益肺气为基础，一方面恢复肺气宣发肃降，有助于吸收清气、清肃痰邪，另一方面固护体表，免遭外邪再度侵袭。配合化痰散结，活血通窍的祛邪之法，消散局部肿块，改善全身高黏滞状态，使肿瘤细胞不得停聚于局部。方选玉屏风散、二陈汤、三子养亲汤、消瘰丸合方加减。玉屏风散出自元代医家危亦林所著的《世医得效方》一书，由黄芪、白术、防风三药组成，方中黄芪甘温，内补脾肺之气，外可固表止汗，为君药；白术健脾益气，助黄芪以加强益气固表之功，为臣药；佐以防风走表而散风邪，合黄芪、白术以益气祛邪。且黄芪得防风，固表而不致留邪；防风得黄芪，祛邪而不伤正，有补中寓疏、散中寓补之意。二陈汤出自宋代《太平惠民和剂局方》，历代用为燥湿化痰的基本方，其中半夏辛温性燥，善能燥湿化痰，且又和胃降逆，为君药，橘红为臣，既可理气行滞，又能燥湿化痰，君臣相配，寓意有二：一为等量合用，不仅相辅相成，增强燥湿化痰之力，而且体现治痰先理气，气顺则痰消之意；二为半夏、橘红皆以陈久者良，而无过燥之弊，故方名"二陈"。三子养亲汤出自明代《韩氏医通》，本为老年人中虚喘嗽，痰壅气滞之症而设，由白芥子、苏子、莱菔子三药组成，其中白芥子长于豁痰，苏子长于降气，莱菔子长于消食，可视患者痰壅、气逆、食滞三者之孰重孰轻而定何药为君，余为臣佐。消瘰丸出自清代程国彭《医学心悟》，由生牡蛎、玄参、浙贝母三药组成，具有清润化痰、软坚散结之功效，其中玄参滋阴降火，苦咸消瘰；浙贝母化痰消肿，解郁散结；牡蛎咸寒，育阴潜阳，软坚消瘰。由于此患者本有胃癌之疾，为癌毒扩散之症，故恐一般草本药物药力不够，又加全蝎、僵蚕加强化瘀解毒、消解癌毒之力，全蝎具有攻毒散结、通络止痛、息风镇痉的作用，现代药理学研究揭示其蝎毒具有较好的止痛效果，能缓解肿瘤患者的疼痛症状，提高患者的生活质量。僵蚕为感染白僵菌而致死的幼蚕，具有化痰散结、祛风止痛、息风止痉的作用，善行头面部，多用于治疗咽喉肿痛及口鼻之疾。

二诊时患者诉药后病情缓解，局部肿瘤未见增大，且未见有胃肠道等不良反应出现，说明前治法有效，故基本治则治法无须变化。考虑辛香走窜之品不宜久用，故暂去辛夷、苍耳子，以防其伤及阴津，而改用生地黄、川芎以养血扶正，使新血得生，脉道充盈，血液得畅，改善患者局部微环境。又以黄芩加强清肺热之力，防止邪郁化热，也使瘀热不得交结，抑制肿瘤细胞的增殖与扩散。

　　三诊时患者诉局部肿块未见增大，但头部症状仍然较为明显，头部怕风，鼻塞耳鸣，故当加强固护肺卫，宣散外邪之力，故加蝉蜕质轻上行，利咽开音，疏风透热，引领僵蚕、全蝎直达病所，增强其消肿散结止痛之力。枇杷叶清肺降火，使火热之邪不得上扰，使肺气有降有升，呼吸条畅。石打穿又名黄毛耳草，具有活血化瘀、解毒散结的功效，有歌诀云其"味苦辛平入肺脏，穿肠穿胃能攻坚"，现代临床研究显示其对肝癌、食管癌、胃癌均有较好的抗癌作用。

第8章　肝癌中医药调治案例

◆病案1　原发性肝癌介入治疗后

【病情介绍】

丁某，女，65岁。患者于2016年5月24日行肝癌切除术，后于2016年8月18日及2016年10月26日分别两次行肝动脉化疗栓塞（TACE）治疗，2016年12月28日复查，行血清学肿瘤指标检查，示甲胎蛋白（AFP）为531ng/ml，磁共振（MRI）检查示：肝右后叶上段近膈顶结节影，考虑肝硬化结节。患者及其家属遂要求中药治疗。

【治疗经过】

2017年1月17日初诊。患者诉自觉肝区隐痛不适，口干，但无口苦，小便淡黄，大便尚成形，每日1次。查其舌质红，边有齿痕，苔薄白，脉细弦。辨证属肝郁脾虚、癌毒内聚，治法拟调肝运脾、软坚散结、化瘀解毒。处方如下所述。

党参15克，茯苓15克，炒白术10克，怀山药15克，炒薏苡仁15克，赤芍、白芍各10克，当归10克，三棱10克，莪术10克，炙鳖甲15克，生地黄15克，夏枯草15克，半枝莲15克，白花蛇舌草15克，昆布10克，海藻10克，炙鸡内金10克，炮山甲10克。14剂，每日1剂，分上、下午口服。嘱患者不食易霉变食物。

2017年3月7日二诊。患者诉前药断续服用1月余，感肝区隐隐不适，口干，尿淡黄，舌质偏红，苔薄白，脉细弦。

考虑前法治疗有效，故仍以调肝运脾、软坚散结、化瘀解毒为法。处方如下所述。

生黄芪 15 克，枳壳 10 克，郁金 10 克，蒲公英 15 克，麦冬 12 克，甘草 6 克，大枣 15 克，太子参 15 克，茯苓 15 克，炒白术 10 克，怀山药 15 克，白芍 10 克，当归 10 克，三棱 10 克，莪术 10 克，炮穿山甲 10 克，白花蛇舌草 15 克。28 剂，每日 1 剂，分上、下午口服。嘱患者不食易霉变食物。

2017 年 5 月 14 日三诊。患者诉前药断续服用 2 月余，经调治后，肝区隐痛已经明显缓解，纳食可，二便调，舌质淡红，苔薄黄，脉细弦。辨证属正虚瘀毒，治法拟扶正祛邪、健脾解毒。处方如下所述。

生黄芪 15 克，枳壳 10 克，郁金 10 克，蒲公英 15 克，麦冬 12 克，甘草 6 克，大枣 15 克，太子参 15 克，炒白术 10 克，怀山药 15 克，白芍 10 克，三棱 10 克，莪术 10 克，炮穿山甲 10 克，白花蛇舌草 15 克，炙鳖甲 15 克，泽兰 10 克，虎杖 15 克。28 剂，每日 1 剂，分上、下午口服。嘱患者不食易霉变食物。

【案例辨析】

原发性肝癌一经发现，患者病情已发展至中晚期，有的患者无法承受传统开腹手术切除癌块。目前，临床上多采用经导管动脉栓塞化疗（transcatheter arterial chemoembolization, TACE）介入治疗。该方法的优点在于经济和微创，能限制肿瘤转移，减缓肿瘤的发展，延长患者的生存时间。TACE 通过栓塞肿瘤供血动脉使肿瘤缺血坏死，同时抗肿瘤药物在肿瘤局部缓慢释放起到化疗作用，在抑制肿瘤生长、提高患者生存率等方面取得了较明显效果。TACE 的不良反应主要为肝癌化疗栓塞术后综合征。其主要表现为发热、肝区疼痛、恶心呕吐、腹胀、黄疸、转氨酶升高等。栓塞后靶器官缺血损伤及化疗药物刺激血管易引起肝区疼痛，多为钝痛、胀痛，且化疗药物的作用特点不具有特异性和组织选择性，对患者的肝脏有明显的物理损伤和化学毒性。而中医疗法理论体系认为肝癌患者是由于肝损伤及肝肾出现功能障碍所致。因此，中医方法在治疗时除了控制病情，还注重调节脾肾功能，健脾固肾，有助于患者机体免疫力的增加，减轻针对炎性因子出现的不良反应，加速对毒素的排泄，减轻骨髓抑制，增加患者免疫力。中药与介入治疗配合，能取长补短，兼顾整体和局部，治疗方案更加合理全面。

原发性肝癌可归属于中医"肝积""癥瘕""积聚""黄疸""臌胀"等范畴。本病在发生、发展过程中的各阶段具有不同的证候特点，即早期多见肝气郁结，中期出现湿热、热毒、血瘀、气滞互结为患，晚期则常见肝肾阴虚和脾气虚弱之象，如两胁灼痛、腰膝酸软、潮热盗汗、头晕耳鸣、口干、舌红少苔或光剥有裂纹、脉细，以及神疲乏力、纳呆、腹胀、腹泻、消瘦等症状。部分患者因气虚气滞致血瘀，可见痞块、面色晦暗；肝脾气机疏泄失司，湿浊内生，久而蕴热，可见腹水、下肢浮肿、黄疸、口苦；病久阴损及阳可见夜尿频、畏寒等肾气不固，肾阳不足的表现。

治疗肝病时当重视健脾，脾胃的升降、运化，有赖于肝气的疏泄，肝功能正常，疏泄通畅，则脾胃升降适度，运化健全，脾能健运则食欲正常，气血充盈，正气旺盛，免疫功能增强，有利于疾病的恢复；若肝疏泄失职，就会影响脾胃的升降、运化，容易形成肝胃不和或肝脾不调等证候，肝病日久会形成脾虚证。实脾是治疗肝癌、肝硬化的第一步，《金匮要略·脏腑经络先后病脉证》中的"见肝之病，知肝传脾，当先实脾"为肝病治疗制定了大法。脾主运化，具有主消化饮食和运输水谷精微的功能，饮食入胃，经过胃与脾的共同消化作用，其中的水谷精微通过脾的运输布散而输送到全身，以营养五脏六腑、四肢及皮毛、筋骨等组织器官，为人体提供所需的营养物质，也是人体气血生成的主要物质基础，所以脾为"后天之本""气血生化之源"。但肝为刚脏，体阴而用阳，宜柔肝不宜伐肝，以顾护肝阴，以利肝体。肝藏血与疏泄之间相互为用，肝气平和，藏血功能正常，则肝体条达，疏泄正常。反之，若肝之阴血不足，肝失其条达柔顺之性，则稍遇情志抑郁，则成肝郁之症，肝郁日久必血瘀。

归芍四君子汤柔肝健脾，健脾而不燥，鼓舞清阳，振动中气而无刚燥之弊，养阴而不滋腻，柔肝而不伐肝。该方以四君子汤为基础，四君子汤中以人参（也可以用太子参替代）为君，甘温大补元气，健脾养胃；以白术为臣，苦温健脾燥湿，佐以茯苓，甘淡渗湿健脾；苓、术合用，健脾除湿功能更强，促其运化；使以炙甘草，甘温调中。四君子汤的基础上再加入当归、白芍两位药补血、活血而达柔肝之效，全方理气而不伤阴，柔肝而不伐肝，共奏柔肝健脾之效。张璐《名医方论》曰："气虚者，补之以甘，参、术、苓、草，甘温益胃，有健运之功，具冲和之德，故为君子。盖人之一身，以胃气为本，胃气旺，则五脏受荫；胃气伤，则百病丛生，故凡病久不愈，诸药不效者，唯有益胃补肾两途，故用四君子汤随症加减。无论寒热补泻，先培中土，使药气四达，则周身之机运疏通，水谷之精微敷布，何患其药之不效哉？是知四君、六君为司命之本也。"现代研究也表明归芍四君子汤在健脾渗湿、通络利水方面有较好疗效。

炮穿山甲合炙鳖甲是破血逐瘀、消癥散结的常用药对。穿山甲的鳞甲为临床常用中药，历代本草就有记载。《本草纲目》曰："除痰疟寒热，风痹强直疼痛，通经脉，下乳汁，消痈肿，排脓血，通窍杀虫。"《医林纂要》曰："杀虫，行血，攻坚散瘀，治痹通经。"张锡纯在《医学衷中参西录》中说："穿山甲味淡性平，气腥而窜，其走窜之性无微不至，故能宣通脏腑，贯彻经络，透达关窍，凡血凝血聚为病皆能开之……癥瘕积聚疼痛麻痹，两便闭塞诸证，用药治不效者，皆可加穿山甲作向导。"现代药理研究表明，穿山甲有明显增加血流量和减少血管阻力、扩张外周血管、改善微循环的作用。

◆病案 2　右肝癌切除术后病情复发

【病情介绍】

林某，男，62 岁。患者于 2015 年 5 月 2 日行右肝癌切除术及胆囊切除术，术后病理示：肝细胞肝癌，血清学肿瘤指标检查示甲胎蛋白（AFP）由 398ng/ml 降至 173ng/ml。术后 3 月余病情复发，在外院以经动脉化疗栓塞术（TACE）治疗 5 次，并行多次经皮酒精注射（PEIT）治疗，2015 年 12 月 11 日复查腹部 B 超示：肝右叶见一 3.1cm×2.1cm 肿块，肝左叶见一 1.5cm×1.1cm 肿块，脾大，血常规检查示：血小板（PLT）为 $47 \times 10^9/L$。

【治疗经过】

2016 年 1 月 14 日初诊。患者诉腹胀，下腹为甚，肝区不适，肠鸣便溏，纳食尚可。查体见舌苔薄白，舌质淡红，脉细弦。辨证属中虚气滞、癌毒内蕴。治法拟健脾调气、柔肝解毒。处方如下所述。

太子参 15 克，茯苓 12 克，炒白术 12 克，炙甘草 6 克，当归 10 克，白芍 10 克，陈皮 6 克，半夏 10，木香 6 克，砂仁 4 克，三棱 15 克，莪术 15 克，制鳖甲 15 克，郁金 10 克，白花蛇舌草 30 克，藤梨根 30 克，焦山楂 10 克，神曲 10 克。28 剂，每日 1 剂，分上、下午口服。嘱患者戒酒，舒缓情绪，不食易霉变食物。

2016 年 6 月 18 日二诊。患者诉经中药调治半年余，目前体倦气短，AFP 为 235ng/ml，夜寐差，口干，肝区隐痛。查见舌质淡红，有裂纹，苔薄白，脉细弦。辨证属阴血不足、肝体失养、疏泄失职、气滞血瘀。治法拟养阴柔肝、解毒软坚。处方如下所述。

北沙参 12 克，麦冬 10 克，枸杞子 15 克，当归 10 克，

太子参 15 克，生黄芪 15 克，白芍 10 克，甘草 6 克，郁金 10
克，枳壳 10 克，垂盆草 15 克，石见穿 15 克，制鳖甲 15 克，
莪术 12 克，生地黄 12 克。28 剂，每日 1 剂，分上、下午口
服。嘱患者戒酒，舒缓情绪，不食易霉变食物。

2016 年 8 月 17 日三诊。患者诉觉右胁肋隐痛不适，时有
哈欠，口干不显，纳食可，小便黄，大便正常。查体见舌质淡
红，中有裂纹，苔薄白，脉细弦。辨证属阴血亏虚、瘀毒交
结。治法拟养阴柔肝、解毒软坚。处方如下所述。

北沙参 12 克，麦冬 10 克，枸杞子 15 克，当归 10 克，赤
芍 10 克，白芍 10 克，甘草 6 克，郁金 10 克，枳壳 10 克，虎
杖 15 克，石见穿 15 克，炮穿山甲 6 克，莪术 12 克，生地黄
12 克，瓜蒌皮 12 克，红花 6 克。28 剂，每日 1 剂，分上、下
午口服。嘱患者戒酒，舒缓情绪，不食易霉变食物。

【案例辨析】

"肝脾者，相助为理之脏"，肝脾生理上相关，病理上则
相互影响。肝对脾的影响，肝之实证，可以传脾；而肝之虚
证亦可累脾。尤在泾之"脏邪惟实则传，虚则不传"；张锡纯
言："人多谓肝木过盛，可以克伤脾土，即不能消食；不知肝
木过弱，不能疏通脾土，亦不能消食。"可知肝"脏气惟虚则
累，实则不累。""肝虚累脾"，即肝木不足，无力行使对脾的
促进作用，使脾受损而失常。如肝气不足，不能条达疏泄脾之
阴土，脾就会阴凝板滞，纳运升降失常。《杂病广要》引《五
脏论》云："肝气不足…… 肝痛不能食。"《血证论·脏腑病机
论》言："肝之清阳不升，不能疏泄水谷，则渗泻中满之证，
在所难免。"肝阴虚对脾的影响，一为肝阴虚火气有余传脾，
二为肝阴虚累及脾胃之阴，这可以从《沈绍九医话》所举病案
及治肝所言"柔肝当养胃阴"中见其一斑。临床上虽然肝虚累
脾较肝实传脾少见，但在肝病日久、大病之后、年老体衰等患

者中也屡见不鲜，而又以肝阴不足、肝体失养者为多。因此，对肝用不足之影响于脾，也当多加注意。

本例病患初诊表现为肝脾不调，中虚气滞之证就是由于肝气不足，累及脾运，脾运乏力，诸症显现。治疗既要益气健脾，又要柔肝养血、肝脾通调，方可标本兼顾。脾气强盛，标病减轻则病变本质肝阴不足显现，治疗转以养阴柔肝为主。

晚期肝癌多由于七情失调，肝失条畅，气机因而郁滞，肝郁乘脾，脾失升清，肝脾不调，日久化火，火热炽盛，灼伤阴液（上可灼伤肺之津液，中可灼伤胃之阴液，下可耗散肾之真阴），阴虚血瘀，发为癌灶。中医传统理论提倡"津血同源，互为资生，肝肾阴虚，津亏液少，不能充盈脉络，脉络涸涩，不能载血循经畅行，血液涩滞不畅，而致瘀血内停"；或"又因阴虚燥热，煎熬津液，津枯血燥，以致血液黏滞，血行涩滞，运行不畅，瘀血内生，瘀阻脉络"。正如周学海老先生记载："夫血犹舟也，津犹水也""津液为火所灼竭，则血行愈滞"。《灵枢·本神》也载"阴虚则无气"，指出阴血亏虚则无以化气而致气虚，无力载气使气失依附而气散，气虚血行不畅，使瘀血化生。

现代医学发现"阴虚的患者"在临床上可见全身各脏器或部分脏器有微血栓形成，全血黏度、还原黏度、血沉方程常数增高，"阴虚与血瘀患者"的甲皱微循环均可见微小血管形态和流态的异常，而肝肾阴虚证可见肝内毛细血管内凝血和全身血液循环障碍等相关病变，瘀血是由阴血缓慢结聚而形成，瘀血形成的本身就是一个阴血逐渐耗伤的过程，故临床上我们常见血瘀患者有肌肤甲错、口干咽燥等阴亏血少的表现。

叶天士在《临证指南医案》中提出："治肝不越三法：辛散以理肝，疏泄以体肝，甘缓以益肝。肝宜辛甘温润之补，盖肝为刚脏，必柔以济之。"又有吴仪络《本草从新·药性总论》

中记载："肝为将军之官，其志怒，其气急，急则自伤，反为所苦，故宜食甘以缓之。则急者可平，柔能制刚也。"程门雪在《伤寒辨要》中指出："其用柔字很妙……柔有冲和濡润之旨，不悖肝木养生万物发之性，较之用它法相胜远矣。"柔肝之法，便是以"甘缓养血育阴"的药物，以益肝体，使之条达畅和。

　　本例患者遵从魏玉璜的养阴生肝一法，选方一贯煎化裁。一贯煎乃《柳州医话》之所载，本方功能养阴疏肝，适宜肝肾阴虚、气滞不运所致胸胁脘痛、胸腹膜胀、咽干口燥、舌红少津、脉细弦者。凡治疗气滞的方药多属芳香辛燥之品，唯本方甘寒而无辛燥之患。方中沙参、麦冬、当归、生地黄、枸杞子滋养肝肾；川楝子疏肝调气；诸药合用共奏滋补肝肾之阴、调理肝气之功放。魏氏养肝阴视枸杞子为第一要药，在其治疗肝阴虚的医案里枸杞子、地黄几乎每方均用。因肺阴、肾阴与肝阴有承制、生化关系，为使肝阴有养，常取沙参、麦冬、地黄同用。沙参、麦冬乃清肺金，一则可以生肾水，一则可以肝木之火旺，乙癸同源，所以枸杞子、地黄同用并补。

◆病案 3 原发性肝癌术后

【病情介绍】

孟某，男，70 岁。患者于 2015 年 6 月发现肝占位，行手术治疗，病理示肝细胞癌，全身检查未见转移灶，未行其他治疗。2016 年 7 月 13 日在外院查血清学肿瘤指标示：甲胎蛋白（AFP）为 185ng/ml，血清 γ- 谷氨酰转移酶（γ-GT）为 179U/L，血清谷丙转氨酶（ALT）为 80U/L。患者及其家属遂要求中药治疗。

【治疗经过】

2016 年 7 月 29 日初诊。患者诉右胁肝区隐隐不适，乏力，纳食可，小便淡黄，大便质软，夜寐欠佳。查其舌质淡红，边有齿痕，苔薄白，脉细弦。辨证属肝脾两虚、邪毒内留。治法拟健脾柔肝、软坚散结。处方如下所述。

生黄芪 30 克，太子参 15 克，茯苓 15 克，炒白术 12 克，怀山药 15 克，当归 10 克，白芍 10 克，生地黄 12 克，酸枣仁 15 克，五味子 10 克，炒木瓜 12 克，枸杞子 12 克，山萸肉 12 克，炙鳖甲 15 克，炮穿山甲 6 克，白花蛇舌草 30 克，莪术 15 克，炙鸡内金 6 克。28 剂，每日 1 剂，分上、下午口服。嘱患者戒酒，舒缓情绪，不食易霉变食物。

2016 年 9 月 7 日二诊。患者诉 9 月 5 日复查 AFP 为 86ng/ml，γ-GT 为 89U/L，ALT 为 40U/L，右胁肝区不适偶作，纳食可，小便淡黄，大便质软，夜寐不实。查其舌质淡红，边有齿痕，苔薄白，脉细弦。辨证属肝脾两虚、邪毒内留。治法拟健脾柔肝、软坚散结。处方如下所述。

生黄芪 30 克，太子参 15 克，茯苓 15 克，炒白术 12 克，炒薏苡仁 15 克，当归 10 克，白芍 10 克，生地黄 12 克，酸枣仁 15 克，五味子 10 克，三棱 15 克，枸杞子 12 克，山萸肉

12 克，炙鳖甲 15 克，夏枯草 10 克，白花蛇舌草 30 克，莪术
15 克，炙鸡内金 6 克。28 剂，每日 1 剂，分上、下午口服。
嘱患者戒酒，舒缓情绪，不食易霉变食物。

2017 年 1 月 7 日三诊。患者诉右胁肝区处无明显不适，
纳食可，小便淡黄，大便质软，夜寐安。查其舌质淡红，边有
齿痕，苔薄白，脉细弦。辨证属肝脾两虚、邪毒内留。治法拟
健脾柔肝、软坚散结。处方如下所述。

生黄芪 30 克，太子参 15 克，茯苓 15 克，炒白术 12 克，
炒薏苡仁 15 克，当归 10 克，白芍 10 克，五味子 10 克，三
棱 15 克，枸杞子 12 克，女贞子 12 克，炙鳖甲 15 克，夏枯草
10 克，白花蛇舌草 30 克，莪术 15 克，炙鸡内金 6 克。28 剂，
每日 1 剂，分上、下午口服。嘱患者戒酒，舒缓情绪，不食易
霉变食物。

【案例辨析】

肝癌患者，本虚标实，经过手术戕伐，其气更虚，治疗
上对"肝虚"的调理十分重要。肝之虚证有关肝气虚的论述很
少，张景岳在《质疑录·论肝无补法》中提出："故谓肝无补
法，以气之不可补，而非肝血不可补。"全国高等中医药院校
教材《中医基础理论》也称："肝气肝阳的失调，以肝气肝阳
的亢盛有余为多见，而少见肝的气虚和阳虚。"由于此类观点
的影响，加之肝为刚脏，属木应春，喜升主动，体阴而用阳，
常表现一派有余之象，所以才有阳气常有余，治疗有泻无补之
说。这就导致了肝无虚证，或肝之虚证仅有血虚、阴虚，而忽
略肝阳虚，尤其是肝气虚的存在。其实，五脏六腑皆有气血阴
阳不足，肝也不例外。

中医大家秦伯未指出："肝虚证有血亏而体不充的，也有
属于气衰而用不强的，包括气、血、阴、阳在内，即肝血虚、
肝气虚、肝阴虚、肝阳虚四种……在肝虚证上，只重视血虚

而不考虑气虚，显然是不全面的。"名老中医张伯臾也明确指出："临床中肝气虚、肝阳虚并不少见，在肝炎、肝硬化病例中尤多。其症见胁肋隐痛或胀痛绵绵，劳累则增剧，神疲乏力，腹胀纳呆，面色灰滞萎黄，悒悒不乐，甚则畏寒肢冷。"学者认为肝虚之状主要体现在肝体虚损不足和肝用衰弱不强两点上。

《诸病源候论》则对肝气虚的证候有较为详细的论述："肝气不足，则病目不明，两胁拘急痉挛，不得太息，爪甲枯，面青，善悲怒，如人将捕之，是肝气之虚也，则宜补之。"肝气具有主疏泄的生理特点，表现为调畅气机、调和情志、助脾运化、调节胆汁分泌等各种功能状态。肝气虚则导致疏泄不及，即可以出现上述诸般变化。有研究者将肝气虚的临床表现归纳为 5 个方面：①具有气虚特征，如神疲乏力、气短懒言、抑郁不快、舌体胖或有齿印、脉虚无力等；②肝气虚弱，摄血无力，可见吐血、衄血、月经过多等，在一些慢性肝病中常见肝掌等血瘀现象；③肝经循行部位出现不适，如胸胁满闷、少腹坠胀、善太息、女子出现月经不调等；④肝失疏泄、情志不调，如抑郁不快、失眠多梦等；⑤肝气虚弱、肾失封藏，可见小便频数清长、夜尿频多、男子滑精、早泄等。综合古今医家的论述及研究成果，肝气虚的临床表现主要体现在以下 3 个方面：一是肝的整体功能减退的表现；二是肝经循行部位出现肝气失于条达的证候；三是肝气虚累及他脏的表现。

肝虚症的治疗，古人已提出了许多大法，如《黄帝内经》言："肝苦急，急食甘以缓之""以酸补之"；《难经》言："损其肝者，缓其中"；《金匮要略》言："夫肝之病，补用酸，助用焦苦，益用甘味之药而调之"等。因此，肝之阴虚血虚，应以酸甘及血肉有情之品为主，补益阴血，以充肝体；肝脏体阴而用阳,藏血而主升发之机,阴血易耗,肝气虚于补血中加用辛散之品,肝阳虚当在补血中加用辛热通阳之味。另外,乙癸同源,肝虚与肾虚常相互影响;脾为气血生化之源,脾虚则土不荣木,即所谓"土瘠树枯",故养肝之法常配以滋肾或培土之品。《本草求真》曰:"讵知肝气不充,是犹木之体嫩不振而折甚易,非不用以山茱萸、杜仲、续断、鸡肉壮气等药以为之补,乌能以制夭折之势乎?"

肝气虚为肝本身功能减退之证,采用升气与柔肝并用的方法,可收补肝气而助升发之效。因肝体阴而用阳,藏血而主升发之机,故补肝气之法,是在补血中使用辛味升散之品,即温润升发、补益肝气。黄芪是百药之长,为补肝气之首选。《日华子本草》称黄芪能"助气、壮筋骨、长肉、补血"。张锡纯在《医学衷中参西录》中的黄芪解中论述到:"肝属木而应春令,其气温而性喜条达,黄芪之性温而上升,以之补肝,原有同气相求之妙用。愚自临证以来,凡遇肝气虚弱不能条达,用一切补肝之药皆不效,重用黄芪为主,而少佐以理气之品,服之覆杯即见效验。彼谓肝虚无补法者,原非见道之言也。"《内外伤辨惑论》之当归补血汤,方中重用黄芪补气(肝气)以生血,配以少量当归养血和营。阴血充,浮阳潜,为补肝血之良方,补气生血的长处,也是有形之血不能自生,生于无形之气故也,"阳中求阴"的体现。山萸肉在《医学衷中参西录》中解:"山萸肉味酸性温,大能收敛元气,振作精神,固涩滑脱。因得木气最厚,收敛之中兼具条畅之性,故又通利九窍,流畅血脉,治肝虚自汗,肝虚胁痛腰痛,肝虚内风萌动。且敛正气而不敛邪气,与他酸敛之药不同。"山萸肉之性,不独补肝,凡人身之阴阳气血将散者,皆能敛之,山萸肉既能敛汗,又善补肝,是肝气虚者之良药。

本案例为肝气虚损而致血瘀毒结,故以黄芪、太子参益气以升肝；补肝汤养血以柔肝；三棱、莪术破瘀化结。鳖甲、炮穿山甲软坚散结；白花蛇舌草解毒抗癌。本方补中有泻、散中有敛、益气养血、散结抗癌，综合调治，效果较佳。

◆病案4 原发性肝癌术后不能耐受化疗

【病情介绍】

刘某，男，62岁。患者于2013年10月9日行原发性肝癌根治手术，术后行全身化疗2次，因为化疗后出现骨髓抑制、肝功能损伤，患者不能耐受再次化疗，要求中药治疗。

【治疗经过】

2014年3月18日首诊。患者诉肝区隐痛，晨起口苦，尿黄，无发热，纳食可，乏力，大便正常。查其舌质淡红，苔薄白，脉细弦。辨证属肝脾两伤、正虚邪恋。治法拟补益肝脾、化瘀散结。处方如下所述。

生黄芪15克，党参15克，当归10克，白芍10克，三棱10克，莪术10克，水红花子10克，桃仁10克，柴胡10克，枳壳10克，青皮5克，陈皮5克，制香附10克，川楝子10克，延胡索10克，石见穿15克，白花蛇舌草15克。28剂，每日1剂，分上、下午口服。嘱患者戒酒，舒缓情绪，不食易霉变食物。

2014年7月15日二诊。患者诉肝区隐痛，纳食可，乏力，大便正常，睡眠一般。查其舌质偏红，苔薄白，脉细弦。辨证属肝脾两伤、正虚邪恋。治法拟补益肝脾、扶正祛邪。处方如下所述。

生黄芪15克，党参15克，当归10克，赤芍10克，三棱10克，莪术10克，水红花子10克，桃仁10克，炙水蛭5克，青皮5克，陈皮5克，郁金10克，炙鳖甲15克，川楝子10克，延胡索10克，石见穿15克，白花蛇舌草15克，甘草6克。28剂，每日1剂，分上、下午口服。嘱患者戒酒，舒缓情绪，不食易霉变的食物。

2014年12月8日三诊。患者诉经过中药治疗之后肝区隐痛消失，口略干，尿淡黄，纳食可，时乏力，大便正常。查其舌质淡红，有裂纹，苔薄白，脉细。辨证属肝脾两伤、正虚邪恋。治法拟补益肝脾、化瘀散结。处方如下所述。

生黄芪15克，党参15克，当归10克，白芍10克，三棱10克，莪术10克，水红花子10克，桃仁10克，炙水蛭5克，醋柴胡6克，郁金10克，炙鳖甲15克，石见穿15克，炙鸡内金10克，焦山楂12克，山萸肉15克，石见穿30克，甘草6克。28剂，每日1剂，分上、下午口服。嘱患者戒酒，舒缓情绪，不食易霉变的食物。

患者随访3年，一直坚持服用中药，病情稳定。

【案例辨析】

中医学认为，正虚邪实、本虚标实是肝癌总的病机特点。瘀、毒、虚是肝癌的基本病变，瘀毒互结、肝郁脾虚、邪实正虚互为因果、恶性循环，贯穿肝癌全过程。《难经·七十七难》指出："所谓治未病者，见肝之病，则知肝当传之于脾，故先实其脾气，无令其受肝之邪，故曰治未病焉。"肝癌既有毒瘀之实，又有气血亏损之虚，因而临床施治应攻补兼施，在培补脾气的同时，活血解毒散结以消积。《金匮要略》指出："实脾则肝自愈，此治肝补脾之要妙也。"因此，在肝癌的临床治疗中，尤其应该强调补益脾胃，认为此乃"上工之举"，并把培补脾气作为治疗肝癌的基本治法。张景岳曰："治积之要，在知攻补之宜，而攻补之宜，当于孰缓孰急中辨之……只宜专培脾胃以固其本。"在精研古代文献的基础上，结合几十年的临床实践总结出补脾柔肝活血散结解毒法来治疗肝癌，并取得很好疗效。强调"不断扶正、适时攻邪、随证治之""其病位在肝、其本在脾、其标在瘀"等原则，借以固正、防脱、兼恢复肝之疏泄条达的生理功能，诚如朱丹溪所言："气血冲和，百病不生，一有怫郁，诸病生焉。"

治疗时重视用肝"体阴用阳"理论指导实践，认为：一则肝脏体阴，以"柔"为顺，在临床应用时强调养阴柔肝、软坚散结等法的应用，常用杭白芍、当归、枸杞、女贞子等品，且常配以苏梗、佛手、八月札等，这样配伍则不易滋腻伤阳或阻碍阳气之运行。二则肝用阳，以阳气灵动为顺。肝主疏泄和调达，说明阳气是灵动的，不可滞碍和逆行。补益肝之阳气常用生黄芪，因生黄芪具有补气之作用，且具有生发之性，可以升提阳气，也可使阳气外达而布散体表，固护卫气和一身之阳气，符合肝生发调达之性，补中有行，不易滞塞。将癌毒提升至肝癌发病发展之根本原因，主张将"抗癌杀毒"贯穿于肝癌治疗的全过程，随疾病进展的程度，酌情选择峻烈程度不同的药物，达到抑制或杀灭癌毒的目的，对原发性肝癌术后延长生存期有重要意义。

气滞、痰凝和血瘀是肝癌发病的主要病机，气机不畅是其中最重要的因素，所谓"百病皆生于气"。在恶性肿瘤治疗方面，特别是肝癌的治疗上，疏肝理气往往能改善症状，产生一定的疗效。柴胡疏肝散出自明代张介宾《景岳全书·古方八阵》，方由柴胡、芍药、枳壳、川芎、香附、甘草6味药组成，具有疏肝行气、活血止痛的功效，主治肝气郁结、胁肋疼痛、寒热往来，临床主要用于治疗肝郁气滞证。近年来，柴胡疏肝散作为经典方剂，被广泛用于治疗多种病症，临床上应用甚广，疗效确切，其有效成分、作用机制等是基础研究的热点。大量研究表明，柴胡疏肝散与神经、内分泌、免疫、抗氧化等药理机制密切相关且在治疗疾病中发挥重要作用。与柴胡疏肝散关联的神经、内分泌、免疫3大系统不仅各自具有复杂的生物分子网络、自身调节和自我反馈功能，而且彼此之间借助于神经递质、细胞因子和内分泌激素而联结成更复杂、更庞大的网络，在更高层次上相互作用、制约。而柴胡疏肝散显示出明显的多靶点效应，因此是从多环节、多部位发挥作用的。

金铃子散源于《太平圣惠方》的方剂。《杂病源流犀烛·心病源流》曰："曰热，必身热，烦躁，掌热，口渴，便秘，面目赤黄，大热作痛。由积热攻心，或暑热入心包也。宜金铃子散。"金铃子散为临床治疗气郁化火疼痛症的要方，具有疏肝泻热、活血止痛之功。本方由金铃子、延胡索组成，两药一气一血，一寒一温，共奏疏肝利胆、行气活血、杀虫、除病、调经止痛等作用。中医学认为疼痛的病因是由于人体受到如六淫外邪、内伤七情、脏腑失调等的影响，是由经络不通、邪毒积聚、营卫凝涩，气血瘀滞而引起的。

三棱丸合水红花子是临床常用的活血化瘀、散结消癥的组合药物。三棱丸出自《经验良方》，由三棱、莪术两味活血化瘀药组成，用于瘀血经闭、行经腹痛、癥瘕积聚、食积腹痛。三棱，首载于唐代陈藏器的《本草纲目拾遗》。其味苦性平，归肝、脾两经。历代本草记载其能破血行气、消积止痛，可治癥瘕积聚、气血凝滞、心腹疼痛、胁下胀痛、经闭、产后瘀血腹痛、跌打损伤、疮肿坚硬等。《日华子本草》曰："治妇人血脉不调，心腹痛，落胎，消恶血，补劳，通月经，治气胀，消扑损瘀血，产后腹痛、血运并宿血不下。"《开宝本草》曰："主老癖癥瘕结块。"王好古曰："通肝经积血。治疮肿坚硬。三棱味辛苦、辛能散而苦能泄，入肝经血分。"又曰："三棱，破血中之气，肝经血分药也。"《医学衷中参西录》亦曰："为化瘀血之要药。"三棱辛苦平，入脾经。《医学启源》载本品主"饮食不消。"故本品具有消积和胃之功效，常用于食积气滞、脘腹胀痛等证，如《证治准绳》三棱散，即选本品，治积滞腹痛。《日华子本草》中载莪术："治一切气，开胃消食，通月经，消瘀血，止扑损痛，下血及内损恶血等。"《开宝本草》曰："主心腹痛，中恶，疰忤，霍乱，冷气吐酸水，解毒，食饮不消，酒研服之。又疗妇人血气，丈夫奔豚。"《本草通玄》曰："专走肝家，破积聚恶血，疏痰食作痛。"实验研究表明，三棱、莪术能抑制血管内皮生长因子（VEGF）诱导的血管内皮细胞增殖，提示三棱丸具有显著的镇痛、抗炎作用，其抗炎止痛的机制可能与减少前列腺素 E_2（PGE_2）生成有关。水红花子始载于《名医别录》，为蓼科植物红蓼的干燥成熟种子，性寒，味咸，入肝、胃、脾三经。《本草汇言》载其为"消血积，化癖散痞之药也"。《滇南本草》曰："破血，治小儿痞块积聚，消年深坚积，疗妇人石瘕症。"《上海常用中草药》记载其能"散血，消积，止痛"。《新疆中草药手册》载其能"健脾利湿，清热明目。"本品可治慢性肝炎，肝硬化腹水，颈淋巴结核，脾大，消化不良，腹胺胃痛，小儿食积，结膜炎；善消磨、消瘀破积、健脾利湿，可治胁腹癥积，水臌，胃痛，食少腹胀，火眼，疮肿，瘰疬。近年来，临床研究发现水红花子对慢性肝炎、肝纤维化、肝硬化、原发性肝癌等疾病的治疗具有良好的效果。

◆病案 5 肝癌肺转移伴胸腔积液

【病情介绍】

周某，男，80 岁。患者 2007 年 5 月确诊原发性肝癌，因年高未行手术，2009 年 5 月 14 日因出现胸闷胸痛在外院住院查治，胸部 CT 检查示肺部占位，拟为转移灶，伴胸腔积液，已行抽放胸腔积液，病情好转后出院。患者及其家属要求中药治疗。

【治疗经过】

2009 年 7 月 1 日初诊。患者诉自觉肝区不适，有包块压迫感，无咳嗽气喘，食欲不振，倦怠乏力。查其舌质淡红，苔薄黄，脉细弦。辨证属肺脾两虚、饮停胸胁证。治法拟健脾益气、行气利水、解毒抗癌。处方如下所述。

生黄芪 15 克，太子参 15 克，炒白术 10 克，猪苓、茯苓各 15 克，泽兰、泽泻各 10 克，砂仁 6 克，木香 10 克，南沙参 15 克，麦冬 15 克，炮穿山甲（先煎）10 克，葶苈子 10 克，三棱 10 克，莪术 10 克，石见穿 15 克，白花蛇舌草 15 克，鸡内金 10 克。28 剂，水煎服，每日 1 剂。嘱其忌食辛辣刺激之品及海腥发物。

2009 年 9 月 26 日二诊。患者诉近来自觉内热较重，肝区不适，口干欲饮，汗出较多，大便黏腻不爽。查其舌苔淡黄而腻，脉细弦。辨证属湿热内蕴、瘀毒内结。治法拟清热化湿、消癥解毒。方选蒿芩清胆汤合藿朴夏苓汤化裁。处方如下所述。

青蒿 15 克，黄芩 12 克，竹茹 20 克，法半夏 10 克，橘红 10 克，茯苓 15 克，枳壳 10 克，厚朴 10 克，藿香 10 克，六一散 12 克，大腹皮 12 克，炮穿山甲（先煎）10 克，白花蛇舌草 15 克，莪术 10 克，石见穿 15 克。28 剂，水煎服，每日 1 剂。嘱其忌食辛辣刺激之品及海腥发物。

2009 年 12 月 5 日三诊。患者诉药后口干减轻，但仍感内热，汗出较多。舌苔薄白，脉细弦。B 超检查肝肿块较前缩小 2cm。辨证属邪毒伤正、肝体失养。治法拟滋阴养血、清泄郁热、兼调脾胃。

太子参 15 克，麦冬 15 克，五味子 5 克，北沙参 12 克，当归 10 克，白芍 10 克，山栀子 10 克，牡丹皮 10 克，茯苓 15 克，白术 12 克，大腹皮 12 克，醋柴胡 6 克，白花蛇舌草 15 克，炮穿山甲（先煎）10 克。28 剂，水煎服，每日 1 剂。嘱其忌食辛辣刺激之品及海腥发物。

药后内热减退，后以健脾益肾、化瘀解毒巩固治疗。随访 2 年，病情平稳。

【案例辨析】

恶性胸腔积液被认为是由胸内、外肿瘤直接侵犯或转移至胸膜引起的。国内报道肝癌胸腔积液发生率为 2.1%～30.3%，多发生于右侧胸腔，占 67%～90%，且预后不良。肝癌引起胸腔积液的原因除肝病外，还有胸膜转移，而且有可能为肝癌直接的胸膜转移。此病患年高体弱，肝癌肺转移，癌性胸腔积液，不能耐受强烈化疗，以西医抽放胸腔积液，对症支持，后以中医治疗为主。

此例患者初诊时辨证为肺脾两虚，饮停胸胁证，治法为健脾益气、泻肺行水，方取四君子汤合葶苈大枣泻肺汤加减。张璐《名医方论》曰："盖人之一身，以胃气为本，胃气旺，则五脏受荫；胃气伤，则百病丛生，故凡病久不愈，诸药不效者，惟有益胃补肾两途，故用四君子随证加减。无论寒热补泻，先培中土，使药气四达，则周身之机运流通，水谷之精敷布，何患其药之不效哉？"恶性胸腔积液可归属中医"悬饮""支饮"范畴。其病因是津液失布，邪流胸胁，阻滞三焦，水饮积结，发为胸腔积液。《金匮要略·痰饮咳嗽病脉证并治》云："水流在肋下，咳唾引痛，谓之悬饮。"故其属有形痰饮、血瘀凝结之阴证；病机为痰浊瘀毒聚结，三焦水道不通，饮停胸胁；基本治法以化瘀散结、行气利水兼顾护正气为主。葶苈大枣泻肺汤出自《金匮要略》，由葶苈子、大枣两味药物组成。葶苈子始载于《神农本草经》，其味辛、苦、寒，辛则善行，苦能降泄，寒可除热，故可"破坚逐邪，通利水道，治咳嗽气喘""下气平喘，消痰"。《药性论》谓："葶苈子为肺家气分药，能大泻肺经水邪，其泻肺之力尤强。"李时珍曰："肺中水气郁贲满急者，非此不能除。"现代药理研究也证实葶苈子具有利尿作用，对心血管系统具有明显的正性作用，可增强心肌收缩力，减慢心率，增加心排血量，改善血液循环，减轻肺水肿，通利积存在组织间隙的液体，增大胸膜与肺的吸收功能，有利于胸腔积液的吸收。葶苈子与大枣相配，可调和其峻猛之性。

二诊时患者胸腔积液未复发，胸闷咳喘消失，但内热较重，苔黄微腻。辨证为湿热内蕴，治疗以蒿芩清胆汤合藿朴夏苓汤加减。蒿芩清胆汤源于《通俗伤寒论》，为清代俞根初之名方。本方针对少阳热重、湿热痰浊中阻之证，故在组方上仅保留了小柴胡汤中的黄芩、半夏、甘草，以青蒿伍黄芩共清解少阳胆热为主，复用温胆汤（以枳壳易枳实，赤苓易茯苓）清热化痰、和胃降逆。碧玉散清利湿热、导邪下行，说明蒿芩清胆汤实为小柴胡汤、温胆汤、碧玉散相合化裁而成，具有清胆利湿、和胃化痰之功效，主治少阳湿热痰浊证。寒热如疟，寒轻热重，口苦胸闷，吐酸苦水或呕黄涎而黏，甚则干呕呃逆，胸胁胀痛，舌红苔白腻，脉数而右滑左弦。何秀山谓："足少阳胆与手少阳三焦合为一经，其气化一寄于胆中以化水谷，一发于三焦以行腠理。若受湿遏热郁，则三焦之气机不畅，胆

中之相火乃炽，故以蒿、芩、竹茹为君，以清泄胆火。胆火
炽，必犯胃而液郁为痰，故臣以枳壳、二陈和胃化痰。然必下
焦之气机通畅，斯胆中之相火清和，故又佐以碧玉，引相火下
泄；使以赤苓，俾湿热下出，均从膀胱而去。此为和解胆经之
良方，凡胸痞作呕，寒热如疟者，投无不效"。何廉臣谓："青
蒿脑清芬透络，从少阳胆经领邪外出。虽较疏达腠理之柴胡力
缓，而辟秽宣络之功，比柴胡为尤胜。"方中青蒿脑（即青蒿
新发之嫩芽）苦寒芳香，既清透少阳邪热，又辟秽化湿，正如
《重庆堂随笔》说："青蒿，专解湿热，而气芳香，故为湿温疫
病要药。又清肝、胆血分伏热"；黄芩苦寒，清泄胆腑湿热，
并为君药，既透邪外出，又内清湿热。竹茹清胆胃之热，化痰
止呕；半夏燥湿化痰、和胃降逆，两药配伍，加强化痰止呕之
功；碧玉散（滑石、青黛、甘草）、赤茯苓清热利湿，导湿热
下泄，俱为臣药。枳壳下气宽中、消痰除痞；陈皮理气化痰、
宽畅胸膈，为佐药。诸药合用，使湿去热清、气机通利，少阳
枢机得运，脾胃气机得和，自然寒热解，呕吐平，诸症悉除。
藿朴夏苓汤源于清代石寿棠编著的《医原·湿气论》，本方在
原书中无方名，《感证辑要》中引作藿朴夏苓汤，以淡豆豉代
丝通草，具有理气化湿、疏表和中的功效。本方药虽有 11 味，
但多而不杂，用药轻灵，方剂的组成有三仁汤、茯苓杏仁甘草
汤、半夏厚朴汤、猪苓汤的痕迹。此方集芳香化湿、苦温燥
湿、淡渗利湿于一体，以使表里、脏腑、三焦之湿内外、上下
分解，其方结构体现了治湿大法的配伍规律。

　　三诊湿热已化，仍感内热，治疗宜滋阴养血、清泄郁热，
兼调脾胃。方以生脉饮合丹栀逍遥散化裁。生脉散一方源于
《医学启源》："补肺中元气不足"，由古方"生脉散"衍生而
来，有益气生津、敛阴止汗的功效，主要治疗温热、暑热、耗
气伤阴证及久咳伤肺、气阴两虚证。方中人参甘温，益元气、

补肺气、生津液，为君药；麦冬甘寒、养阴、清热、润肺生津；人参、麦冬合用则益气养阴之功益彰；五味子酸温，敛肺、止汗、生津、止渴，为佐药。三药合用一补一润一敛，可益气养阴、生津止渴、敛阴止汗，使气复津生、汗止、阴存气充脉复。故吴仪洛《成方切用》中记载："肺主气，肺气旺则四脏皆旺；虚，故脉绝气短也。人参甘温，大补肺气而泻热，为君；麦冬甘寒，补水源而清燥金，为臣；五味酸温，敛肺生津，收耗散之气，为佐。盖心主脉，而百脉皆朝于肺，补肺清心，则气充而脉复，故曰生脉。"现代研究表明生脉饮可明显增强免疫功能，抑制大鼠全身固有免疫和适应性免疫，对呼吸道局部免疫功能也有增强作用，故可用于反复呼吸道感染、免疫力低下、高热及各种肿瘤的辅助治疗等，虽然病因病症各有不同，但要抓住其临床辨证是属于气阴两虚的。

丹栀逍遥散是明朝薛己首创，即逍遥散加牡丹皮、山栀子，因其组方共 8 味，故又称为八味逍遥散。此方最为人所广泛知晓的是被记录于《内科摘要》一书中，为"治肝脾血虚发热，或潮热，晡热，或自汗盗汗，或头痛，目涩，或怔忡不宁，或颊赤口干，或月经不调，肚腹作痛，或小腹重坠，水道涩痛，或肿痛出脓，内热作渴等症"。张秉成在《成方便读》中论到丹栀逍遥散："夫肝属木，乃生气所寓，为藏血之地，其性刚介，而喜条达，必须水以涵之，土以培之，然后得遂其生长之意。若七情内伤，或六淫外束，犯之则木郁而病变多矣。此方以当归、白芍之养血，涵其肝；苓、术、甘草之补土，以培其本；柴胡、薄荷、煨生姜俱系辛散气升之物，顺肝之性，而使之不郁，如是则六淫七情之邪皆治而前证岂有不愈者哉。本方加牡丹皮、黑山栀子各一钱，名加味逍遥散。治怒气伤肝，血少化火之证。故牡丹皮之能入肝胆血分者，以清泄其火邪。黑山栀子亦入营分，能引上焦心、肺之热，屈曲下行，合于前方中自能解郁散火，火退则诸病皆愈耳。"

纵观此案，方随症转，紧扣病机，但也始终不忘解毒抗癌这一特殊机制，故症减肿块稳定，既减轻了患者的痛苦，又延长了患者的生存时间，可谓主次分明、辨治有序。

◆病案6 肝移植术后肺转移

【病情介绍】

周某，男，50岁，患者于2016年6月22日行肝移植术，2017年4月12日复查时发现肺部转移，血清学肿瘤指标检查示甲胎蛋白（AFP）为6000U/L，血常规检查示白细胞（WBC）为2.7×10⁹/L。患者要求中药治疗。

【治疗经过】

2017年5月15日初诊。患者诉纳食可，大便易溏，肝区无明显不适，口干但不苦，倦怠乏力，偶有盗汗，睡眠一般。查见其舌质淡红，舌苔薄白微腻，脉细弦。辨证属肝脾两伤、癌毒未尽。姑拟治法为柔肝健脾、化湿解毒、扶正祛邪。处方如下所述。

太子参15克，茯苓15克，炒白术10克，薏苡仁15克，煨木香6克，砂仁3克，厚朴10克，佩兰10克，泽兰10克，泽泻10克，大腹皮10克，垂盆草15克，虎杖15克，石打穿15克，炮穿山甲10克，炙鸡内金10克，炒谷芽15克，炒麦芽15克。14剂，水煎服，每日1剂。嘱其饮食清淡易消化。

2017年6月13日二诊。患者诉近来腰部疼痛剧烈，牵及下肢，夜间尤甚，影响睡眠。腹部CT检查示：第5腰椎椎体破坏。查其舌质淡红，舌苔白腻，脉细。辨证属肝肾不足、毒瘀内留。治法拟为补益肝肾、活血和络，佐以化湿解毒。处方如下所述。

独活10克，桑寄生15克，秦艽10克，防风10克，赤芍10克，当归10克，茯苓15克，川芎10克，生薏苡仁15克，紫丹参15克，川续断15克，桂枝10克，牛膝10克，狗脊15克，蒲公英15克，白花蛇舌草15克。14剂，水煎服，每日1剂。嘱其饮食清淡易消化。

2017年7月11日三诊。药后腰部疼痛缓解，但仍有酸麻感，食欲一般，二便调，睡眠较前改善。查其舌质淡红，舌苔白腻，脉细。药用有效，前辨证合拍，效不更方，适当加减用药，处方如下所述。

独活10克，桑寄生15克，秦艽10克，防风10克，赤芍10克，当归10克，茯苓15克，川芎10克，生薏苡仁15克，紫丹参15克，川续断15克，桂枝10克，牛膝10克，狗脊15克，黄芪15克，五加皮10克，藿香10克，莪术10克，鸡血藤15克，白花蛇舌草15克。14剂，水煎服，每日1剂。嘱其饮食清淡易消化。

2017年8月15日四诊。药后腰部疼痛明显缓解，酸麻感消失，稍有乏力，饮食及二便情况尚可。查其舌质淡红，舌苔薄白腻，脉细。辨证属肝肾不足、气血两虚、筋骨失养、经络不畅。治法拟补益肝肾、益气活血、强筋健骨。处方如下所述。

独活10克，桑寄生15克，秦艽10克，防风10克，赤芍10克，当归10克，茯苓15克，川芎10克，生薏苡仁15克，紫丹参15克，川续断15克，桂枝10克，牛膝10克，狗脊15克，黄芪15克，五加皮10克，鸡血藤15克，太子参15克。14剂，水煎服，每日1剂。嘱其饮食清淡易消化。

【案例辨析】

肝移植作为治疗原发性肝癌的有效手段之一，已得到全世界的公认，但是，移植术后肿瘤复发仍是制约患者长期存活的主要因素。Castroagudin等报道肝癌肝移植患者复发转移常见的部位是肝（45.4%）、骨（36.4%）、肺（27.3%），且复发时间多集中在术后6～12个月。因此，术后早期应为复查的重点，术后每个月行血清AFP检查，术后24个月内每2个月定期行腹部B超、胸片、CT检查或特定部位的MRI检查，必要时行 PET-CT，以便早期发现肿瘤复发，尽早干预。骨转移癌是指原发于各种器官、组织的恶性肿瘤通过各种途径转移到骨骼，产生继发性骨肿瘤，也包括恶性骨肿瘤的骨转移。目前，西医主要采取手术、放化疗、使用骨吸收抑制药、镇痛等治疗骨转移，有一定的近期疗效，但副作用大，远期疗效不佳。对于癌症骨转移的治疗，首先要明确其病机，根据骨转移发病的机制与特点进行辨证施治，才能获得良好的疗效。

中医认为久病入络，经络传变。癌症骨转移的病因首先是患者本虚气弱，再感受癌毒，邪气久居人体而不去，久病必蕴结于脉络，与病变脏腑所属经脉中之气血相搏结，瘀凝阻滞，且基于经络的循行与交接，出现经络之间流注与传变。癌毒通过经络转移至骨，致使骨中经脉痹阻而发为骨痹，正如《素问·痹论》云："病久入深，营卫之涩行，经络时疏，故不通。"叶天士指出"初为气结在经，久则血伤入络""百日久恙，血络必伤"。癌毒也可以通过病变脏腑侵袭邻近的经脉，致经脉受损，癌毒与经脉中之气血相搏结、瘀凝阻滞，因十二经脉如环无端，故随经络循行转移至骨；癌毒侵袭邻近奇经八脉，统摄失职，循行至骨而致骨转移，另外也使奇经八脉的功能紊乱，而进一步使骨的功能受到破坏。骨转移的病机主要有以下 2 个方面：其一，癌毒侵袭至肾经，肾经受损，而致肾的功能异常，骨为肾所主，肾虚而不能主骨生髓，则骨骼受损，可出现骨痹。且肾经走行始于小脚趾的下面，斜向足底心，沿内踝的后面，分布脚跟中，从此向上，到腓肠肌内，向上分布到腘窝的内侧，再上达大腿内侧的后方，至尾骨端的长强穴和督脉相交，穿过脊柱里面。故肾经受损其所行部位的骨骼皆可发生病变，症状如下肢疼痛、行动障碍、瘫痪，下肢及脊柱病理性骨折等。其二，癌毒侵袭督脉，《素问·骨空论》云："督脉者，起于少腹，以下骨中央……其络循阴器合篡间，绕篡后，

别绕臀，至少阴与巨阳中络者"，即督脉"贯脊属肾"。故督脉
受癌毒侵袭则其循行部位——脊柱也受损，故见脊背疼痛甚至
瘫痪。另外，又因督脉关联诸筋主司运动，经筋的作用主要是
约束骨骼、屈伸关节、保持人体的运动功能。故督脉受损则骨
失约束、筋脉弛缓，正常的运动难以维持，而致骨的功能进一
步受损。在癌症骨转移的过程中，病机的两个方面是相互关
联，密不可分的，可以互为因果，也可以同时并存，相互作用
而致骨转移癌的发生。

骨转移的治疗主要分为两大类，针对"久病及肾，肾精亏
虚"和"久病入络，经脉传变"的病机，从标本两方面入手，
即补虚与泻实。其一，肾虚为骨痛之根本，故虚则补之、补肾
壮骨、培补正气为治疗之大法，常用药物为淫羊藿、菟丝子、
补骨脂、黄精、怀牛膝、熟地黄、金毛狗脊、骨碎补等，均为
补肾填精之品，肾元得充，外邪无侵，筋骨乃健。其二，癌症
日久，邪入经络，气滞血瘀，故活血化瘀、消癥散结为治疗之
大法，常用药物为海螵蛸、鸡血藤、姜黄、续断、地龙、全蝎
等，均为活血化瘀之品。在临床治疗上，医者通常将两者结合
应用，治以补肾壮骨、活血化瘀，如牛膝等根据骨转移癌的病
机为本虚邪实，治以补肾壮骨、行气活血，并因骨转移癌属于
中医顽疾重证，故处方用药时，适当加用一些虫类药物，如
全蝎、蜈蚣、水蛭等，以加强活血之功效。正如吴鞠通所言：
"以食血之虫，飞者走络中气血，走者走络中血分可谓无微不
入，无坚不破"，因虫类药搜剔穿透，直达病所，使毒去瘀消，
经络通畅，疼痛得解，患者生活质量得以改善。当前，中医、
中药已经广泛应用于各类恶性肿瘤骨转移癌的治疗，只要抓住
骨转移癌的根本病机，辨证施治得当，均可获得良好的疗效。
中药治疗本病的优势在于既可止痛，又可抑制癌细胞生长、提
高患者免疫力，并且可以降低西药镇痛药物的耐药发生，从而

控制用量不断增加，也可减轻西药镇痛药物的不良反应，明显改善患者的疼痛症状，从而提高患者的生存质量。

独活寄生汤出自唐代著名医家孙思邈所著的《备急千金要方》，其文曰："夫腰背痛者，皆由肾气虚弱、卧冷湿地当风得之，不时速治，喜流入脚膝为偏枯冷痹、缓弱疼重或腰痛挛脚重痹，宜急服此方。"其由四物汤、四君子汤合方加减而成，两方均为补血、补气之基本方，故有祛风湿、止痹痛、益肝肾、补气血之功，临床常用于治疗素体气血亏虚、肝肾不足、外感风寒湿邪所致的痹病、腰痛及一些气血不足、肝肾亏虚的杂病。方中独活为君药，祛下焦筋骨间寒湿，配以细辛、防风、秦艽而祛风湿，舒筋止痛；桑寄生、杜仲、牛膝祛风湿又补肝肾，肾主骨，肝主筋，肝肾强则筋骨壮；当归、川芎、熟地黄、白芍补血调血；党参、茯苓、甘草补气健脾。诸药合用，共奏补肝肾、祛风湿寒、活血止痛之功效，标本兼顾，以达治本之功效。独活寄生汤所治病证虽然临床表现不一，但其病机主要是肝肾两虚、气血不足。骨转移瘤所引起的疼痛、骨折、瘫痪等症状，往往是肿瘤患者最大的痛苦，严重降低癌症患者的生活质量。故可采用补益肝肾、益气养血、强筋壮骨的治疗方法，可以明显改善患者的临床症状，减轻患者的痛苦，提高其生活质量，且明显降低了骨事件的发生可能。

在临床治疗中，学者发现狗脊、川续断、鸡血藤、五加皮对恶性肿瘤骨转移引起的疼痛具有明显的止痛效果，故此4味药队常配合使用。狗脊味苦、甘，性温，归肝、肾经，质坚行散，降而能升，可以强腰膝、祛风湿、固肾气，主治肾虚腰痛脊强、足膝软弱无力、风湿痹痛、遗尿、尿频、遗精、白带。《神农本草经》中云："主腰背强，关机缓急，周痹，寒湿膝痛。颇利老人。"《药性论》云："治男子女人毒风软脚，邪气湿痹，肾气虚弱，补益男子，续筋骨。"《玉楸药解》云：

"泄湿逐寒，起痿止痛，泄肾肝湿气，通关利窍，壮筋骨，治腰痛膝痛，足肿腿弱，遗精带浊。"《本草述录》云："主下焦肝肾之阴，能充经脉之血气。"川续断味苦辛，性微温，归肝、肾经，可以补肝肾、强筋骨、调血脉、续折伤、止崩漏，常用于腰背酸痛、肢节痿痹、跌扑创伤、损筋折骨、胎动漏红、血崩、遗精、带下、痈疽疮肿。一般酒制续断多用于风湿痹痛、跌扑损伤，盐制续断多用于腰膝酸软。《神农本草经》中云："主伤寒，补不足，金疮，痈疡，折跌，续筋骨，妇人乳难，久服益气力。"《名医别录》云："主崩中漏血，金疮血内漏，止痛，生肌肉，腕伤，恶血，腰痛，关节缓急。"《药性论》云："主绝伤，去诸温毒，能宣通经脉"《日华子本草》云："助气，调血脉，补五劳七伤，破症结瘀血，消肿毒，肠风，痔瘘，乳痈，瘰疬，扑损，妇人产前后一切病，面黄虚肿，缩小便，止泄精，尿血，胎漏，子宫冷。"鸡血藤具有养血祛风、通经活络的作用，主治腰膝酸痛、麻木、遗精、盗汗、月经不调、跌打损伤。《湖南药物志》云："行血补血，通经活络，暖腰膝、健筋骨。治血虚，麻木瘫痪，腰膝酸痛，月经不调。"《常用中草药手册》云："补血强筋。治贫血，月经不调，经闭，遗精，风湿筋骨痛，胃痛。"五加皮苦泄辛散，能治风湿，《神农本草经》中云："主心腹疝气，腹痛，益气疗躄，小儿不能行，疽疮阴蚀"。《药性论》云："能破逐恶风血，四肢不遂，贼风伤人，软脚，瞀腰，主多年瘀血在皮肌，治痹湿内不足，主虚羸，小儿三岁不能行。"《药性类明》云："两脚疼痹，风湿也。五加皮《药性论》言其破逐恶风血。破逐恶风血，即治痹之义也。丹溪治风湿脚痛加减法云，痛甚加五加皮。可见其逐恶血之功大也"。《本草求真》云："五加皮，脚气之病，因于风寒湿三气而成，风胜则筋骨为之拘挛。湿胜则筋脉为之缓纵，男子阴痿囊湿，女子阴痒虫生，小儿脚软。寒胜则血脉为之凝滞，筋骨为之疼痛，而脚因尔莫行。服此辛苦而温，辛则气顺而化痰，苦则坚骨而益精，温则祛风而胜湿，凡肌肤之瘀血，筋骨之风邪，靡不因此而治。盖湿去则骨壮，风去则筋强，而脚安有不理者乎。但此虽属理脚之剂，仍不免有疏泄之虞，须于此内参以滋补之药，则用之历久而不变矣。"

◆**病案 7 肝内胆管细胞癌**

【病情介绍】

陶某，男，78 岁。患者因体检发现肝占位而行手术，术后病理示：肝内胆管细胞癌，未见周围组织侵犯，淋巴结未见癌转移。患者有胆管结石病史 5 年余，血清学检查示 CA-199 升高，为 232.7U/ml。患者及其家属要求中药治疗。

【治疗经过】

2018 年 5 月 18 日初诊。患者诉脘腹饱胀，神疲乏力，食欲不振，大便偏稀，每日 1～2 次，尿黄，睡眠一般，冬天畏寒，手足不温。查其舌质淡，边有齿印，苔薄白，脉细。辨证属脾气虚弱、运化无力、血瘀气滞。治法拟健脾助运、活血散结、扶正解毒。处方如下所述。

炒党参 15 克，炒白术 10 克，茯苓 15 克，煨木香 10 克，砂仁（后下）3 克，三棱 10 克，莪术 10 克，土鳖虫 3 克，炙鸡内金 15 克，法半夏 10 克，制天南星 10 克，枳壳 10 克，南沙参 15 克，石见穿 15 克，炒谷芽、炒麦芽各 15 克，炙甘草 3 克，炙黄芪 15 克。14 剂，每日 1 剂，分 2 次服。嘱患者不吃煎炸食物，少吃坚果类难消化食品。

2018 年 6 月 8 日二诊。患者诉前药服后腹胀减轻，精神较振，大便稍有成形，但仍感食欲不佳，口干而不欲饮，有时胸闷，晨起稍有白痰，但不咳嗽，睡眠尚可。查其舌质淡，边有齿印，苔薄白，脉细。患者舌象、脉象无明显变化，前药治疗稍有见效，治法不变，前方稍作加减，处方如下所述。

炒党参 15 克，炒白术 10 克，全当归 10 克，白芍 10 克，石见穿 30 克，茯苓 15 克，煨木香 10 克，砂仁（后下）3 克，三棱 10 克，莪术 10 克，土鳖虫 3 克，炙鸡内金 15 克，法半夏 10 克，制天南星 10 克，枳壳 10 克，南沙参 15 克，麦冬 12 克，炒谷芽、麦芽各 15 克，炙甘草 3 克。14 剂，每日 1 剂，分 2 次服。嘱患者不吃煎炸食物，少吃坚果类难消化食品。

2018 年 6 月 29 日三诊。患者诉有时右胁不适，嗳气胸闷，不咳嗽，痰不多，有时大便无力，舌质淡紫，苔薄白，舌下静脉迂曲，脉细弦。辨证属肝脾两伤、瘀毒内结。治法拟调养肝脾、化瘀解毒。处方如下所述。

生黄芪 30 克，太子参 15 克，炒白术 10 克，枳壳 10 克，郁金 10 克，当归 10 克，赤芍、白芍各 10 克，桃仁 10 克，红花 10 克，土鳖虫 3 克，炮穿山甲（先煎）10 克，八月札 10 克，莪术 10 克，三棱 10 克，枸杞子 15 克，白花蛇舌草 30 克。14 剂，每日 1 剂，分 2 次服。嘱患者不吃煎炸食物，少吃坚果类难消化食品。

【案例辨析】

此例患者为肝内胆管细胞癌，占肝原发性恶性肿瘤的 10%～15%，因其发现较早，已行手术，未见转移，又因其年龄较大，结合患者及其家属的意愿，采用纯中药治疗。患者有较长时间胆管结石病史，病久邪气伤正，肝胆疏泄失职，气滞血瘀，积聚胁下，肝脉瘀阻，积块成癌，癌毒内聚，病灶增大，正气更伤。

癌毒内生为肝癌致病之关键因素，一旦产生，致病力强，侵袭速度迅猛，破坏性大，由于癌毒生长迅速，易于流窜经络，侵袭他脏。癌毒不仅是肝癌的直接致病因素，也是其病理产物。癌毒伤肝，阻塞气机，气滞血瘀，积聚胁下，肝脉瘀阻，可见肿块坚硬如石，推之不移，疼痛难忍；癌毒内蕴，津液不能正常输布，聚而成痰，胶着难消；癌毒阻滞中焦，导致脾胃失司，不能运化水谷精微，致湿浊内生，缠绵难愈；癌毒痰瘀纠结，常郁而化火，热毒内壅，灼伤津液。癌毒肆虐，耗损人体大量正气，导致机体功能失调或脏器衰弱，出现各种正气亏虚病证，机体无力抗邪，癌块迅速生长、扩散及转移，致正气愈损，癌毒趋盛，如此往复，形成恶性循环。

首诊时患者以脘腹饱胀、神疲乏力、食欲不振、大便稀溏为主要症状，结合其舌象、脉象表现，辨证属脾气虚弱、运化无力。气血生化乏源，气虚无力推动，血虚而血脉空虚，又加手术时血脉破损，血出脉外即为瘀血，以致血瘀气滞。脾为后天之本，气血生化之源，故先以健脾益气为法，助其运化水谷，气血得以化生，脏腑得以充养，脏腑功能恢复正常，气足得以行血，气血正常流行全身，不致停而成瘀，癥积得以消散，癌毒不致化生。方选香砂六君子汤为基础方，药用炒党参、炒白术、茯苓、炙甘草、炙黄芪健脾益气，煨木香、砂仁行气助运、法半夏、制天南星燥湿化痰散结，三棱、莪术、土鳖虫、石见穿活血散结解毒。为防攻邪药伤及脾胃，配以鸡内金、炒谷芽、炒麦芽保护胃气。

二诊时患者诉服药后症状稍有改善，说明治法合拍，但毕竟病久邪深，治疗一时亦难起效，故效不更法，用药上稍有调整，一则健脾益气，一则兼顾养肝活血，效仿归芍六君子汤之意，并以麦冬合南沙参养阴护胃。

三诊时患者诉有时右胁不适，嗳气胸闷，查其舌象脉象表现为舌质淡紫、苔薄白、舌下静脉迂曲、脉细弦。肝经布两胁，肝失所养，则见不荣而痛，肝气郁滞，则见不通而痛。肝属木，木旺则易乘犯脾土，脾失健运。肝失疏泄，气滞血瘀，脾失健运，痰湿内生，痰湿血瘀均为有形之邪，为肿块形成的基础，肝内积块形成，日久化生癌毒，无形之邪附着于有形之邪，变生恶性肿瘤。癌毒聚而不散，不断伤及正气，影响脏腑正常功能，形成邪愈盛而正愈伤，正愈伤而邪愈盛的恶性循环，病情加重。患者虽然病重，采取中医药治疗仍当谨记其发病根本为阴阳失调，治疗应首先达到恢复患者机体阴阳平衡的效果，对抗癌症犹如排兵布阵，应有章法，针对此患者具体病情，宜先治以调养肝脾、化瘀解毒。立方仿照归芍六君子汤、当归芍药散之意，药用黄芪、太子参、炒白术健脾益气，枸杞子、白芍、当归养血柔肝；枳壳、郁金、八月札疏肝理气、行气活血；桃仁、红花活血化瘀；莪术、三棱、土鳖虫、炮穿山甲破血消癥散结；白花蛇舌草清热解毒抗癌。三诊时加重了化瘀解毒、行气活血的药物种类与分量，加用了众多的活血化瘀药，旨在当正气恢复时集中力量祛邪解毒，体现了重视癌毒的指导思想。在肝癌发展的各个阶段，均应配合应用祛邪解毒法，因癌毒的形式多样，故治疗方法也随证而变，临证常用山慈菇、蜀羊泉、白花蛇舌草、半枝莲等清热解毒，虎杖、藿香、泽泻、猪苓、车前子等祛湿利水，三棱、莪术、桃仁、赤芍、川芎等理气活血，蜈蚣、土鳖虫、水蛭等散瘀消癥。

◆病案8　乙型肝炎病毒相关性肝癌

【病情介绍】

李某，男，58岁，2013年9月确诊为肝癌，全腹CT扫描提示：肝右叶可见肿块大小约为4.5cm×3.1cm，血清肿瘤指标检查示：甲胎蛋白（AFP）为28ng/L，癌胚抗原（CEA）为46.5U/ml，有乙型肝炎病毒携带史30余年，血清检测HBV-DNA，为7.23×10^9copies/ml，6个月前开始服用抗病毒药恩替卡韦分散片0.5mg，每日1片。已行2次肝动脉化疗栓塞术（TACE），第2次术后出现低热、肝区疼痛，查血生化示：谷丙转氨酶（ALT）为74U/L，谷草转氨酶（AST）为92U/L，TBiL为37μmol/L，患者及其家属要求门诊中药治疗。

【治疗经过】

2014年3月19日首诊。患者形体消瘦，面色黧黑，神疲乏力，目睛稍黄，头晕乏力，每至下午3点左右自觉发热，测体温在37.2～37.5℃，心烦易怒，口干苦不欲饮，右胁下疼痛，引及后背，恶心纳差，进食后胃脘胀满不适，尿色深黄，排尿有灼热感，夜尿4～5次，大便不畅，每日2次，夜寐不实。查其舌质暗红，舌前部舌苔剥落，根薄黄腻，脉弦涩，下肢不肿。辨证属湿热阻滞、癌毒内留、中焦不利、治法拟调和肝脾、甘苦合化、利湿排毒，方以冬地三黄汤合自拟二苓苡仁汤加减，处方如下所述。

太子参15克，麦冬15克，玄参10克，生地黄10克，黄芩10克，黄柏6克，金银花15克，芦根15克，蒲公英15克，连翘15克，猪苓15克，茯苓15克，生薏苡仁30克，泽兰10克，泽泻10克，陈皮6克，法半夏10克，路路通10克。14剂，每日1剂，分2次服。嘱患者戒酒，舒缓情绪，不食易霉变的食物。

2014年4月9日二诊。患者诉药服14剂后，口干减轻，尿量增加，排尿通畅而尿色转清，大便每日1次，睡眠也较前有改善。查其舌质转为淡红，苔根转为薄黄，前方去黄柏、蒲公英，加郁金10克，鸡内金10克，再服14剂。处方如下所述。

太子参15克，麦冬15克，生地黄10克，黄芩10克，金银花15克，芦根15克，连翘15克，猪苓15克，茯苓15克，生薏苡仁30克，泽兰10克，泽泻10克，陈皮6克，法半夏10克，郁金10克，鸡内金10克，路路通10克，小通草5克。14剂，每日1剂，分2次服。嘱患者戒酒，舒缓情绪，不食易霉变的食物。

2014年4月30日三诊。患者诉近来食欲可，饮水一般，无腹痛，大便每日1次，尿黄，无盗汗，睡眠4～5小时。查其舌质淡红，苔薄白，脉细。辨证属肝脾两伤、运化不健、中焦郁滞。治法拟健脾养肝、疏利肝胆、利湿通络。处方如下所述。

郁金10克，鸡内金10克，海金沙15克，金钱草15克，车前子10克，太子参15克，麦冬10克，五味子5克，猪苓15克，茯苓15克，山药15克，炒白术10克，炒白芍10克，当归10克，川芎10克，泽兰10克，泽泻10克，路路通10克，小通草5克。14剂，每日1剂，分2次服。嘱患者戒酒，舒缓情绪，不食易霉变的食物。

患者3月后复查血生化，ALT为44U/L，AST为52U/L，TBiL为27μmol/L，共随访3年，病情较为平稳。

【案例辨析】

本例患者有长期HBV感染史，病毒复制、胆红素升高，症见胁痛尿黄、胃脘胀满、舌苔薄黄腻，均为湿热内蕴之象，湿困脾运，阻滞气机，中焦枢机不利，影响肝胆疏泄之职，出现肝脾功能失常、气血津液运行紊乱、胆汁分泌排泄不畅的失衡状况。基于吴氏"治中焦如衡"理论，首先要恢复中焦脾胃气机升降平衡，此时气的运行因被湿邪黏滞之性所困而阻滞，治疗上当权衡湿热的多少，祛湿而不过于温燥，通过利小便而给湿邪以出路，使湿祛而热亦清。治法上采用甘苦合化法，甘味补益缓急，柔肝之体以复肝胆疏泄之职，药用太子参、麦冬、玄参、生地黄等，既能滋阴生津，益尿之源，又能养阴益胃，口感较好而易为患者接受；在扶正的基础上，兼以驱邪，苦味用黄芩、黄柏、蒲公英，一方面清热解毒，泄热存津，另一方面苦能燥湿，使湿与热不能互结为患，药味不宜多，药量亦不重。三焦是水液运输的道路，中焦主要依赖于脾主运化水液的功能而保持水液运输的通畅，故采用健脾利水的方法使水液归于正常化，正常津液发挥濡养滋润机体的作用，而多余的水湿能及时排出体外，药选猪苓、茯苓、生薏苡仁、泽兰、泽泻等均为淡渗利湿之品，健脾助运，分利水湿，给邪出路，湿热毒邪随小便而排出，使邪去而正安。

原发性肝癌的病因及确切分子机制尚不完全清楚，目前认为其发病是多因素、多步骤的复杂过程，受双重因素影响，本例患者有乙型肝炎病毒（HBV）感染史，慢性肝病病程较长，早期因症状无特异性，易被患者忽视，错过就诊治疗的较好时机，若再加生活起居失当，如饮酒、熬夜、多食易霉变食品等因素，则病情进展，影响肝功能，出现较多较严重的临床症状。研究显示，慢性乙肝表面抗原携带者发生肝癌的危险性比非携带者高 200 倍以上，在我国 85% 左右的原发性肝癌患者是由慢性乙肝表面抗原携带者演变而来的。患了乙肝应尽可能早治疗，尽可能避免使用损害肝脏的药物，避免有害的物理因子刺激，减少 X 线和放射性物质对肝的照射，应尽可能减少和及早治疗各种感染，尤其要特别注意的是不能饮酒，不吃容易产生黄曲霉素的食物，不能吃含有亚硝胺的食物如腌制品，不能喝含有亚硝胺的水，不宜密切接触某些金属，如铂、铜、锌等。乙型肝炎病毒侵袭肝细胞，不断造成肝细胞损伤，为了预防肝细胞癌变，患者要养成良好的生活习惯，起居有规律，进行适当的身心锻炼，保持乐观的情绪，不吃霉变的食物，饮食既要清淡，还要富含有维生素及蛋白质等，使自己的体质增强，提高机体免疫力，增强人体抗癌能力。

按照中医学理论，从病因上讲，乙型肝炎病毒属湿热疫毒之邪，乙型肝炎病毒具有传染性，引起人体发病症状多类似，此为中医学所谓疫毒之邪的特点。湿性黏滞，致病缠绵，此患者有长期的慢性肝病史，癌前病变时间较长，又未得到及时有效的治疗，导致病情加重。热邪具有火热性质，患者临床表现中口干苦、尿色深黄、排尿有灼热感、舌红苔黄均为内有热邪的表现，热邪易伤人体津液，造成阴津亏虚，机体组织失于濡润滋养，故在治疗中，应当注意避免使用过于温燥刺激性的药物，在生活调养中，应当注意避免经常食用辛辣的、具有刺激性的食物，如少吃油腻煎炸、熏制烧烤的食物，吃火锅时不宜加放过多的香辣调料。按照中医阴阳学说理论，阴虚不能制约阳气，易致阳亢，肝为体阴用阳之脏，若肝阴不足、肝体失养，易致肝失疏泄，情志失于调畅，患者易出现烦躁易怒，容易被小事所惹，经常发脾气的情况，而经常发怒，更易导致肝火上炎，肝阴受损，形成恶性循环。在情志调养中，一方面患者自身要学会控制情绪，遇事多往积极方面想，退一步海阔天空，看淡名利得失；另一方面，患者家属应该多体谅患者因病情导致情绪不稳定，处处从患者利益着想，尽量避免刺激患者，说话注重交谈技巧，多鼓励患者，为其分担心理负担，给予患者更多理解与陪伴，使其增强战胜疾病的决心，保持心情开朗。

第9章 肠癌中医药调治案例

◆病案1 结肠癌术后肝转移

【病情介绍】

蔡某，女，47岁。结肠癌术后3年余，肿瘤浸润肠道全壁，肠系膜淋巴结（2/3）见癌转移，2017年9月6日在外院复查全腹CT示：肝右叶下部转移不排除，并小囊肿可能；血清学肿瘤指标检测示：癌胚抗原（CEA）为62.98ng/ml。患者及其家属要求配合中医药治疗。

【治疗经过】

2017年9月18日初诊。患者诉右胁不适，厌食油腻，食后嗳气，大便不成形，每日2～3次，尿黄，睡眠不沉，时感倦怠乏力。查见其舌质淡，边有齿印，苔薄白，脉细。辨证属脾气虚弱、癌毒内留。治法拟健脾益气、扶正祛邪。处方如下所述。

炒党参10克，炒白术10克，怀山药15克，木香10克，陈皮6克，补骨脂10克，白蔻仁（后下）3克，炙乌梅5克，五味子5克，蜀羊泉30克，白花蛇舌草30克，三棱10克，莪术10克，焦山楂、焦神曲各12克，炙甘草3克。28剂，水煎服，每日1剂。嘱其饮食易消化而营养均衡，忌食辛辣刺激之品，少吃煎炸食物。

2017年11月2日二诊。患者诉药后食欲改善，大便稍见成形，每日1～2次，无腹痛，食生冷则胃脘不适。查见其舌质偏红，苔薄白，脉细。辨证属脾气虚弱、湿热未清、癌毒内留、瘀血阻滞。治法拟健脾助运、清利湿热、理气活血。处方如下所述。

炒党参 10 克，炒白术 10 克，怀山药 15 克，木香 10 克，陈皮 6 克，法半夏 10 克，炙乌梅 5 克，五味子 5 克，炒白芍 10 克，车前子 10 克，白花蛇舌草 30 克，三棱 10 克，莪术 10 克，焦山楂、焦神曲各 12 克，黄连 3 克，炙甘草 3 克。28 剂，水煎服，每日 1 剂。嘱其饮食易消化而营养均衡，忌食辛辣刺激之品，少吃煎炸食物。

2017 年 11 月 30 日三诊。患者诉偶有口干苦，食欲可，大便每日 1 ～ 2 次，无腹痛，无腹胀，夜寐尚安。查见舌质淡红，苔薄白，脉细。辨证属脾气虚弱、运化不健、肝胆湿热未清。治法拟健脾助运、理气和胃、疏利肝胆。处方如下所述。

党参 10 克，炒白术 10 克，陈皮 6 克，法半夏 10 克，猪苓 15 克，茯苓 15 克，炒谷芽 15 克，炒麦芽 15 克，焦山楂 15 克，神曲 15 克，车前子（包煎）10 克，乌梅 10 克，郁金 10 克，鸡内金 10 克，金钱草 15 克。28 剂，水煎服，每日 1 剂。嘱其饮食易消化而营养均衡，忌食辛辣刺激之品，少吃煎炸食物。

【案例辨析】

肠癌患者早期诊断困难，相当数量患者确诊时已属中晚期，这类患者在手术、放化疗后，体质越来越虚弱，免疫功能越来越低下，此时必须采用中西医结合治疗的综合方案。中西医结合治疗肿瘤的学术模式是指将西医治疗肿瘤模式和中医治疗肿瘤模式两者进行有机结合，采取两条腿走路的方法，博采中西医治疗肿瘤之长的一种综合治疗手段。

中医药治疗肠癌有其独特的优势，总的原则是：一是辨病与辨证相结合。西医辨病主要是根据患者的病理诊断、临床分期及患者的整体状况，分别采用手术或放疗、化疗等方法。二是扶正与祛邪相结合。肿瘤是一种全身性疾病的局部表现，因此既要重视整体情况，也要注意局部肿块。扶正是根据患者的症状、体征、舌脉、邪气的盛衰和辨别阴阳气血虚损的程度选择补益气血、滋阴扶阳治法，尤其注意保护机体本身的抗癌积极力量。祛邪可选用具有杀灭癌细胞的中药，通过化痰、散结、活血、消癥以达到缩小肿块、防止肿瘤复发转移的目的。在临床具体运用时，应根据邪盛正衰之偏重而调整侧重点，注重保持机体的平衡状态，使患者即使带瘤也能有一定质量地生存。三是局部与整体相结合。把肿瘤患者看成是一个整体，肿瘤的发生是人体全身性病变在局部的反应，治疗中不单要重视瘤体局部的治疗，更要顾护整体调治，先安未受邪之地，使得正气存内，邪不可干。

本例患者肠癌术后，病情复发转移，血清肿瘤学指标升高，影像学提示有肝转移可能，结合其临床表现分析，辨证属脾气虚弱、运化失健、气机不畅、肝胆不利，故确立了健脾益气、扶正祛邪的治法。方选香砂六君子汤合四神丸加减。药用炒党参、炒白术、怀山药、木香、陈皮、白蔻仁健脾和胃；补骨脂补肾填精；炙乌梅、五味子收敛固涩；蜀羊泉、白花蛇舌草解毒抗癌；三棱、莪术理气活血、消癥散结；山楂、神曲可消食开胃，炙甘草可助党参、白术益气健脾，又可调和诸药。

二诊时患者诉药后症状稍有改善，查其舌质偏红，提示其内在邪气未清，邪郁则易化热，热盛则易化毒，故加黄连清热解毒，又能清除肠腑湿热，与乌梅相配有连梅汤之意。乌梅之酸与黄连之苦相合，酸苦泻热，与党参、白术、陈皮、半夏等健脾助运之品共用，则使肠腑之湿与热相分，不得交结为患。

三诊时患者偶有口干苦，余无特殊不适，结合其基本病情分析，其病位在中焦，脾胃主运化，需要肝胆主疏泄，保持气机调畅，方能促进消化吸收，而肝胆属木，脾胃属土，木易横逆犯土，故要保持脾胃健运，当注意调畅肝胆气机，方能使脾升胃降，中焦枢机得利，上下交通正常。

在生活调养方面，患者病位在肠，主管于脾，癌毒伤正，正气日虚，脾运不健，故不宜食过于油腻之品，饮食宜清淡易于消化为好，一般医者在指导患者饮食宜忌时，要嘱咐家属不能误以为患者病重体虚，应大补为好，否则让患者进食过多补品，消化不及，反成为肠胃的负担。

◆病案2 直肠癌淋巴结转移

【病情介绍】

陈某，女，56岁。直肠下段癌，手术后半年，淋巴结转移已化疗4次，放疗已做。

【治疗经过】

2010年10月26日初诊。患者诉大便不畅，日行4次，舌苔薄白，边有齿印，脉细。辨证属脾虚失运、瘀毒内留。治法拟益气健脾、解毒抗癌。处方如下所述。

炙黄芪15克，潞党参15克，炒白术10克，土茯苓15克，怀山药15克，木香10克，槟榔10克，陈皮6克，败酱草15克，蜀羊泉15克，炙乌梅5克，半枝莲15克。14剂，每日1剂，分上、下午口服。嘱患者进食易消化营养全面食品，忌食腌制品及辛辣刺激之品。

2010年12月28日二诊。患者诉大便次数频多，质软，口干不欲饮，口淡乏味，睡眠不实。查其舌苔薄白，边有齿印，脉沉细。2010年12月23日复查血常规，示：WBC为$2.83 \times 10^9/L$。辨证属脾气虚弱、运化不健、湿毒内留。治法拟益气健脾、温清并用、扶正祛邪。处方如下所述。

炒党参15克，炒白术10克，茯苓15克，怀山药15克，炒扁豆15克，薏苡仁15克，煨木香10克，炒陈皮5克，藿香10克，炮姜3克，黄连3克，炙乌梅5克，焦山楂、焦神曲各12克，炒麦芽15克，蜀羊泉30克，白花蛇舌草30克。14剂，每日1剂，分上、下午口服。嘱患者进食易消化营养全面食品，忌食腌制品及辛辣刺激之品。

2011年1月11日三诊。患者诉大便排出不畅，每日5～6次，大便质软不干结，无腹痛，偶有肠鸣，食欲一般。查其舌质暗红，舌苔薄白，边有齿印，脉细。辨证属脾虚运化功能不健、清气不升、浊阴不降。治法拟健脾助运、通降腑气、解毒抗癌。处方如下所述。

炙黄芪 15 克，太子参 10 克，炒白术 10 克，茯苓 10 克，陈皮 6 克，法半夏 10 克，枳壳 10 克，厚朴 6 克，台乌药 6 克，肉苁蓉 10 克，当归 10 克，白芍 10 克，怀牛膝 10 克，炙升麻 3 克，半枝莲 30 克，白花蛇舌草 30 克。14 剂，每日 1 剂，分上、下午口服。嘱患者进食易消化营养全面食品，忌食腌制品及辛辣刺激之品。

【案例辨析】

中医治疗肿瘤除了配合放、化疗外，其最大优势是在传统手术、放化疗后的无瘤状态下，采用中医药辨证施治，扶正祛邪，防止肿瘤复发转移。癌毒是诱发肿瘤复发转移的重要因素，体内癌毒残留为肿瘤复发的根源。肿瘤患者的放疗、化疗等治疗手段在杀伤癌细胞的同时，也损伤了人体正气，虚处易成为受邪之处，成为癌毒残留之地。中医从整体观念出发，扶正祛邪，恢复脏腑正常功能，提高机体自身抗癌能力，从而减少肿瘤复发转移可能性，使患者无病生存。

本病例为直肠下段癌，已行手术、化疗、放疗。首诊时患者主诉为大便不畅，日行 4 次，查其舌苔薄白，边有齿印，脉细。脾主运化，统管胃肠功能活动，脾气虚弱，则小肠失于分清泌浊之职，大肠失其传导变化之职，清浊相混于肠腑，腑气失于通降。故治法当以益气健脾为重点，脾气升清，则肠腑浊气可降，排出糟粕及体内毒邪，使邪有出路。处方中以炙黄芪、潞党参、炒白术、怀山药益气健脾，陈皮、木香、槟榔理气助运，再配合土茯苓、败酱草、蜀羊泉、半枝莲清肠化湿、抗癌解毒。

二诊时患者主诉为大便次数频多，口干不欲饮，分析病情为湿热毒邪留于肠腑，气机不利所致，故治疗原则为扶正祛邪，扶正重在益气健脾，祛邪则一方面温阳化湿，另一方面清热解毒。处方中以炒党参、炒白术、茯苓、怀山药、炒扁豆、薏苡仁益气健脾，煨木香、炒陈皮理气助运，藿香芳香醒脾，炮姜温运中焦，蜀羊泉、白花蛇舌草清热解毒。方中以黄连与炮姜两味药相配，黄连苦寒直折，泄中焦郁热，炮姜辛热温中，散脾胃之寒，两者合用，寒温并施，辛开苦降，能泻热痞、除寒结、清郁热、通胃肠。

三诊时患者主诉为大便排出不畅，辨证为脾虚运化功能不健、中焦枢机不利、清气不升、浊阴不降。治法重点在于调畅中焦气机，使脾气升清、腑气通降。处方中用炙黄芪、太子参、炒白术、茯苓益气健脾，在此基础上少加升麻以助脾气升清，有仿照补中益气汤组方之意，枳壳、厚朴、台乌药降气下行，有仿照四磨汤组方之意，陈皮、法半夏理气和胃，肉苁蓉、当归合用补肾养血润肠，有增水行舟之意，半枝莲、白花蛇舌草清热解毒、祛邪抗癌。诸药合用，扶正祛邪并进，温清并用，有升有降，调畅气机。

◆病案 3　结肠癌术后骨转移

【病情介绍】

范某，男，70 岁。患者于 2008 年 2 月 12 日在外院行结肠癌手术，术后病理示为中－低分化腺癌，临床分期为Ⅲb，行常规化疗。2010 年 6 月 17 日在外院复查示结肠癌术后，第 1、2 腰椎提示骨转移。患者遂要求中药治疗。

【治疗经过】

2010 年 8 月 4 日初诊。患者诉腹部时有不适感，大便不调，时有腰部酸痛，阴雨天时加重，尿黄。查其舌质淡红，舌苔淡黄而腻，脉细弦。辨证属脾胃虚弱、运化不健、湿热内留。治法拟健脾化湿、清热解毒。处方如下所述。

太子参 15 克，炒白术 10 克，怀山药 15 克，茯苓 15 克，生薏苡仁 20 克，煨木香 10 克，陈皮 6 克，厚朴 10 克，黄连 3 克，藿香 10 克，三棱 6 克，莪术 6 克，蜈蚣 2 条，半枝莲 30 克，白花蛇舌草 30 克，焦山楂、焦神曲各 12 克。14 剂，每日 1 剂，分上、下午口服。嘱患者进食易消化营养全面食品，忌食腌制品及辛辣刺激之品。

2010 年 8 月 18 日二诊。患者诉近来食欲不振，食后作胀，大便质稀，有时便中夹有不消化食物。查其舌质淡红，苔黄腻，脉濡。辨证属脾虚不运、癌毒内留。治法拟健脾助运、扶正解毒。处方如下所述。

太子参 15 克，炒白术 10 克，怀山药 15 克，茯苓 15 克，猪苓 15 克，葛根 15 克，黄芩 10 克，黄连 3 克，陈皮 6 克，法半夏 10 克，郁金 10 克，鸡内金 10 克，炒谷芽、炒麦芽各 15 克，焦山楂、焦神曲各 12 克。14 剂，每日 1 剂，分上、下午口服。嘱患者进食易消化营养全面食品，忌食腌制品及辛辣刺激之品。

2010 年 10 月 20 日三诊。患者诉服前药后食欲有所改善，但倦怠乏力，精神不振，矢气多而味重，尿黄，大便不畅。查其舌质淡红，苔黄腻，脉濡。辨证属脾胃受损、湿困中焦。治法拟扶正祛邪、佐以清化。处方如下所述。

太子参15克，炒白术10克，茯苓15克，生薏苡仁20克，煨木香10克，陈皮6克，厚朴10克，黄连3克，藿香10克，三棱6克，莪术6克，葛根15克，黄芩10克，半枝莲30克，白花蛇舌草30克，焦山楂、焦神曲各12克。14剂，每日1剂，分上、下午口服。嘱患者进食易消化营养全面食品，忌食腌制品及辛辣刺激之品。

【案例辨析】

本例患者经现代医学确诊为结肠癌术后骨转移，虽然在临床患者尚未出现典型骨转移症状，但对于临床中医师在治疗此类患者时应当看到癌毒存在的一面，在扶正的同时要抗癌毒治疗。肿瘤发病与正气不足和邪气偏胜有关，其中正虚为本，邪实为标。近来中医学家逐渐认可导致肿瘤发病的邪气以癌毒为主，且癌毒常与气滞、血瘀、痰凝、水湿等邪气兼挟为患。癌毒的特点是致病力强，导致病情严重而难以治愈，肿瘤还易复发、转移，患者病情预后较差。肿瘤在病变机制上当有其特殊性，唯有"癌毒"才能体现其耗损正气、毒邪难清、广泛侵袭的特点。在肿瘤治疗过程中，即使患者一般状况很好，运用中医传统的四诊方法已无证可辨，我们也不可以说患者痊愈，而应该将现代医学检测的结果，包括肿瘤微小转移灶检测的异常、甚至基因检测的肿瘤易感性等都应该纳入中医广义望诊的范畴，从辨证上来说，应当看到其癌毒存在的一面，进行抗癌中医中药的治疗。

中医师治疗此类患者应做到辨证立法和辨病用药相结合，根据具体肿瘤发生部位选择抗癌解毒中药，如肺癌常选露蜂房、蚤休，食管癌常用山豆根、急性子，胃癌常用白花蛇舌草、蒲公英、仙鹤草，肝癌常用炮穿山甲、土鳖虫，肠癌常用藤梨根、马齿苋等。此例患者首诊时以腹部时有不适感，大便不调，时有腰部酸痛，阴雨天时加重等症状为主，结合其舌象、脉象特点，辨证属脾胃虚弱、运化不健、湿热内留，故采取健脾化湿、清热解毒的治疗方法。药用太子参、炒白术、怀山药、茯苓、生薏苡仁健脾化湿，煨木香、陈皮理气助运，厚朴、黄连燥湿清热，三棱、莪术破气行血，蜈蚣解毒消肿，半枝莲、白花蛇舌草清热解毒，均以清除癌毒为主。

二诊时患者以食欲不振为主诉，大便稀溏而夹有不消化食物，分析病情为脾气虚弱、运化不健所致，故治疗重点先予健脾助运，体现了重视后天之本的思想。方选参苓白术散、二陈汤、葛根芩连汤合方加减，参苓白术散有益气健脾、渗湿止泻的功效，二陈汤有燥湿化痰、理气和中之功效，葛根芩连汤具有外疏内清、表里同治的特点。药用太子参、白术、山药益气健脾，茯苓、猪苓淡渗利湿，陈皮、半夏和胃化湿，黄芩、黄连燥湿解毒，葛根升清祛邪，郁金、鸡内金疏利肝胆而帮助消化吸收，谷芽、麦芽、山楂、神曲均为消食助运之品，可清除宿食积聚，恢复胃肠通降之性。

三诊时患者经调治后，食积渐消，胃已能受纳，而表现为倦怠乏力、精神不振，因脾主升清，脾主四肢，分析病情仍以脾虚为主。脾主运化，若脾气虚弱，不能正常运化水谷，易致内湿积聚，故此患者表现为舌苔黄腻，脉濡，为湿邪较盛之象。方选香砂六君子汤合不换金正气散合方加减，香砂六君子汤具有健中有消、行中有补的特点，不换金正气散出自《古今医统大全》，具有和脾胃、止吐泻、温中而下痰饮之功效。药用太子参、白术益气健脾，茯苓、薏苡仁淡渗利湿，陈皮、厚朴理气助运，藿香、木香芳香醒脾，黄芩、黄连合半枝莲、白花蛇舌草清热解毒、抗癌祛邪。

◆病案4 直肠癌术后肝功能异常

【病情介绍】

姚某，女，57岁。患者于2009年4月9日在外院行直肠癌根治术，并在腹部做永久性结肠造口（人工肛门），术后病理分期为Ⅱ期，后行常规化疗。2010年10月21日患者在外院复查影像学示局部稳定，血常规检查示：白细胞（WBC）为2.7×10⁹/L。血清学检查示：血清谷丙转氨酶（ALT）为80U/L。患者及其家属要求中药治疗。

【治疗经过】

2010年10月19日初诊。患者诉局部造口处有牵拉不适感，大便排出欠畅，下腹有时胀痛，食欲一般，夜寐欠佳。查其舌质淡红，舌苔薄白腻，脉细。辨证属血瘀气滞、气机不畅、肠腑功能失调。治法拟理气活血、通降腑气、兼清余邪。处方如下所述。

台乌药10克，制香附10克，枳壳10克，川楝子10克，青皮、陈皮各6克，广木香10克，槟榔10克，三棱10克，莪术10克，莱菔子15克，炙乌梅5克，五味子5克，黄连3克，炮姜3克，火麻仁20克，半枝莲30克。14剂，每日1剂，分上、下午口服。嘱患者进食易消化营养全面食品，忌食腌制品及辛辣刺激之品。

2010年12月14日二诊。患者诉服中药后下腹胀痛渐渐改善，大便排出较为通畅，唯时有口干不欲饮，夜寐欠佳。查其舌质淡红，舌苔薄白，脉细。辨证属血瘀气滞、气血受损、癌毒未尽。治法拟理气活血、扶正祛邪。处方如下所述。

南沙参15克，麦冬15克，台乌药10克，制香附10克，枳壳10克，川楝子10克，青皮、陈皮各6克，广木香10克，槟榔10克，三棱10克，莪术10克，莱菔子15克，炙乌梅5

克，黄连 3 克，火麻仁 20 克，半枝莲 30 克。14 剂，每日 1
剂，分上、下午口服。嘱患者进食易消化营养全面食品，忌食
腌制品及辛辣刺激之品。

2011 年 2 月 15 三诊。患者诉排出大便色质无异常，食欲
尚可，稍有口干，午后下肢沉重，倦怠乏力，有时睡眠不佳。
查其舌质淡，苔薄白，边有齿印，脉细。辨证属癌毒伤正、气
阴两虚。治法拟益气养阴、扶正解毒。处方如下所述。

南沙参 15 克，麦冬 15 克，太子参 15 克，生黄芪 30 克，
炒白术 10 克，台乌药 10 克，制香附 10 克，枳壳 10 克，川楝
子 10 克，陈皮 6 克，广木香 10 克，槟榔 10 克，三棱 10 克，
莪术 10 克，炙乌梅 5 克，黄连 3 克，火麻仁 20 克，半枝莲
30 克。14 剂，每日 1 剂，分上、下午口服。嘱患者进食易消
化营养全面食品，忌食腌制品及辛辣刺激之品。

【案例辨析】

直肠癌是胃肠道中常见的恶性肿瘤，其发病率仅次于胃
癌和食管癌，多见于 40 岁以上，其发病与饮食习惯有关。直
肠癌由于发病隐匿，多数确诊时已为晚期，临床上局部治疗难
以有满意的效果，中医治疗作为一种全身性疗法，在直肠癌的
治疗中有其独特的优势：第一，中医整体观念从患者全身特点
加以考虑，而不只是局限在癌症病灶本身。能纠正机体存在的
功能失调，去除可能造成肿瘤复发的不良因素，减少肿瘤细胞
转移的机会，增强人体自身的免疫力。第二，直肠癌的中医治
疗可减轻手术、放疗、化疗带来的毒副作用对人体的损伤，提
高患者的生存质量，延长患者的生存时间。直肠癌患者在手术
治疗后如能及时配合中医治疗，扶正固本，改善患者的饮食与
睡眠状况，增强患者的体质，那么对于防止直肠癌的复发和转
移大有益处。第三，中医药可改善患者原先造成肿瘤发生的不
良内环境，并且不断提高人体对于肿瘤细胞的免疫监控能力。

采用中医药治疗直肠癌，应遵循中医理论原则辨证施治，根据患者的症状、体征、所采用的西医治疗手段、不同的治疗阶段，以及患者病后的气血盛衰、脏腑功能、证候阴阳虚实性质等进行综合分析，再进行有阶段、有步骤的治疗。

部分直肠癌患者行根治术，在腹部造口为人工肛门，在一定程度上给其生活带来了不便，患者不能远行，与他人深入交往时存在一定障碍，患者易产生自卑心理，影响其情绪。治疗此类患者时应整体分析，一方面准确辨证施治以解决其肉体上的痛苦，另一方面给患者提供心理疏导，为其增强恢复健康的信心。本例患者已行直肠癌根治术，并行腹部造口，在生活上产生了较多不便，患者情绪低落，肝气郁滞，肠腑气机不利，传导排泄的功能失调，不通则痛，故表现为腹部胀痛。又加手术中出血，血出脉外即为瘀血，血瘀气滞，故治疗上当先予调畅气机为主。肝经走少腹，患者胀痛部位为肝经循行之处，故方选天台乌药散合木香槟榔丸加减，天台乌药散出自《医学发明》，具有行气疏肝、散寒止痛之功效。木香槟榔丸出自张从正《儒门事亲》，为消食剂，具有行气导滞、攻积泄热之功效。药用台乌药、制香附、枳壳、川楝子、青皮、陈皮、广木香、槟榔行气通腑；三棱、莪术破气活血；半枝莲解毒抗癌；火麻仁润肠通便；干姜与黄连相伍，黄连苦寒直折、泄中焦郁热，干姜辛温升散、散脾胃之寒，两者合用，寒温并施，辛开苦降，能泻热痞、除寒结、清郁热、通胃肠。

患者二诊时经理气活血的中药治疗后腹部胀痛有所缓解，但口干而不欲饮，为肠腑湿热余毒未尽所致，仿照《温病条辨》连梅汤之意，以乌梅酸甘化阴，柔养肝体，酸味入肝，又易生津；黄连清热燥湿、清除余邪，使邪热不得再伤津液。从治法上讲，较首诊时加强了扶正之力，药用沙参、麦冬以扶助正气，滋养阴液，使血脉充盈，血能载气，流行畅通。

　　三诊时综合分析患者全身表现，正气受损日渐明显，患者感到倦怠乏力，体力较前下降，而舌象表现为色淡而边有齿印，均提示治疗当转向偏重于扶助正气。故采取了气阴两补的治法，方选人参麦冬汤、一贯煎、枳术丸合方加减，补而不滞，在使正气逐渐恢复的基础上缓缓清除余邪。

　　肠癌的病位在肠，《素问·灵兰秘典论》云："大肠者，传道之官，变化出焉"，大肠接受由小肠下传的食物残渣，吸收其中多余的水分，形成粪便，大肠之气的运动将粪便传送至大肠末端，并经肛门有节制地排出体外。《素问·五脏别论》言："六腑者，传化物而不藏"，大肠为六腑之一，以通降为顺，治疗肠癌应时刻注意保持腑气通畅。按照中医学理论，肝主疏泄，调畅全身气机，而身体任何部位的气机郁滞也会反过来影响肝气调畅，若因邪留肠腑，腑气失于通降，中焦枢机不畅，上下交通不利，则易影响肝胆疏泄功能。现代检查报告中出现的血清转氨酶等数值升高，往往反映肝内外胆道有不通畅的情况，从中医学角度分析也属肝胆失于疏泄，故也当注意疏利肝胆。按照中医学理论，脾主运化，统管胃、肠等功能活动，故在治疗时还当顾护脾胃之气，用药不宜太过攻伐，还要对患者进行饮食指导，特别要告诉患者不能盲目进补，饮食宜易于消化吸收，少食油腻煎炸等难消化之品。

◆病案 5　十二指肠癌术后肝转移

【病情介绍】

张某，女，68 岁。患者因上腹疼痛反复发作，于外院住院查治，行十二指肠镜发现肿瘤位于十二指肠乳头区，病理检查示为腺癌，2010 年 1 月 8 日行胰十二指肠切除术。患者术后行化疗 2 个疗程，因出现较严重骨髓抑制，未能继续行化疗。2010 年 8 月 11 日患者在外院复查血清学肿瘤指标，结果示：CEA 为 22.7ng/ml，CA-50 为 43.6U/ml，CA-199 为 113.9U/ml，腹部 CT 示：肝内可见不规则强化灶，部分可见"牛眼征"，考虑肝转移性肿瘤。患者及其家属拒绝再次手术治疗，遂要求中药治疗。

【治疗经过】

2010 年 8 月 31 日初诊。患者诉时感后背疼痛，阴雨天加重，夜间疼痛较甚，有时影响睡眠，畏寒肢冷，倦怠乏力，食欲一般，稍有厌食油腻，大便 2 ～ 3 日一次，尿黄。舌质淡紫，舌苔薄白，脉细弦。辨证属气血两虚、气滞血瘀。治法拟健脾养肝、补益气血、化瘀散结。处方如下所述。

炙黄芪 15 克，炒党参 15 克，炒白术 10 克，茯苓 10 克，全当归 10 克，赤芍 10 克，三棱 10 克，莪术 10 克，水蛭 5 克，醋柴胡 10 克，制香附 10 克，枳壳 10 克，炮穿山甲 10 克，石见穿 30 克，白花蛇舌草 30 克，炙甘草 3 克，炙鸡内金 10 克。14 剂，每日 1 剂，分上、下午口服。嘱患者进食易消化营养全面食品，忌食腌制品及辛辣刺激之品。

2010 年 11 月 2 日二诊。患者诉后背疼痛缓解，食欲改善，大便较为通畅，精神较前振作，但是近来双下肢瘙痒，夜间尤甚。舌质淡紫，舌苔薄白，脉细弦。辨证属气血两虚、肌肤失养、血虚生风。治法拟补益气血、活血通经、化瘀散结。

处方如下所述。

炙黄芪 15 克，炒党参 15 克，全当归 10 克，赤芍 10 克，三棱 10 克，莪术 10 克，水蛭 5 克，醋柴胡 10 克，制香附 10 克，枳壳 10 克，青皮、陈皮各 6 克，水红花子 10 克，桃仁 10 克，炮穿山甲 10 克，石见穿 30 克，白花蛇舌草 30 克，炙甘草 3 克。14 剂，每日 1 剂，分上、下午口服。嘱患者进食易消化营养全面食品，忌食腌制品及辛辣刺激之品，并嘱患者每日在下肢皮肤处涂抹润肤膏。

2010 年 12 月 21 日三诊。患者诉肝区略有隐痛，得矢气则舒，下肢瘙痒较前减轻，大便每日一次。舌质淡紫，舌苔薄白，脉细。辨证属气血两虚、气滞血瘀、不通而痛。治法拟扶正祛邪、化瘀散结、通经止痛。处方如下所述。

炙黄芪 15 克，太子参 15 克，当归 10 克，白芍 10 克，三棱 10 克，莪术 10 克，桃仁 10 克，水红花子 10 克，醋柴胡 10 克，枳壳 10 克，郁金 10 克，川楝子 10 克，炙水蛭 5 克，炮穿山甲 10 克，炙鳖甲 15 克，半枝莲 15 克，白花蛇舌草 15 克，炙甘草 3 克。14 剂，每日 1 剂，分上、下午口服。嘱患者进食易消化营养全面食品，忌食腌制品及辛辣刺激之品。

【案例辨析】

十二指肠癌是一种病因不明、发病率低、诊断困难的疾病，有的学者认为发病或许与胆汁中的某些胆酸（如脱氧胆酸、原胆酸等）在细菌作用下的降解产物与致癌作用有关，原发性十二指肠癌早期起病隐匿，无特征性表现，常随病情的发展，肿瘤发生的部位和肿瘤生长方式的不同而出现不同的临床表现，上腹部不适和隐痛为原发性十二指肠癌的主要症状，临床表现与溃疡病相似，但服碱性药物不能缓解。癌肿侵犯或阻塞乳头口可出现黄疸，乳头下部癌易引起消化道梗阻症状。人们常选用内镜、消化道造影、血管造影及超声波检查来协助诊断，但以消化道内镜和消化道造影检查较为可靠。

本例患者年高病重，行十二指肠癌术后数月发现肝转移，因身体情况不佳，不能耐受手术、化疗等，要求中医治疗。首诊时患者以背部疼痛为主要症状，证属气血两虚、气滞血瘀。按照中医学理论，脾主运化，为气血生化之源，因肝脾两虚，故治拟健脾养肝、化瘀散结。方中以炙黄芪合党参大补元气，黄芪合当归益气生血；党参、白术、茯苓、炙甘草合成四君子汤益气健脾；当归合芍药养血柔肝；醋柴胡既能引药入肝，又可合香附、枳壳疏肝理气；三棱、莪术破气行血；炮穿山甲、水蛭为动物类药，比草本类药物有更强的活血化瘀、消癥散结作用，且能到达癌肿深处以消散癌块；石见穿、白花蛇舌草可活血解毒。

二诊时患者局部疼痛缓解，但皮肤瘙痒较甚，考虑为血虚肌肤失养所致，因旧血不去、新血不生，参照《金匮要略》干血痨之证治，加强活血化瘀之力，使瘀血消散，血液津液得以充盈血管、流行全身，营养肌肤，在用药上，先去健脾之白术、茯苓，而加水红花子、桃仁增加活血之力。

三诊时患者诉肝区疼痛，察其舌质淡紫，为瘀血未散，不通而痛，故仍需加强活血化瘀之力，在已用动物类药炮穿山甲、水蛭的基础上，再加炙鳖甲15克以增加软坚散结之力。

原发性十二指肠癌是指原发于十二指肠各段上皮组织的恶性肿瘤，多见于50岁以上老年人，男女发病率相当，其临床表现无特异性，可出现上腹部不适或疼痛、上消化道出血、黄疸等，早期诊断困难，易误诊，故较多患者在确诊时已有肿瘤细胞转移，预后较差。胰十二指肠切除术是治疗十二指肠癌的主要术式，本例患者术后6个月发现肝转移，血清肿瘤指标升高，说明其肿瘤细胞恶性度高、侵袭力强，加上患者年高体弱、不能耐受化疗，故选择中医治疗。患者的症状以疼痛为主，按照中医理论分析，既有血虚、脏腑组织失养所致的不荣而痛，也有局部肿瘤扩散，阻滞气血运行所致的不通而痛，故在治疗上扶正祛邪并进，一方面益气养血、充盈血脉、营养机体，另一方面活血化瘀、消癥散结，使癌肿逐渐消散，气血流畅，通则不痛。

◆病案 6　结肠癌术后创口渗液

【病情介绍】

张某，女，67 岁。患者 2017 年 2 月行结肠癌手术，术后病理诊断为中分化腺癌，周围淋巴结（7/21）见转移，临床分期为Ⅲb，因患者及家属要求未行放化疗。患者手术后创口在 3cm 左右，不能愈合已有 3 个月，渗液较多，虽经抗生素、支持疗法等未见效果，故要求中药治疗。

【治疗经过】

2017 年 6 月 5 日初诊。患者诉伤口处疼痛，渗液较多，渗出物腥臭味重，时有脐腹隐痛，肢冷畏寒，大便不成形，每日 2～3 次，尿清，睡眠可。查见形瘦体弱，面色无华，舌质淡，舌边有齿印，苔薄白，脉细。辨证属气血亏虚、邪毒内陷。治法拟大补元气、托毒外出。处方如下所述。

生黄芪 60 克，炒党参 15 克，炒白术 10 克，当归 10 克，白芍 10 克，肉桂（后下）5 克，肉豆蔻（后下）5 克，茯苓 15 克，金银花 15 克，生甘草 5 克，大枣 15 克。14 剂，每日 1 剂，分上、下午口服。嘱患者进食易消化营养全面食品，忌食海腥发物、腌制品及辛辣刺激之品。

2017 年 6 月 19 日二诊。患者诉前药服后手术创口处渗液较前减少，但仍感局部疼痛，活动时加重，动则易汗，倦怠乏力，不耐久行久坐，有时心慌，夜寐欠安。舌质淡，舌边有齿印，苔薄白，脉细。辨证属气血两虚、邪胜伤正、心神失养。治法拟补益气血、养血生肌、养心安神。处方如下所述。

生黄芪 60 克，炒党参 15 克，当归 10 克，白芍 10 克，陈皮 6 克，木香 5 克，肉桂（后下）3 克，金银花 10 克，生甘草 5 克，茯神 15 克，酸枣仁 15 克，大枣 10 克，五味子 5 克，浮小麦 30 克。14 剂，每日 1 剂，分上、下午口服。嘱患者进食易消化营养全面食品、忌食海腥发物、腌制品及辛辣刺激之品。

2017年7月3日三诊。患者诉手术创口已经逐渐愈合，汗出已少，食欲及睡眠较前改善，小便通畅，大便每日1次，排便有不尽感，有时肛门有坠胀感。舌质淡，苔薄白，脉细。辨证属气血亏虚、中气下陷、余毒未尽。治法拟补中益气、健脾助运、兼清余邪。处方如下所述。

党参15克，炙黄芪30克，当归10克，白芍10克，山药15克，炒白术10克，茯苓15克，茯神15克，升麻5克，柴胡5克，大枣10克，葛根15克，黄芩10克，黄连3克，炙甘草5克。14剂，每日1剂，分上、下午口服。嘱患者进食易消化营养全面食品，忌食海腥发物、腌制品及辛辣刺激之品。

【案例辨析】

本例患者年高体弱，病情较重，肿瘤分期较晚，手术后伤口久不愈合，患者较为痛苦，不能耐受一味攻伐，需得扶正祛邪。首诊时患者全身表现为形瘦体弱、面色无华、舌质淡、脉细，而局部表现为伤口处疼痛，渗液较多，渗出物腥臭味重，辨证属全身属虚，局部属实，邪毒内陷，正气无力逐邪外出，形成了邪愈盛、正愈虚、正愈虚、邪愈盛的恶性循环。李中梓《医宗必读》云："积之成也，正气不足，而后邪气踞之，如小人在朝，由君子之衰也。正气与邪气势不两立，若低昂然，一胜则一负。邪气日昌，正气日削，不攻去之，丧亡从及矣。然攻之太急，正气转伤，初、中、末之三法，不可不讲也。初者，病邪初起，正气尚强，邪气尚浅，则任受攻；中者，受病渐久，邪气较深，正气较弱，任受且攻且补；末者，病魔经久，邪气侵凌，正气消残，则任受补。"故治法先予大补元气、托毒外出，方取内补黄芪汤加减。内补黄芪汤出自《证治准绳》，后世评说如吴谦在《医宗金鉴》中曰："内补黄芪汤，治溃疡口干。此方以十全大补汤内去白术，加远志、麦门冬。去白术者避其燥能伤津也。加远志、麦门冬者，以生血生津也。如痛者，加乳香、没药以定痛。硬者，加穿山甲、皂角刺以消硬也。以上凡痈疽溃后诸虚者，当随证酌用之。"方中以黄芪为君，需要重用方能起效，意在补气养血、托毒生肌，这是该方的关键药物，如果药不达量，可能效果也会大打折扣。黄芪通达全身表里上下，补一身之气，与人参相配则能大补元气、益气扶正，与当归相配则能补气生血，生用善于走表，炙用善于升提中气。

二诊时患者诉服药后渗液减少、创口开始愈合，体虚渐复，说明药证合拍，治疗有效，但仍感倦怠乏力、动则易汗、睡眠不佳，说明患者体质虚弱、气虚不能固摄、心神失养，故在前治的基础上合用甘麦大枣汤以养心安神。甘麦大枣汤出自《金匮要略》，具有养心安神、和中缓急之功效，《绛雪园古方选注》曰："小麦，苦谷也。经言心病宜食麦者，以苦补之也。心系急则悲，甘草、大枣甘以缓其急也，缓急则云泻心。然立方之义，苦生甘是生法，而非制法，故仍属补心。"原方之意当用淮小麦，现因药房取材、保存药物等原因，一般用浮小麦，用量多在 15～30 克。

三诊时患者诉肛门有坠胀感，排大便无力，分析病情为中气不足、脾虚失运所致，故采用补中益气、健脾助运、兼清余邪的治法，方选补中益气汤合葛根芩连汤为基础加减。补中益气汤为元代补土学派代表人物李杲（东垣）创制，记载于《内外伤辨惑论》，清代罗美在《古今名医方论》中云："凡脾胃一虚，肺气先绝，故用黄芪护皮毛而闭腠理，不令自汗；元气不足，懒言气喘，人参以补之；炙甘草之甘以泻心火而除烦，补脾胃而生气。此三味，除烦热之圣药也。佐白术以健脾；当归以和血；气乱于胸，清浊相干，用陈皮以理之，且以散诸甘药之滞；胃中清气下沉，用升麻、柴胡气之轻而味之薄者，引胃气以上腾，复其本位，便能升浮以行生长之令矣。补中之剂，得发表之品而中自安；益气之剂，赖清气之品而气益倍，此用药有相须之妙也。"葛根芩连汤为医圣张仲景方，本为外疏内清、表里同治之剂，在此以葛根与补益中气剂相配，取其升清之功，清除余邪；黄芩、黄连分别走上、中、下焦清除残留体内的湿热之邪，与扶正之剂同用，祛邪而不伤正。

◆病案 7 直肠癌根治术后化疗后

【病情介绍】

蔡某，女，55 岁。患者于 2015 年 8 月因下腹疼痛伴血便于外院查为低位直肠癌，遂行直肠癌根治手术（Miles 手术），术后病理示为中 - 低分化腺癌，Dukes 分期为 B 期，腹部行永久性人工肛门造口，后行化疗 6 个疗程。2017 年 12 月 4 日在外院复查血清学肿瘤指标未见明显异常，影像学检查示局部病灶稳定，唯血常规示白细胞降低，患者遂要求中药治疗。

【治疗经过】

2017 年 12 月 7 日初诊。患者诉近来食欲欠佳，造口处排出溏薄大便，食生冷则下腹作痛。察其面色萎黄、舌质淡红、苔薄白、脉细。辨证属脾气虚弱、运化失健。治法拟健脾益气、扶正祛邪。方拟补中益气汤合痛泻要方加减治之。处方如下所述。

炙黄芪 15 克，炒党参 10 克，炒白术 10 克，怀山药 15 克，煨木香 10 克，淡吴茱萸 3 克，炒防风 10 克，炒白芍 10 克，陈皮 6 克，白花蛇舌草 15 克，炒柴胡 5 克，焦山楂 12 克，炒建曲 12 克，炙甘草 3 克。14 剂，水煎服，每日 1 剂。嘱患者禁食辛辣刺激之品。

2017 年 12 月 21 日二诊。患者诉服用前方后，未发腹痛，但仍见大便稀溏、神疲乏力、肢体倦怠，无口干。舌质淡红，苔薄白，脉细。辨证属脾气虚弱、运化不健、机体失养。治法拟健脾益气、升提清气。处方如下所述。

炙黄芪 15 克，炒党参 10 克，炒白术 10 克，怀山药 15 克，莲子肉 15 克，炒白扁豆 10 克，淡吴茱萸 3 克，炒白芍 10 克，陈皮 6 克，白花蛇舌草 15 克，炒柴胡 5 克，焦山楂 12 克，炒建曲 12 克，炙甘草 3 克。14 剂，水煎服，每日 1 剂。

嘱患者禁食辛辣刺激之品。

2018 年 1 月 4 日三诊。患者诉近日不慎受凉，出现小腹冷痛，肠鸣辘辘，人工肛门排放矢气多，泛吐清涎，畏寒肢冷，小便清长。舌质淡，边有齿印，苔薄白水滑，脉沉细。辨证属脾肾两虚、气虚及阳、寒湿内生。治法拟补益脾肾、温补下元、助运化湿。方选附子理中汤加减。处方如下所述。

制附片（先煎）5 克，炒党参 15 克，炒白术 10 克，怀山药 15 克，炮姜 5 克，淡吴茱萸 3 克，肉豆蔻（后下）5 克，仙鹤草 15 克，云茯苓 15 克，芡实 15 克，诃子肉 15 克，白花蛇舌草 15 克，焦山楂 12 克，炒建曲 12 克，炙甘草 3 克。14 剂，水煎服，每日 1 剂。嘱其禁食水果、辛辣刺激之品，少食油腻之品。

【案例辨析】

现已公认，直肠息肉是直肠癌癌前病变，其病因与不良饮食习惯密切相关，普遍认为食物纤维摄入不足是直肠癌发生的高危因素。低位直肠癌可通过直肠指检被发现，有经验的肛肠科医师可触及质硬、凹凸不平肿块，晚期可触及肠腔狭窄，肿块固定，指套见含粪的污浊脓血。直肠镜及肿块组织病理检查可以帮助确诊，早期诊断、早期治疗，可以明显提高患者长期存活率，降低局部复发转移率。经腹会阴联合切除（Miles 手术）适用于距肛缘不足 7cm 的直肠下段癌，切除范围包括乙状结肠及其系膜、直肠、肛管、肛提肌、坐骨肛门窝内组织和肛门周围皮肤、血管，在肠系膜下动脉根部或结肠左动脉分出处下方结扎切断，清扫相应的动脉旁淋巴结。此手术优点为能彻底切除肿瘤，治愈率高，缺点是需腹部做永久性结肠造口（人工肛门）。

本例患者已行直肠癌根治术 2 年余，已行相关复查并未发现复发转移的证据，但是患者消化功能及全身状况欠佳，配合中医药治疗有利于改善患者的临床症状，提高其生活质量。首诊时患者的临床症状主要为腹痛、腹泻，结合其面色萎黄、食欲欠佳、舌象、脉象的特点分析，辨证属脾气虚弱证，脾为后天之本，气血生化之源，脾失运化、气血不足、机体失养，故见腹痛。脾不升清，清浊相混，故见泄泻。治法当以健脾升清为主，故拟方以补中益气汤合痛泻要方为主加减。药用党参、白术、山药健脾益气，黄芪、柴胡合用以助脾气升清，吴茱萸、木香温经止痛，白芍缓急止痛，防风辛温胜湿又止痛，再配山楂、建曲消食助运，白花蛇舌草抗癌解毒。痛泻要方出自《丹溪心法》，具有补脾柔肝、祛湿止泻之功效，《医方考》云其："此足太阴、厥阴药也。白术苦燥湿，甘补脾，温和中；芍药寒泻肝火，酸敛逆气，缓中止痛；防风辛能散肝，香能舒脾，风能胜湿，为理脾引经要药。陈皮辛能利气，炒香尤能燥湿醒脾，使气行则痛止。数者皆以泻木而益土也。"

二诊时患者诉药后腹痛缓解，但仍见大便稀溏，说明脾气虚弱仍然存在，运化无力，不能助小肠分清泌浊，清浊相混于肠腑，故仍当以健脾助运为法。因其腹痛已缓解，故去温燥行气止痛之品，而加用莲子、白扁豆增强健脾之力。

三诊时患者因不慎受凉，本属阳气不足之体，又加感受外来寒邪引动，出现小腹冷痛、肠鸣辘辘、泛吐清涎、畏寒肢冷、小便清长等一派寒盛之象，结合其舌象、脉象特点，辨证为脾肾阳虚、寒湿内盛，故当以温补脾肾、散寒除湿为法，方选附子理中汤。附子理中汤出自陈无择《三因极一病证方论》，从其组成上看，为在《伤寒论》理中汤基础上加一味附子，理中汤本有温中祛寒，补气健脾的功效，而附子被称为中药中"回阳救逆第一品"，具有回阳救逆、补火助阳、散寒止痛的功效。附子与人参相配，则刚柔相济，大补先后天之本；附子与炮姜、吴茱萸相配，则消一切沉寒痼冷，散寒止痛。再以白术、山药、茯苓增强健脾之力；芡实补肾固涩；仙鹤草益气收敛止泻；肉豆蔻除寒燥湿、解结行气，专理脾胃，与焦山楂、神曲合用，可清除肠腑宿食积滞，恢复脾胃运化功能，使运化得健，气血生化有源，正气日渐强盛而能抗邪，以防止癌症复发转移。

◆病案8　横结肠癌术后化疗放疗后

【病情介绍】

曹某，男，56岁。患者2014年因便血在外院就诊，肠镜提示为"结肠癌"，2014年10月14日在该院行横结肠癌手术，术后病理示：横结肠隆起型管状乳头状中分化腺癌及部分黏液腺癌，累及全层达脂肪组织，瓶装上下切缘：黏膜慢性炎，瘤旁（1/3），肠系膜（1/9）淋巴结见转移癌，临床分期为Ⅲb。术后行常规化疗6个疗程，后又行优化方案的肿瘤部位三维适形放疗。目前化疗放疗均已结束，遂要求中医药治疗。

【治疗经过】

2016年10月26日初诊。患者诉头晕，倦怠乏力，下肢怕冷，食欲不振，食生冷则易腹泻，小便通畅，睡眠一般。查其舌质淡红，苔薄白，舌边有齿印，脉细。辨证属脾肾阳虚、火不暖土、正不胜邪。治法拟补益脾肾、补火暖土、扶正祛邪。处方如下所述。

生黄芪30克，炒党参15克，炒白术10克，当归10克，白芍10克，紫丹参15克，桂枝5克，木香10克，陈皮6克，枳壳10克，制附片（先煎）5克，炙甘草5克，枸杞子15克，石见穿30克，白花蛇舌草30克。28剂，水煎服，每日1剂。嘱其饮食易消化而营养均衡，忌食生冷瓜果之品，少吃煎炸食物。

2016年11月27日二诊。患者诉服前药后下肢怕冷改善，精神较前振作，查其舌质淡红，苔薄白，脉细。辨证属脾肾不足、气血两虚、癌毒内留。治法拟益气健脾、补益气血、扶正解毒。处方如下所述。

生黄芪30克，炒党参15克，炒白术10克，当归10克，白芍 10 克，木香 10 克，陈皮 6 克，枳壳 10 克，炙甘草 5 克，炙僵蚕 15 克，浙贝母 10 克，夏枯草 10 克，山慈菇 15 克。28 剂，水煎服，每日 1 剂。嘱其饮食易消化而营养均衡，忌食生冷瓜果之品，少吃煎炸食物。

2017 年 3 月 22 日三诊。患者诉因居住外地来诊不方便，一直在当地取药间断服用，近来食欲尚可，腹部无胀痛，食生冷则易腹泻，舌质淡、苔薄白，脉细。辨证属脾气虚弱、运化无力、瘀毒内留。治法拟补气健脾、化瘀解毒。处方如下所述。

炙黄芪 30 克，炒党参 15 克，炒白术 10 克，当归 10 克，陈皮 10 克，炙升麻 5 克，炒柴胡 5 克，炙甘草 5 克，三棱 10 克，莪术 10 克，炙僵蚕 10 克，夏枯草 15 克，浙贝母 10 克，山慈菇 15 克。28 剂，水煎服，每日 1 剂。嘱其饮食易消化而营养均衡，忌食生冷瓜果之品，少吃煎炸食物。

2017 年 7 月 5 日四诊。患者诉自感下肢乏力，近来反复发作口腔溃疡，疼痛较甚，甚则影响进食，大便每日 1～2 次，未见黏液脓血，小便通畅，睡眠一般。查其舌尖红，可见口腔黏膜溃疡色红，舌苔薄白，脉细。辨证属脾气虚弱、中气下陷、虚火上浮。治法拟补中益气、扶正解毒。处方如下所述。

炙黄芪 30 克，生黄芪 30 克，炒党参 15 克，炒白术 10 克，当归 10 克，陈皮 10 克，炙升麻 5 克，炒柴胡 5 克，炙甘草 5 克，三棱 10 克，莪术 10 克，炙僵蚕 10 克，夏枯草 15 克，浙贝母 10 克，金银花 15 克。28 剂，水煎服，每日 1 剂。嘱其饮食易消化而营养均衡，忌食生冷瓜果之品，少吃煎炸食物。

【案例辨析】

横结肠自结肠右曲始，至左季肋部，在脾下缘弯成锐角，成结肠左曲，向下续接降结肠。横结肠中部下垂，借肠系膜连于后腹壁，活动度很大。横结肠上方接触肝右叶的下面和胃大弯，下方接触小肠，后方邻接胰和十二指肠，前方覆以大网膜。结肠左曲较右曲稍高，且接触左肾的上部。相对于其他部位的结肠癌，横结肠癌较少见，但因横结肠癌接近胰腺和十二指肠，患者确诊时往往已经有局部不同程度的转移，各种治疗难度均较大。

手术、化疗、放疗是治疗肿瘤的三大主要手段。随着放疗技术的不断发展，三维适形放疗得到迅速发展，肿瘤放疗进入"精准定位"的时代。与常规放疗相比，三维适形放疗治疗结肠癌肿瘤局部控制率和患者生存率更好。这些治疗手段对肿瘤有较好的控制作用，但同时也给人体带来了一定的伤害，如耗伤气血、影响脏腑的正常功能等。按照中医学理论，如果正气受损不能得到修复，有可能出现邪气复盛或再受邪气侵袭，极有可能出现肿瘤的复发或转移。

此例患者癌肿部位在横结肠，已行手术、化疗和放疗，但全身虚弱状况未得到恢复，遂来求治于中医。首诊时患者主要症状为头晕、倦怠乏力、下肢怕冷、食欲不振，结合其全身情况及舌象脉象，辨证属脾肾阳虚、火不暖土、正不胜邪。张景岳言："五脏之病，穷必及肾"，分析此患者证候演变过程为从脾虚开始，气虚及阳，叶天士在《临证指南医案》中说："太阴湿土得阳始运"，说明对于脾而言，脾阳的调节作用起主要作用，促进脾气推动消化饮食物，吸收并转输水谷精微上输至心肺头目，外而四散周身，直达四肢末。肾中精气是机体生命活动之本，五脏之阴阳根于肾，即肾阴和肾阳是各脏腑阴阳的根本，脾阳有赖于命门之火的温煦，此患者病程日久发展为脾肾阳虚证候。阳虚则生内寒，故患者畏寒肢冷；脾虚清阳不升，头面失养，故见头晕，倦怠乏力；脾虚失于健运，故见食欲不振。此时治疗上当以补益脾肾、补火暖土、扶正祛邪为先，方选参附汤合黄芪建中汤为基础加减。参附汤出自《济生方》，以人参甘温大补元气，附子大辛大热，温壮元阳，《删补名医方论》评论此方，云："补后天之气，无如人参；补先天之气，无如附子，此参附汤之所由立也……二药相须，用之得当，则能瞬息化气于乌有之乡，顷刻生阳于命门之内，方之最神捷者也"。黄芪建中汤出自《金匮要略》，以黄芪、大枣、甘草补脾益气，桂枝、生姜温阳散寒，白芍缓急止痛，饴糖补脾缓急。《金匮要略论注》曰："小建中汤本取化脾中之气，而肌肉乃脾之所生也，黄芪能走肌肉而实胃气，故加之以补不足，则桂、芍所以补一身之阴阳，而黄芪、饴糖又所以补脾中之阴阳也。"

二诊时患者诉服前药后症状改善，说明药证合拍，治疗有效，考虑正气渐渐恢复，而此患者起始为脾气虚弱，失于健运，痰湿内生，有形之邪积聚于局部而形成肿瘤，故仍以补益脾气为主要的扶正之法，兼以化痰散结以清除残留之癌毒邪气。浙贝母具有清热化痰、散结解毒的功效，《本草正》言其最降痰气，善开郁结，止疼痛，消胀满，清肝火，明耳目，除时气烦热。夏枯草为唇形科植物，其特点为夏至自枯，朱丹溪谓其"禀纯阳之气，得阴气而即死，观其主瘰疬，破症散结，脚肿湿痹，皆以宣通泄化见长，必具有温和之气，方能消释坚凝，疏通窒滞，不当有寒凉之作用"。山慈菇为兰科植物的干燥假鳞茎，具有清热解毒、消痈散结的功效，《本草新编》言："山慈菇，玉枢丹中为君，可治怪病。大约怪病多起于痰，山慈菇正消痰之药，治痰而怪病自除也。或疑山慈菇非消痰之药，乃散毒之药也。不知毒之未成者为痰，而痰之已结者为毒，是痰与毒，正未可二视也。"僵蚕为昆虫类家蚕的幼虫干燥体，具有祛风定惊、化痰散结的功效，《本草新编》言其"味咸、辛，气平，无毒，升也，阴中阳也。逐风湿殊功，口噤失音者必用，拨疔毒极效"。

第10章 乳腺癌中医药调治案例

◆病案1 三阴性乳腺癌术后

【病情介绍】

方某，女，63岁。患者于2012年8月自我体检时扪及右侧乳房有一包块，查乳腺钼靶片提示：双乳腺体密度ACR-B型；双侧乳腺增生，右乳外上方结节，乳腺影像报告和数据系统（BI-RADS）分级为4A。双乳磁共振（MRI）平扫＋增强示：双侧乳腺呈混合型（ACR-C型）；右乳外上腺体深部结节（BI-RADS分级为5级），考虑乳腺癌；左腋下稍大并显著强化淋巴结，不排除转移可能。患者于2012年8月21日在该院行右乳癌改良根治术，术后病理提示：右乳浸润性导管癌，Ⅰ级，肿瘤大小为3cm×3cm×2cm，乳头及基底切缘（－），腋窝淋巴结（17/34）见癌转移，部分融合。免疫组化提示：雌激素受体（ER）（－），孕激素受体（PR）（－），人表皮生长因子受体2（Her-2）（＋＋），FISH（－），Ki-67：50%（＋），拓扑异构酶TOPO-Ⅱ：20%（＋）。术后患者在该院行多西他赛＋表柔比星＋异环磷酰胺方案化疗6个周期及局部放疗。患者乳腺癌术后，放化疗后，无内分泌治疗措施，遂寻求中药治疗。

【治疗经过】

2013年5月8日初诊。诊时见精神欠振，形体中等，肢体疲乏，对侧乳房作胀，每遇情绪波动时加重，患侧上肢无水肿，纳谷欠佳，无潮热汗出，无关节疼痛，二便调畅，夜寐欠佳。查其舌质淡红，苔薄白，脉细弦。辨证属肝郁脾虚、癌毒内蕴，治法拟疏肝健脾、解毒抗癌，方拟逍遥散加减，处方如下所述。

醋柴胡 6 克，全当归 10 克，云茯苓 10 克，炒白术 10 克，炒白芍 10 克，潞党参 15 克，山慈菇 10 克，王不留行（包煎）10 克，白花蛇舌草 15 克，仙鹤草 15 克，炒枳壳 6 克，广郁金 10 克，莪术 10 克，酸枣仁 15 克，夜交藤 15 克，炒谷芽 15 克，炒麦芽 15 克，炙甘草 5 克。14 剂，每日 1 剂，分上、下午口服。嘱患者停服各种补品，忌食辛辣刺激之品及海腥发物，保持心情愉快。

2013 年 5 月 22 日二诊。患者口服中药 14 剂后，精神转振，疲乏减轻，睡眠有所改善，纳谷亦逐渐增多，大便每日 1 次，无口干。查其舌质淡红，苔薄白，脉细弦。辨证属肝脾不调、痰瘀内阻、癌毒内留。治法拟抑木扶土、理气活血、解毒散结。处方如下所述。

醋柴胡 6 克，全当归 10 克，云茯苓 10 克，炒白术 10 克，炒白芍 10 克，潞党参 15 克，制香附 10 克，郁金 10 克，夜交藤 30 克，蒲公英 15 克，炒枳壳 6 克，广郁金 10 克，三棱 10 克，莪术 10 克，酸枣仁 15 克，炒谷芽 15 克，炒麦芽 15 克，炙甘草 5 克。14 剂，每日 1 剂，分上、下午口服。嘱患者停服各种补品，忌食辛辣刺激之品及海腥发物，保持心情愉快。

患者此后长期以疏肝健脾、解毒抗癌法为主进行中医药调理，随访 6 年以上，未见复发转移。

【案例辨析】

《格致余论·乳硬论》有云："若夫不得于夫，不得于姑舅，忧怒郁闷，昕夕积累，脾气消阻，肝气横逆，遂成隐核，如大棋子，不痛不痒，数十年后方为疮陷，名曰奶岩，以其疮形嵌凹似岩穴也。"患者为老年女性，平素性情抑郁，肝为刚脏，主疏泄，调畅气机，七情失调，气机郁滞，肝失疏泄。患者敏感多疑，郁结于胸，难以排解，以致影响肝气的条达，形成气滞，又进一步导致血瘀、痰凝等有形之邪，日久成毒，癌毒停积于乳腺，则生乳腺癌病。患者肝气不疏，不通则痛，故见乳房作胀疼痛，每遇情绪波动时加重；手术后经历金刃创伤，又加化疗放疗，皆有攻伐正气之弊，日久正气受损，脾胃虚弱，气血生化乏源，形体失充，故见精神欠振、肢体疲乏；肝气郁滞，木横乘土，脾胃失健，受纳运化失司，故纳谷欠香；气血不足，心神失养，气郁化火，扰动心神，故见夜寐欠佳；舌质淡红、苔薄白、脉细弦为肝郁脾虚之象。本病病位在乳房，为肝经循行之处，涉及肝脾两脏，病机以肝郁脾虚，癌毒内蕴为主，治当疏肝健脾，佐以解毒抗癌。

　　逍遥散是治疗肝郁脾虚的名方，出自《太平惠民和剂局方》，具有疏肝解郁、健脾和胃的功效。该患者长期心情抑郁是诱发病情的重要原因，后经乳腺癌手术，再加化放疗的毒副反应，正气受损，癌毒内蕴，需时时防止正不敌邪，邪气猖獗。中医治疗从疏肝健脾，佐以解毒抗癌入手，方选逍遥散加减。"木郁达之"，恢复肝主疏泄功能，保持全身气机调畅，解气郁为先。药用醋柴胡意在酸味入肝，疏肝解郁，《医学衷中参西录》云："肝气不舒畅者，此能舒之"，疏肝解郁，以使肝气条达，为君药。白芍滋阴柔肝，当归养血活血，两味合用，养肝体而助肝用，且可防止柴胡疏泄太过，为臣药。潞党参、炒白术益气健脾，云茯苓淡渗利湿健脾，使脾运得健，运化有权，营血化生有源；山慈菇散坚消结，化痰解毒；王不留行为石竹科植物麦蓝菜的干燥成熟种子，《本经疏注》云："其能使诸血不旁流逆出，其当顺流而下者，又能使之无所留滞，内而隧道，外而经脉，无不如之，则痈疽恶疮瘘乳，皆缘血以顺流，自然轻则解散，重则分消矣"，用之取其活血消痈散结功效；莪术有行气止痛、活血散结的功效，《医家心法》云："凡行气破血，消积散结皆用之，属足厥阴肝经气分药"，《明医指掌》云："止痛消瘀，癥瘕痃癖。"白花蛇舌草可清热解毒、消肿散结；仙鹤草解毒抗癌；枳壳、郁金行气疏肝、和血止痛；酸枣仁、夜交藤养心安神；炒谷芽、炒麦芽健脾养胃；以上诸药俱为佐药。炙甘草益气安中、调和诸药，为使药。综观全方，组方严谨，配伍合理，扶正祛邪，药精力专，共奏疏肝健脾、解毒抗癌之效。

乳腺癌是原发于乳腺的恶性肿瘤，是女性最常见的恶性肿瘤，发病率仅次于胃癌和肺癌，占第 3 位，在大城市其发病率呈上升趋势，是威胁女性健康的头号杀手。乳腺癌的发病原因尚不完全清楚，其中雌酮及雌二醇与乳腺癌的发病直接相关。最主要的危险因素有月经初潮早、第一次生育年龄晚和绝经年龄推迟等。遗传因素也是危险因素之一。此外，肥胖、营养过剩、脂肪饮食过多也可增加乳腺癌的患病风险。

乳腺癌主要临床表现有乳房不规则实质性肿块，乳头瘙痒、脱屑、糜烂、破溃、结痂，偶伴乳头溢血、溢液，乳腺肿块。皮肤呈现"酒窝征"或"橘皮样"改变，乳腺局部不同程度的疼痛等局部症状，以及由于肿瘤转移扩散而表现的全身症状。根据乳腺癌病理检测一般分为非浸润性癌、早期浸润癌和浸润性癌 3 类。随着分子生物学的不断进展，基因检测在乳腺癌研究中的广泛应用，认识到乳腺癌分子分型与乳腺癌治疗、预后的关系十分密切。目前依据雌激素受体（ER）、孕激素受体（PR）、人表皮生长因子受体 -2（Her-2）及其他的分子谱，乳腺癌临床分为 Luminal A 型（ER+、PR+、HER-2-）、Luminal B 型（ER/PR+、HER-2+）、HER-2 型（ER-、PR-、HER-2+）、Basal-like 型（ER-、PR-、HER-2-）

4种不同的分子类型。三阴性乳腺癌由于缺乏内分泌治疗、分子靶向治疗等措施，发生远处转移的风险明显高于其他类型的乳腺癌，预后较差。

中医虽没有明确乳腺癌病名，但对类似于该病的症状、体征及预后有着十分丰富的论述。乳腺癌属于中医学"乳岩""奶岩""石乳""乳石痈""乳疳""翻花乳""妒乳"等病证范畴。宋代陈自明《妇人大全良方》中云："若初起，内结小核，或如鳖棋子，不赤不痛，积之岁月渐大，山岩崩破如熟石榴，或内溃深洞，血水滴沥，此属肝脾郁怒，气血亏损，名曰乳岩。"元代朱丹溪《格致余论》中曰："遂成隐核，如大棋子，不痛不痒，数十年后方为疮陷，名曰奶岩。以其疮形嵌凹似岩穴也，不可治矣。"明代《普济方》记载："石乳，初结如桃核，渐次浸长至如拳如碗，坚硬如石，数年不愈，将来溃破，则如开石榴之状，又反转外皮，名翻花奶。"《济阴纲目·卷十四》有乳癌晚期发生淋巴转移的记载，曰："左乳生痛，继又胸臆间结核，大如拳，坚如石。荏苒半载，百疗莫效，已而牵掣臂腋，彻于肩，痛楚特甚。"明代《外科正宗》指出乳腺癌晚期，预后极差，云："初如豆大，渐若棋子，半年一年，二载三载，不痛不痒，渐渐而大，始生疼痛，痛则无解，日后肿如堆栗，或如覆碗，紫色气秽，渐渐溃烂，深者如岩穴，凸者如泛莲，疼痛连心，出血则臭，其时五脏俱衰，四大不救，名曰乳岩。"由此可见，中医对乳腺癌从临床症状、体征、预后等方面认识较早，且有较全面的记述和阐释。

中医传统理论认为，乳头为足厥阴肝经所司，乳房为足阳明胃经所属，脾胃互为表里，忧思郁怒则肝脾两伤，肝失疏泄，脾失健运，痰浊瘀血内结，日久成为癌毒，发为本病。正如《外科正宗》所说："乳岩由于忧思郁结，所愿不遂，肝脾气逆以致经络阻塞结积成核"，故本病治疗，多从肝脾入手，疏肝健脾为乳腺癌术后常见的治疗方法。对于乳腺癌术后的患者，往往无瘤可变，要结合患者的乳腺癌复发危险程度，还要联系中医学理论，在辨证的基础上，参考现代临床药理，适当选择临床药理证实的抗癌中草药，如山慈菇、王不留行、八月扎、皂角刺、夏枯草、炮穿山甲、白花蛇舌草、仙鹤草等，做到辨证和辨病相结合，以减少肿瘤复发和转移机会。乳腺癌患者多有肝气郁结、情志不舒的状况，喜欢猜疑，胡思乱想，对乳腺癌术后的康复非常不利，在临床上要注意患者心理疏导，多进行正面鼓励，保持身心健康，克服焦虑、抑郁心理，树立战胜疾病的信心。

乳腺癌预后与患者的年龄、局部肿瘤的大小、腋窝淋巴结转移的数目、雌激素和孕激素受体状况、肿瘤人表皮生长因子受体 2（Her-2）基因状况、Ki-67 表达等因素有关。该患者发现时肿瘤大于 2cm，腋窝淋巴结多枚转移，Ki-67 表达偏高，且为三阴性（雌激素、孕激素、HER-2 表达阴性）的乳腺癌，存在高危因素多的状况，经过西医手术、化疗、放疗等规范化治疗后，无内分泌治疗手段，配合中药治疗为较佳选择。针对患者的证候特点，我们采用疏肝健脾、解毒抗癌法治疗，随访达 6 年余，收到了较好的疗效，起到了预防病情复发转移的目的。对于恶性肿瘤的治疗，一定要遵循规范，合理运用现有治疗手段，中西医并重，力求给患者带来最大获益。

◆**病案 2　乳腺癌术后他莫昔芬治疗后潮热**

【病情介绍】

赵某，女，50 岁。患者于 2017 年 7 月 4 日自我体检时扣及左侧乳房有一包块，遂至当地医院就诊，查乳腺 B 超提示：左乳外上方结节，BI-RADS 分级为 4B，建议进一步检查，必要时穿刺以明确病理诊断。患者于 2017 年 7 月 10 日在当地医院行乳腺包块穿刺，穿刺病理为浸润性乳腺癌。2017 年 7 月 19 日在排除远处转移情况下，于外院行左乳癌改良根治术，术后病理示浸润性导管癌，Ⅲ 级，肿瘤大小为 2.3cm×1.8cm×1.3cm，乳头及基底切缘未见癌组织残留，腋窝淋巴结 0/15 未见转移。免疫组化雌激素受体（ER）（++），孕激素受体（PR）（-），人表皮生长因子受体 2（Her-2）（++），Ki-67：10%（+），CK5/6（-）。术后患者予 AC-T 序贯化疗（阿霉素、环磷酰胺、紫杉类）8 周期，患者因经济问题，人表皮生长因子受体 2（Her-2）基因状况未予 FISH 检测，未予赫赛汀靶向治疗。患者化疗于 2018 年 2 月结束。此后，考虑其绝经前雌激素受体阳性，予他莫昔芬 10 毫克，每日 2 次口服。患者口服他莫昔芬后，出现潮热振作，烘热汗出，每遇情绪激动，喝热水，睡醒时明显加重。患者口服他莫昔芬治疗 1 个月后，潮热发作频繁，甚至一日十余次，汗出明显，烦躁易怒，失眠多梦，十分苦恼，遂寻求中药治疗。

【治疗经过】

2018 年 4 月 16 日初诊。诊时见：精神欠振，乳房区域无胀痛，潮热汗出发作频繁，性情急躁，时有心慌，夜寐欠佳，腰膝酸软，纳谷一般，口干，大便时干时稀，晨起尿黄，夜间足心热，舌质淡红，少津，苔薄少，中有细裂纹，脉细数。辨证属肝肾不足、阴虚内热、扰动心神。治法拟补益肝肾、滋阴清热、养心安神。方选知柏地黄丸加减,处方如下所述。

熟地黄 15 克,山萸肉 10 克,怀山药 15 克,枸杞子 10 克,黄柏 10 克,肥知母 10 克,女贞子 10 克,墨旱莲 10 克,北沙参 15 克,麦冬 15 克,全当归 10 克,炒白芍 10 克,酸枣仁 15 克,川芎 10 克,浮小麦 15 克,佛手 6 克,炙甘草 5 克。14 剂,每日 1 剂,分上、下午口服。嘱患者停服各种补品,忌食辛辣刺激之品及海腥发物,保持心情愉快。

2018 年 5 月 9 日二诊。患者诉服用中药 14 剂后,情绪急躁易怒改善,口干好转,潮热汗出发作次数减少,程度也较前减轻,但夜寐仍然欠佳,晨起尿黄。查其舌质淡红,苔薄少,中有裂纹,脉细。辨证属肝肾阴虚、心神失养、阴阳失调。治法拟补益肝肾、滋阴清热、养心安神。处方如下所述。

熟地黄 15 克,山萸肉 10 克,怀山药 15 克,枸杞子 10 克,黄柏 10 克,肥知母 10 克,女贞子 10 克,墨旱莲 10 克,全当归 10 克,炒白芍 10 克,酸枣仁 15 克,合欢皮 10 克,川芎 10 克,广郁金 10 克,浮小麦 15 克,佛手 6 克,炙甘草 5 克。14 剂,每日 1 剂,分上、下午口服。嘱患者停服各种补品,忌食辛辣刺激之品及海腥发物,保持心情愉快。

患者通过补肝益肾,滋阴清热方剂口服,燥热、汗出,心慌,失眠,烦躁易怒等症状明显好转,减轻了患者痛苦,增加了患者坚持口服他莫昔芬治疗的信心。患者定期随访至今,病情平稳。

【案例辨析】

此例患者在绝经前发生乳腺癌,经抗雌激素内分泌治疗后,以潮热汗出、心慌失眠、急躁易怒等为主要临床表现,根据其临床表现,属于中医"虚劳""郁证""脏躁"等病的范畴。患者年过半百,肾气亏虚,加之金刃手术所伤,药毒侵袭,肝阴受损,肝肾不足,阴虚内热而发为本病。《医学读笔记》云："元气是生来便有，此气渐长渐消，为一生盛衰之本。"患者肾气渐衰，加之药毒侵袭，肝阴受损，肝肾不足，阴虚阳亢，虚阳上越而见潮热频作；阴虚内热，迫津外泄而汗出明显；肝肾阴虚，肾水无以制约心火，心火偏亢，热扰心神而见心慌；"阳入于阴则寐"，肝肾阴虚，相火内扰心神，阳不入阴，故夜寐欠佳；肝肾同源，精血互化，肝肾阴虚，肝为刚脏，体阴而用阳，肝喜调达，肝阴不足，肝失疏泄，故急躁易怒；肝肾阴虚，虚火灼津，津液无以上承，故口干、舌干少津；肝肾不足，筋脉失养，故腰膝酸软；舌质淡红，苔薄少，中有裂纹，脉细数皆为肝肾不足、阴虚内热之象。本病病位在乳房，涉及肝肾，以本虚为主，病机为肝肾不足、阴虚内热，治以补益肝肾、滋养清热为主。

　　患者为肝肾不足，阴虚内热，故治以补益肝肾、滋养清热为主，方选知柏地黄丸加减。知柏地黄丸出自《医方考》，在六味地黄丸滋阴补肾的基础上，加知母、黄柏而成，从而增加了清热降火之功。药用熟地黄滋补肝肾、填精益髓，为君药。枸杞子补益肝肾；山萸肉养肝滋肾、涩精敛汗；怀山药补脾益阴、滋肾固精；知母、黄柏清热泻火，相须为用，清热保阴以治其标，并助君药滋润之功，同为臣药。沙参、麦冬滋阴生津；女贞子、墨旱莲合用为二至丸，具有补益肝肾、滋阴养血功效；白芍滋阴柔肝，当归养血活血，两味合用养肝体以助肝用；地骨皮味甘寒，《本草纲目》云其可"去下焦肝肾虚热"，清解虚热；酸枣仁养血柔肝、宁心安神；川芎调畅气机、疏达肝气、养血调肝；浮小麦除虚热止汗；佛手理气和中，使补而不滞，以上诸药同为佐药。甘草益气和中，调和诸药，为使药。纵观全方，清补结合，补而不腻，组方严谨，配伍合理，共奏滋补益肝肾、滋养清热之功效。

　　乳腺癌是一种激素依赖性肿瘤，对于雌激素受体和（或）

孕激素受体阳性的乳腺癌，需要进行内分泌治疗。临床可通过手术切除卵巢去势，或药物去除雌二醇对雌激素受体和（或）孕激素受体阳性的乳腺肿瘤细胞的刺激，以达到抗乳腺癌细胞的作用。他莫昔芬为非甾体类的抗雌激素药物，是多个乳腺癌临床治疗指南或规范的推荐用药，广泛应用于绝经前激素受体阳性的乳腺癌患者，取得了较好的临床疗效。他莫昔芬结构类似于雌激素，能与雌二醇竞争雌激素受体，并与雌激素受体形成稳定的复合物，并转运至细胞核内，从而能抑制肿瘤细胞的生长繁殖。由于他莫昔芬竞争性抑制了雌二醇与雌激素受体的结合，临床上患者服用他莫昔芬后常出现潮热、汗出、烦躁、失眠、心悸等不良反应，影响了患者的生活质量，甚至干扰患者内分泌治疗的依从性。妇女在绝经前后由于雌激素水平下降所引起的以自主神经系统紊乱为主的症状，包括潮热、汗出、烦躁、失眠、心悸、骨关节症状等，这一组伴有神经心理变化的症候群称为更年期综合征。临床上，常把绝经前激素受体阳性乳腺癌患者接受内分泌治疗中出现的潮热、汗出、烦躁、失眠等一系列不良反应称为乳腺癌内分泌治疗相关类更年期综合征。潮热是他莫昔芬内分泌治疗的主要副作用之一，有约72%的患者出现潮热症状。

中医古籍无雌激素一说，相对于雌激素具有的生理功能来看，可以对照中医"天癸"的概念来理解。《素问·上古天真论》云："女子……二七而天癸至，任脉通，太冲脉盛，月事以时下，故有子……七七任脉虚，太冲脉衰少，天癸竭，地道不通，故形坏而无子也。"按此论述，可以认为天癸是一种促进人体生长、发育和生殖的物质。明代马莳在《素问注证发微·上古天真论》中云："天癸者，阴精也，盖肾属水，癸亦属水，由先天之气蓄极而生，故谓阴精为天癸也"，说明天癸属于肾的范畴，由先天之气蓄积而生。从脏腑而言，天癸属肾，肾为水脏，为阴中之少阴，所藏之精为阴精；以物质而言，天癸与精、血密切相关，也属于阴精。明代张介宾在《类经》中云："天癸者，言天之阴气耳，气化为水，因名天癸，此先圣命名之精而诸贤所未察者。其在人身，是为元阴"，进一步说明了"天癸"属于元阴的范畴。《素问·上古天真论》云："肾者主水，受五脏六腑之精而藏之。"以上可以看出，天癸源于先天，为先天之精，藏之于肾，受后天水谷精微的滋养。

现代医学认为，人体的生殖功能受下丘脑－垂体－肾上腺－性腺轴调节，中医认为其功能受肾－天癸－冲任－子宫轴调节，两者具有异曲同工之义。乳腺癌内分泌治疗可引起肾－天癸－冲任－子宫轴的平衡失调、脏腑失和，肾气渐衰，天癸由逐渐减少至衰竭，冲任二脉也随之失于充养。肾阴不足，阴不维阳，虚阳上越而患者出现烘热；或阴不维阳，营卫不和而自汗出，或阴虚内热，迫津外泄而盗汗出；水亏不能上制心火，心神不宁，故失眠多梦；腰为肾之府，肾主骨，肾之精亏血少，腰膝失养而患者出现腰膝酸软；肝肾同源，精血互生，肾精亏虚，肝血不足，肝为刚脏，体阴而用阳，肝喜调达，肝失疏泄，气机郁滞，经气不利，故情志抑郁、烦躁易怒；精亏血少，髓海失养，故头晕耳鸣；肾虚天癸渐竭，冲任失调，血海蓄溢失常，故月经周期紊乱；故乳腺癌内分泌治疗相关类更年期综合征多从调补肝肾入手。本例患者乳腺癌术后，内分泌治疗后出现潮热汗出、心烦易怒等症状，中医从肝肾入手，补肾填精、滋水涵木、养阴清热，能较好地改善患者的临床症状，减轻了患者的痛苦，增强了患者内分泌治疗的依从性。

◆病案 3　乳腺癌术后芳香化酶抑制剂治疗后骨痛

【病情介绍】

刘某，女，79 岁。患者 2016 年 4 月底发现右乳包块，至当地医院就诊，查 B 超，示：右乳外上方结节 BI-RADS 4A，建议穿刺明确病理。患者乳腺包块穿刺后病理为浸润性乳腺癌。2016 年 5 月 12 日在排除远处转移情况下，于外院行右乳癌改良根治术，术后病理：浸润性导管癌，Ⅲ级，肿瘤大小为 2cm×2cm×1.5cm，乳头及基底未见癌组织残留，腋窝淋巴结 0/21 未见转移。免疫组化雌激素受体（ER）（++），孕激素受体（PR）（++），人表皮生长因子受体 2（Her-2）（+++），Ki-67 40%（+）。患者自己考虑年龄较大，而且家庭经济状况不是很好，拒绝行化疗及赫赛汀靶向治疗，采用了口服依西美坦内分泌治疗并口服钙尔奇 D 补钙治疗（对抗骨质疏松不良反应）。患者口服依西美坦治疗 1 个月后，全身骨节疼痛明显，肌肉酸痛，行走困难，故寻求中医药治疗。

【治疗经过】

2016 年 6 月 29 日初诊。诊时见：精神欠振，全身骨骼疼痛，以指间关节、膝关节、肩关节、踝关节为主，行走不利，全身肌肉酸楚不适，腰酸背痛，对侧乳房不胀，纳谷欠佳，偶有潮热汗出，夜寐欠佳，二便尚调。查其舌质淡红，苔薄白，脉细弦。辨证属肝肾不足，筋骨失养，癌毒内留。治法拟补益肝肾、强筋壮骨，佐以健脾抗癌，方以左归丸加减，处方如下所述。

熟地黄 15 克，怀山药 15 克，枸杞子 10 克，山萸肉 10 克，怀牛膝 15 克，菟丝子 10 克，潞党参 15 克，云茯苓 10 克，炒白术 10 克，川杜仲 10 克，桑寄生 10 克，酸枣仁 15 克，肥知母 10 克，广木香 6 克，山慈菇 10 克，王不留行（包煎）10克，炙甘草5克。14剂，每日1剂，分上、下午口服。嘱患者停服各种补品，忌食辛辣刺激之品及海腥发物，保持心情愉快。

2016年7月13日二诊。患者诉服中药14剂后，睡眠较前改善，全身关节疼痛有所减轻，但潮热汗出仍作，二便尚调。查其舌质淡红，苔薄白，脉细弦。辨证属肝肾阴虚、气血不足、心神失养。治法拟补肾填精、益气养血、活血解毒。处方如下所述。

熟地黄15克，怀山药15克，女贞子10克，墨旱莲10克，山萸肉10克，怀牛膝15克，菟丝子10克，潞党参15克，云茯苓10克，炒白术10克，川杜仲10克，桑寄生10克，广木香6克，瘪桃干15克，山慈菇10克，王不留行（包煎）10克，炙甘草5克。14剂，每日1剂，分上、下午口服。嘱患者停服各种补品，忌食辛辣刺激之品及海腥发物，保持心情愉快。

此后患者长期坚持口服中药，方药以补肝益肾，强筋壮骨，佐以健脾抗癌为主。继续乳腺癌内分泌治疗，口服依西美坦每次25毫克，每日1次，稍有关节疼痛、肌肉酸痛，但可以忍受，随诊2年3个月，病情稳定，定期复查，未见复发或者转移。

【案例辨析】

该患者为老年女性，绝经后患乳腺癌，行芳香化酶抑制剂内分泌治疗后，以全身关节疼痛、肌肉酸痛为主要临床表现，根据其临床表现，属于中医"骨痹"的范畴。患者年过古稀，肾气亏虚，加之金刃手术所伤，药毒侵袭，肝阴肾精受损，肝肾不足，筋脉骨骼失养，不荣则痛，而发为本病。《素问·六节藏象论》云："肾者主蛰，封藏之本，精之处也，其充在骨……肝者，罢极之本，魂之居也，其华在爪，其充在筋"，肝肾不足，骨髓空虚，无以濡养骨骼，不荣则痛，发为多发骨痛；肝肾不足，水不涵木，筋脉失养，无以荣筋束骨，利关节，故出现关节疼痛；"腰为肾之府"，肝肾不足，腰府失养，不荣则痛故见腰痛；肝肾不足，精不化血，气血两虚，形神失充，故精神欠振；邪气久留伤正，加之金刃所伤，药毒伤脾，脾胃受纳运化失健，故纳谷欠佳；精血亏虚，阴虚有热，故潮热时作；阴虚则生内热，虚热迫津外泄，故见汗出；气血不足，心神失养，故见夜寐欠安；舌质淡红，苔薄白，脉细弦为肝肾不足、气血两虚之象。综观此患者，病位在骨，涉及肝肾，主要病机为肝肾不足、气血两虚、筋骨失养。治疗考虑当以补肝益肾、益气养血、强筋壮骨为主。脾胃为后天之本，气血生化之源，故兼以补益脾胃，以助运化。

方选左归丸为基础加减。左归丸出自《景岳全书》，以"壮水之主，以培左肾之元阴"而得名。方中以熟地黄为君药，滋补肝肾、填精生髓。枸杞子补益肝肾、山萸肉养肝滋肾、涩精敛汗，怀山药补脾益阴、滋肾固精，菟丝子平补阴阳、固肾涩精，怀牛膝补益肝肾、强筋壮骨，俱为臣药。潞党参、炒白术益气健脾，云茯苓淡渗利湿健脾，使脾运得健，运化有权，营血化生有源；山慈菇散坚消结、化痰解毒；王不留行活血消痈散结；川杜仲、桑寄生补肝益肾强筋骨；酸枣仁养血补肝、宁心安神；肥知母滋阴清热、除烦安神；木香理气和中，使补而不滞；以上诸药均为佐药。炙甘草益气安中、调和诸药，为使药。综观全方，组方严谨，配伍合理，扶正祛邪，补而不滞，攻邪不伤正，共奏补肝益肾、强筋壮骨为主，佐以健脾抗癌之效。

乳腺癌是一种激素依赖性肿瘤，对于雌激素受体和（或）孕激素受体阳性的乳腺癌，均需要长期的内分泌治疗。由于绝经后患者的雌激素主要来源于芳香化酶作用下，由雄烯二酮转变成雌二醇的过程，乳腺癌绝经后激素受体阳性的患者常选用芳香化酶抑制剂（aromatase inhibitor，AI）治疗。目前临床常用的芳香化酶抑制剂主要是第三代的芳香化酶抑制剂，其分为甾体类 AI（依西美坦）和非甾体类 AI（来曲唑、阿那曲唑）两类。临床使用芳香化酶抑制剂治疗，常会出现芳香化酶抑制剂相关性肌肉骨关节症状，主要表现为对称性关节痛、肌肉痛、骨痛、晨僵、扳机指等症状，主要累及指、腕、膝、髋、肩等关节，伴或不伴有关节肿胀、麻木、刺痛等。这两类芳香化酶抑制剂的作用机制相同，均为阻断绝经后妇女体内雌激素的生成途径，降低雌激素水平，从而减少肿瘤复发和抑制肿瘤进展。由于芳香化酶抑制剂治疗后雌激素水平下降，造成了骨基质成分丢失的增加，况且处于绝经后状态的女性，源于下丘脑－垂体－性腺生理轴功能减退，卵巢的萎缩，卵巢分泌的雌激素值急剧降低，进一步丧失激素维护的破骨细胞活性失调，护骨素激发破骨细胞活性，打破骨形成与骨吸收耦联的平稳状态，骨基质生成少，同时骨矿物密度下降，加速了骨小梁结构疏松化和骨量丢失，导致骨钙质流失、骨质疏松，从而引起芳香化酶抑制剂相关肌肉骨关节症状（aromatase inhibitor associated musculoskeletal symptoms，AIMSS），严重者出现骨折等相关骨事件。

中医无芳香化酶抑制剂相关性骨关节病变的病名，根据其临床表现，可将其归属至"骨痿""骨痹""痹病"等病证的范畴。《素问·上古天真论》云："女子七七任脉虚，太冲脉衰少，天癸竭，地道不通，故形坏而无子也。"《素问·痿论》云："肾主身之骨髓。"《素问·六节藏象论》云："肾者……其充在骨。"《素问·脉要精微论》云："腰者肾之府，转摇不能，肾将惫矣；膝者筋之府，屈伸不能，行则偻附，筋将惫矣。骨者髓之府，不能久立，行则振掉，骨将惫矣。"《素问·痿论》

云："肝主身之筋膜。"《素问·经脉别论》云："食气入胃，散精于肝，淫气于筋。"女子年老绝经后，肾精亏虚，骨髓生化乏源，则骨失滋养、不荣而痛、活动不利；肝肾同源，精血互化，水不涵木，则无以荣筋束骨，利关节，故出现关节疼痛、肌痛、腰膝酸痛等症状。如《灵枢·长刺节论》云："病在骨，骨重不可举，骨髓酸痛，寒气至，名曰骨痹"，说明肾虚则骨髓空虚，无以濡养筋骨，不荣则痛，发为骨痛。

按照中医理论分析，芳香化酶抑制剂相关性骨关节症状的出现多属于肝肾不足、筋骨失养，临床可采用补益肝肾、强筋壮骨的方法进行治疗。乳腺癌的发生是一个慢性过程，且患者常经过手术、放化疗等现代攻邪治疗，脾胃受损，脾胃为后天之本、气血生化之源，所以在补益肝肾、强筋壮骨的同时，多配以补脾治疗。《慎斋遗书》云："诸病不愈，必寻到脾胃之中……脾胃一虚，四脏皆无生气，疾病日久矣……补肾不如补脾，此之谓也。治病不愈，寻到脾胃，而愈者颇多"。《医宗必读》云："后天之本在脾，脾应中宫之土，土为万物之母"，脾胃健运，元气则充盛，营卫气血化源充足，肌腠则致密，百病则不生。临床通过补气健脾可以使得脾胃健运，化生精微，荣养五脏六腑；升清降浊，调畅全身气机；使四季脾旺，能帮助机体扶正祛邪。临证在补益肝肾、强筋壮骨基础上，多配以益气健脾之品，用药避免过于苦寒败胃、滋腻碍胃。

患者为绝经后乳腺癌患者，在给予芳香化酶抑制剂治疗后，出现指、膝、髋、肩等多处关节疼痛、全身肌肉酸痛等芳香化酶抑制剂相关性骨关节症状，采用了补肝益肾、强筋壮骨的中药汤剂治疗，患者骨痛症状得到了较好缓解，减轻了患者的痛苦，提高了患者的生活质量，也增加了患者接受芳香化酶抑制剂治疗的依从性，为乳腺癌患者长期坚持内分泌治疗提供了帮助。在中医药治疗的同时，我们还建议患者加强功能锻炼，可以适当练习中医八段锦、易筋经等养生类气功，以运动肢体、呼吸吐纳、调摄阴阳来达到练形、练气、练意的目的。八段锦、易筋经等功法中有许多伸展性动作，可达到强筋壮骨的作用，部分缓解相关骨关节疼痛、活动不利等症状。

◆ **病案 4　乳腺癌骨转移**

【病情介绍】

乔某，女，43 岁。患者于 2011 年 11 月 2 日自我体检时发现左乳有一包块，遂至外院就诊，查及左乳外上象限处有大小约为 4cm×3cm×3cm 包块，质硬，无明显触痛，活动度差，腋窝未触及肿大淋巴结，予乳腺 B 超检查，示：左乳占位性病变，考虑乳腺癌，建议进一步穿刺明确病理诊断。患者于 2011 年 11 月 11 日行乳腺包块穿刺术，术后病理提示：浸润性乳腺癌，Ⅱ～Ⅲ级。患者于 2011 年 11 月 14 日在该院行紫杉醇酯质体＋表柔比星＋环磷酰胺术前新辅助化疗 3 个周期，左乳包块明显缩小。患者于 2012 年 1 月 31 日行左乳癌改良根治术，术后病理提示：左乳浸润性导管癌，Ⅱ～Ⅲ级，肿瘤大小为 2.5cm×2cm×2cm，乳头及基底未见癌残留，左腋窝淋巴结（4/22）见癌转移。免疫组化结果提示：雌激素受体（ER）（＋），孕激素受体（PR）（－），人表皮生长因子受体 2（Her-2）（＋＋＋），FISH（＋），Ki-67 50%（＋），P53（＋）。患者术后又予原方案化疗 3 个周期，并且行局部放疗。因为经济原因，患者未行赫赛汀靶向治疗。患者化疗、放疗结束后，口服他莫昔芬内分泌治疗，定期复查，病情较为稳定。2016 年 8 月患者出现左侧胁肋部位酸痛不适，未予重视，至 2016 年 11 月患者局部疼痛加重，在外院行骨扫描示胸椎、肋骨、耻骨等多发放射性浓聚，考虑全身多发骨转移，建议化疗、双膦酸盐抗骨转移治疗，并配合止痛治疗，予奥施康定 10 毫克，每隔 12 小时口服。患者予口服奥施康定后，疼痛并未得到有效控制，并且伴有恶心呕吐、胃脘部不适、便秘腹胀等不良反应，为此患者要求中医药治疗。

【治疗经过】

2016 年 11 月 9 日首诊。诊时见：神清，精神欠振，全身腰背及胸胁疼痛明显，以酸胀疼痛、刺痛为主，口服阿片类镇痛药物治疗，疼痛控制欠佳，气短乏力，食欲不振，恶心欲吐，口干，大便干结，3～4 日一行，排尿无力，夜寐欠佳。查其舌质淡红，苔薄少，脉细数。辨证属脾肾亏虚、精血不足、癌毒内蕴。治法拟健脾益肾、壮骨止痛，佐以抗癌。方选独活寄生汤合健脾丸加减。处方如下所述。

独活 10 克，桑寄生 10 克，杜仲 10 克，秦艽 10 克，土鳖虫 10 克，骨碎补 10 克，党参 15 克，炒白术 10 克，怀山药 10 克，云茯苓 10 克，陈皮 6 克，木香 6 克，槟榔 10 克，厚朴 10 克，生地黄 10 克，玄参 10 克，麦冬 10 克，龙葵 10 克，蜀羊泉 10 克，炙甘草 5 克。14 剂，每日 1 剂，分上、下午口服。嘱患者停服各种补品，忌食辛辣刺激之品及海腥发物，保持心情愉快。

2016 年 11 月 23 日二诊。患者诉口服中药 14 剂后，恶心欲吐、口干、大便干结症状明显好转，全身腰背部疼痛及胸胁疼痛也有所缓解，夜寐尚可。查其舌质淡红、苔薄白、脉细数。证属脾肾亏虚、精血不足、气血不畅、癌毒内留。治法拟补肾壮骨、益气养血、活血止痛、解毒抗癌。处方如下所述。

独活 10 克，桑寄生 10 克，杜仲 10 克，秦艽 10 克，土鳖虫 10 克，骨碎补 10 克，党参 15 克，炒白术 10 克，怀山药 10 克，云茯苓 10 克，陈皮 6 克，木香 6 克，厚朴 10 克，龙葵 10 克，蜀羊泉 10 克，莱菔子 10 克，柏子仁 10 克，炙甘草 5 克。14 剂，每日 1 剂，分上、下午口服。嘱患者停服各种补品，忌食辛辣刺激之品及海腥发物，保持心情愉快。

此后患者长期汤剂口服调理，治法以健脾益肾、壮骨止痛，佐以抗癌为主，间或口服吗啡类镇痛药，未见便秘、恶心呕吐等不良反应，全身骨节疼痛不甚，不因疼痛而影响饮食和睡眠，也不因疼痛而影响患者情绪，中医治疗减轻了患者的痛苦，提高了患者的生活质量。

【案例辨析】

乳腺癌是原发于乳腺的恶性肿瘤，是女性最常见的恶性肿瘤，发病率仅次于胃癌和肺癌占第 3 位，是威胁女性健康的头号杀手。2012 年全球女性乳腺癌发病率为 43.3/10 万，占全部女性肿瘤患者的 25.2%；死亡率为 15%，居于女性癌症死亡第二位。骨骼是乳腺癌远处转移最常见的部位，发病率为 65% ～ 75%。乳腺癌骨转移的确切机制尚未完全明确。大多数学者认为，乳腺肿瘤细胞与骨骼细胞之间相互影响的复杂过程在骨破坏中起主导作用。癌细胞转移到骨并释放可溶性介质，激活破骨细胞和成骨细胞，破骨细胞释放的细胞因子又进一步促进肿瘤细胞分泌溶骨介质，从而形成恶性循环，导致骨破坏。乳腺癌骨转移一般是通过血行播散，在诸多骨代谢异常和调节骨代谢的因素异常的作用机制下而形成骨转移瘤。乳腺癌骨转移可发生于任何部位，但以躯干骨（中轴骨）为多，如脊椎、骨盆、肋骨、肩胛骨和颅骨等，四肢以肘膝关节以上的长骨为多，肘膝以下的骨转移较少。骨转移瘤可表现为溶骨性、成骨性和混合性三类，乳腺癌骨转移以溶骨性居多。乳腺癌骨转移后，常伴有骨痛、病理性骨折、高钙血症及神经表现（脊髓压迫）等，其中病理性骨折、高钙血症、脊髓压迫等称为骨相关事件（SRE）。缓解乳腺癌骨转移疼痛，预防和降低骨相关事件的发生，对于提高患者生活质量，延长其生存时间有重要意义。对于晚期乳腺癌骨转移患者，临床常根据患者的具体情况，给予手术治疗、放疗、放射性核素治疗、双膦酸盐类药物治疗、分子靶向治疗、内分泌治疗、化疗、镇痛对症治疗等治疗手段。

中医学中并没有对乳腺癌骨转移有详细的描述，根据其发病机制及其临床症状，常将其归于"骨瘤""骨蚀""骨痹""骨疽""骨痿"等病证范畴。《灵枢·刺节真邪》中云："虚邪之入于身也深，寒与热相搏，久留而内著，寒胜其热，则骨疼肉枯……内伤骨为骨蚀……为昔瘤，以手按之坚。有所结，深中骨，气因于骨，骨与气并，日以益大，则为骨疽"，骨疽乃是邪气聚集所致。《外科正宗·瘿瘤论》中云："肾主骨，恣欲伤肾，肾火郁遏，骨无荣养而为肿，曰骨瘤"，指出肾虚为主要病因；"其患坚硬如石，形色或紫或不紫，推之不移，坚贴于骨"，描述了骨瘤的坚硬、局部皮肤的颜色、移动度差等临床特征。《外科枢要·论瘤赘》云："若劳伤肾水，不能荣骨而为肿瘤……名为骨瘤……夫瘤者，留也。随气凝滞，皆因脏腑受伤，气血违和"，阐述了骨瘤的发病机制主要为过劳伤及肾脏精津，不能濡养骨骼，气血失调，病邪随气血凝滞于骨，从而发为骨瘤。《仙传外科集验方》亦云："所为骨疽，皆起于肾毒，亦以其根于此也……肾实则骨有生气，疽不附骨矣"，也说明了骨转移的发生与肾虚有密切的关系。对于乳腺癌骨转移的治疗，多从填精生髓、补肾壮骨入手。《灵枢·决气》云："谷入气满，淖泽注于骨，骨属屈伸，泄泽，补益脑髓，皮肤润泽，是谓液"，指出脾胃为后天之本，气血生化之源，骨骼也需要脾胃气血的充养。乳腺癌晚期，患者经历了手术、放化疗、内分泌治疗等治疗手段，带来一定的不良反应，影响了脏腑的正常功能，脾胃受戕，气血乏源，骨骼失养，配合中医治疗时当注意配合益气健脾之法，使脾胃运化得健，气血生化有源，骨骼得以充养。

该患者是乳腺癌术后、放化疗、内分泌治疗后，以骨痛为主要临床表现，全身骨扫描提示多发骨转移，参照中医"骨瘤"的范畴进行辨证施治。患者中年女性,罹患乳腺癌日久,病久入肾,肾气亏虚;加之手术金刃所伤,化疗、内分泌药毒戕害,放射火热毒邪,耗伤正气,脾胃功能受损,脾失健运,气血生化乏源,肾气更虚,癌毒流注于骨,而生骨瘤之病。《灵枢·经脉》云:"足少阴气厥,则骨枯。少阴者,冬脉也。伏行而濡骨髓者也。故骨不濡,即肉不能着也;骨肉不相亲,即肉软却;肉软却,故齿长而垢,发无泽;发无泽者,骨先死。"一方面,患者肾气不足,加之久病正气受损,癌毒流注于骨,癌毒阻碍气机,不通则痛。另一方面,癌毒内留日久伤正,肾中精气受损,无以滋养骨骼,不荣则痛,故患者全身腰背及胸胁疼痛明显,以酸胀疼痛、刺痛为主;患者脾胃虚弱,纳运失司,升降失常,则恶心欲吐;脾失健运,大肠传导失司,大便停积于肠道,故大便干结,三四日一行;脾肾不足,津亏液耗,故口干;脾肾不足,膀胱气化不利,则排小便无力;脾肾不足,心神失养,则夜寐欠佳;舌质淡红,苔薄少,脉细数均为脾肾不足之象。本患者病变部位在骨,在脏为肾,涉及脾脏,病机主要为脾肾亏虚,癌毒内结于骨,治疗当以健脾益肾、壮骨止痛,佐以抗癌为法。

患者肾气亏虚,又加癌毒药毒伤脾,先天、后天俱虚,无力抗邪。癌毒流注于骨,气血阻滞,不通则痛,故治以健脾益肾、壮骨止痛,佐以抗癌为法,方选独活寄生汤合健脾丸加减。药用独活辛散苦燥,善祛深伏骨节之寒邪,散寒止痛,王好古云:"(独活)治项强腰脊痛";桑寄生补益肝肾、强筋壮骨,有止腰腿疼痛之功,两药共为君药。杜仲补肝肾、强筋骨、止痹痛,可通经止痛;骨碎补性苦温,入肾经,《药性论》云其"主骨中毒气、风血疼痛、五劳六极",《日华子》云其"治恶疮、蚀烂肉";潞党参、炒白术益气健脾,怀山药补肾健脾,云茯苓淡渗利湿健脾,使脾运得健,运化有权,营血化生有源；以上诸药同为臣药。土鳖虫攻坚破积、续筋接骨；山慈菇散坚消结、化痰解毒；王不留行活血消痈散结；陈皮、木香理气和中；槟榔、厚朴行气导滞；生地黄、玄参、麦冬养阴生津、增液行舟；以上诸药均为佐药。炙甘草益气和中、调和诸药，为使药。纵观全方，攻补结合，以补脾益肾、壮骨止痛为主，祛邪解毒为辅，组方严谨，配伍合理，共奏健脾益肾、壮骨止痛、抗癌解毒之功效。

　　乳腺癌晚期骨转移引起的骨痛，西医临床常常遵循 WHO 三阶梯药物镇痛原则，采用吗啡类镇痛药物来控制癌痛，减轻患者痛苦。由于吗啡类镇痛药物常可致恶心呕吐、腹胀便秘、尿潴留、尿无力、头晕、嗜睡等不良反应，给患者带来了新的痛苦，影响了吗啡类镇痛药的应用。在从整体观念出发的中医药理论指导下辨证论治、以人为本，依据患者个体病情的异同，辨病与辨证相统一为原则来指导遣方用药，往往能提高患者对治疗的依从性。按照君臣佐使原则配伍的复方中药除具有直接杀伤肿瘤细胞的抗癌作用之外，还可以调节机体免疫能力，调动人体自身的积极性来对抗肿瘤，而且对于吗啡类制剂的毒副反应有缓解作用。晚期乳腺癌骨转移，由于癌毒深入，稽留于骨，考虑到肿瘤"毒根深藏"的特性，一般草本类药可能药力不及，可以选择虫类药物，从药性上讲虫类药物善于行走攻窜、通达经络、皮里膜外，驱逐搜剔之功远胜于草本类药物。《本草问答》曰："动物之攻利尤甚于植物，以其动物之本性能行，而又具有攻性。""顽痹邪气久羁……湿痰瘀浊胶固，非草木之品所能宣达，必借虫蚁之类搜剔窜透"，在患者正气尚存、体质尚强时，可以加入土鳖虫、全蝎、蜈蚣等虫类药以助抗癌解毒，能起到较好疗效。

◆**病案 5　乳腺癌上肢水肿**

【病情介绍】

王某，女，46 岁。患者于 2017 年 3 月 12 日自我体检时发现左侧乳房有一包块，遂至外院就诊，查 B 超、乳腺钼靶摄片均提示乳腺占位性病变，考虑乳腺癌，建议进一步穿刺明确病理诊断。患者于 2017 年 3 月 20 日行在外院行左乳腺包块穿刺术，术后病理提示：浸润性乳腺癌，Ⅲ级。患者于 2017 年 3 月 28 日行左乳腺癌保乳手术治疗，术后病理提示：左乳浸润性导管癌，Ⅱ～Ⅲ级，肿瘤大小 3 cm×2.5 cm×2cm，乳头及基底未见癌残留，脉管内可见癌栓，左侧腋窝淋巴结 4/35 枚见癌转移。免疫组化检测提示：雌激素受体（ER）(+)，孕激素受体（PR）(−)，人表皮生长因子受体 2（Her-2）(+)，Ki-67：90%（+），P53（−），CK5/6（+），CD31（脉管 +），CD34（脉管 +）。术后予 EC-T（表柔比星、环磷酰胺、紫杉类）序贯化疗，共 8 个周期，并局部行放疗，口服他莫昔芬内分泌治疗。患者此后定期复查，未见复发转移征象。患者于 2018 年 2 月 17 日出现患侧（行乳腺癌手术侧）上臂、前臂及手背略有肿胀，上举及后伸时有牵拉感，为进一步改善症状，特来寻求中医药治疗。

【治疗经过】

2018 年 2 月 26 日初诊。诊时见：左侧上臂、前臂及手背略肿，作胀不适，上举及后伸时有牵拉感，无发热，纳谷尚可，夜寐尚可，二便调畅。查其舌质淡红，苔薄白，脉细紧。证属气虚血瘀、水液内停。治法拟益气健脾、活血利水。方选黄芪桂枝五物汤加减。处方如下所述。

黄芪 15 克，桂枝 10 克，潞党参 15 克，云茯苓 10 克，炒白术 10 克，泽泻 10 克，泽兰 10 克，当归 10 克，川芎 10

克，三棱10克，莪术10克，皂角刺10克，路路通10克，车前草15克，炙甘草5克，大枣10克，生姜（自备）2片。14剂，每日1剂，分上、下午口服。嘱患者停服各种补品，忌食辛辣刺激之品及海腥发物，保持心情愉快。同时嘱患者避免患侧肢体负重，建议患侧握拳、然后松开；患侧上肢手举，肘部弯曲，越过头顶，抓住对侧耳朵等功能锻炼。

2018年3月12日二诊。患者诉口服中药14剂后，患侧上肢水肿未见加重，也未见明显消退，纳谷尚可，夜寐安和，二便调畅。查其舌质淡红、苔薄白、脉细紧。证属气血不足、血脉不利、经络阻滞。治法拟健脾益气、养血活血、通经和络。处方如下所述。

黄芪15克，桂枝10克，潞党参15克，云茯苓10克，炒白术10克，泽泻10克，泽兰10克，当归10克，川芎10克，三棱10克，莪术10克，鸡血藤15克，路路通10克，僵蚕10克，车前草15克，炙甘草5克，大枣10克，生姜（自备）3片。嘱患者停服各种补品，忌食辛辣刺激之品及海腥发物，保持心情愉快。同时嘱患者避免患侧肢体负重，建议患侧握拳、然后松开；患侧上肢手举，肘部弯曲，越过头顶，抓住对侧耳朵等功能锻炼。

患者坚持功能锻炼及口服中药益气健脾、活血利水剂3个月后，手背、前臂水肿渐退，仅剩上臂及腋窝处略肿，不影响上肢活动，减轻了患者的痛苦，提高了患者的生活质量。

【案例辨析】

乳腺癌是女性最常见的肿瘤之一，在我国发病率呈逐年上升趋势，严重危害着女性的身心健康。手术治疗是乳腺癌的首选治疗方式，患侧上肢水肿是乳腺癌术后主要的并发症。患者上肢水肿可引起患者肢体活动受限，在夏季肢体暴露时影响美观，以及患侧上肢水肿引起的疼痛给患者带来较大的痛苦，严重影响患者的生活质量。由于同侧腋窝淋巴结转移是乳腺癌最常见的局部转移方式，癌细胞可经胸大肌外侧缘淋巴管侵入同侧腋窝淋巴结，因此乳腺癌手术常进行同侧腋窝淋巴结清扫。淋巴系统是脉管系统的一个组成部分，管腔内含有淋巴液，最终汇入静脉系统。因此乳腺癌术后腋窝淋巴结的清扫，使腋窝淋巴管的连续性中断，淋巴液回流受阻，大量的富含蛋白质的淋巴液稽留在组织间隙；其次是由于术后瘢痕牵拉造成腋窝静脉管腔狭窄影响患侧上肢静脉的回流；再则乳腺癌术后，患侧上肢活动减少，反过来增加患侧上肢的淋巴水肿的危险性，导致患者患侧上肢水肿。

目前临床将乳腺癌术后患侧上肢淋巴水肿根据其程度分为3级。①轻度水肿：患侧上肢的周径比健侧粗3cm以下，多限于上臂近端或前臂或手掌部位，常发生于术后短期内；②中度水肿：患侧上肢的周径比健侧粗3～6cm，水肿范围影响到整个上肢，包括前臂和手背；③重度水肿：患侧上肢的周径比健侧粗6cm以上，皮肤硬韧，水肿波及整个上肢包括手指，整个上臂和肩关节活动严重受限，表现为肿胀、烧灼痛、沉重感及丹毒样发作。目前常用的治疗方法是物理疗法，主要包括患侧上肢的功能锻炼、向心性按摩、弹力绷带、间歇压力泵法等方法，如伸懒腰、腹式呼吸能改变胸廓内压力，促进淋巴回流；上肢抬举运动使肌肉收缩刺激淋巴液流动等，促进淋巴回流，改善患者生活质量。然而，不正确的功能锻炼，如过强的运动或静力性的活动（如搬运重物等）可造成淋巴管负荷过重，加重上肢水肿。对于严重淋巴水肿的患者，单纯保守治疗效果不佳，需要进行手术治疗，切除病变组织，消除多余的漏液及坏死组织，甚者移植皮瓣，但手术创伤大，效果并不理想。总体来说，针对乳腺癌患者术后患侧上肢水肿可应用的干预手段有限，而且疗效不尽如人意，如果配合中医药治疗能在一定程度上改善症状。

乳腺癌可归属于中医学"乳岩""奶岩""石乳""乳石痈""乳疳""翻花乳""妒乳"等病证范畴。由于古代对乳腺癌疾病认识的局限性，乳岩切忌手术治疗，如清代魏之琇在《续名医类案》中提及"大忌开刀，开则翻花，最惨，万无一生"，故古籍中没有对乳腺癌术后患侧上肢淋巴水肿的相关描述。中医基于整体观念，结合乳腺癌术后上肢淋巴水肿的临床表现，将其归属于中医学"脉痹""着痹（湿痹）"等范畴。《黄帝内经》中有云："诸湿肿满，皆属于脾"，亦云："肾者，胃之关也，关闭不利，故聚水而从其类也。上下溢于皮肤，故为胕肿"，《金匮要略·水气病脉证并治》中有云："血不利则为水"，《血证论》中有云："血积既久，亦能化为痰水"，可见痰、饮、水、湿皆为津液不归正化而形成，与脾失健运有关，而痰、饮、水、湿又皆为有形之邪，最易阻滞经络。针对乳腺癌术后上肢淋巴水肿，内治当从健脾助运入手，消散局部有形之邪，恢复经络通畅，还可配合局部外用药物等中医外治疗法，如药物外敷或熏洗、针灸刺血拔罐、推拿按摩结合功能锻炼等。清代医家吴师机云："外治之理，即内治之理；外治之药，亦内治之药。所异者，法耳。医理药性无二，而法则神奇变化。"中医药治疗以整体观念为指导，内服外治，双管齐下，具有一定的特色和优势。

黄芪桂枝五物汤出自《金匮要略·血痹虚劳病》，具有益气温经、和营通痹的功效，为治疗血痹的名方。《金匮要略·血痹虚劳病》云："血痹阴阳俱微，寸口关上微，尺中小紧，外证身体不仁，如风痹状，黄芪桂枝五物汤主之"，后世习用黄芪桂枝五物汤治疗气血不足、营卫虚弱、腠理疏松、无力抵御外邪，加之劳汗当风、风寒之邪乘虚而入、侵袭经络、经脉闭阻、血行不畅而致血痹之症。乳腺癌手术中行腋窝淋巴结清扫，能够尽可能地清除癌细胞，但也损伤了脉络，耗伤了气血，致使正气亏虚、气虚无力推动水液的正常输布排泄而致痰湿水饮凝聚，无力推动血液运行可致血瘀，故见患侧上肢水肿，如《医林改错》云："元气正虚，必不能达于血管，血管无气，必停留而瘀"；《金匮要略·水气病脉证并治》云："血不利则为水"；《血证论》云："血积既久，亦能化为痰水。"此例乳腺癌患者，术后患侧上肢水肿，分析为气血亏虚，血脉不通所致，故选黄芪桂枝五物汤为基础方，可益气温经、和血通痹。《素问·至真要大论》云："诸湿肿满，皆属于脾。"脾属土，土健方能制水，脾主四肢肌肉，脾气充足，气血方能充养四肢肌肉，保持肢体强壮。

患者在手术中为金刃所伤，耗伤气血，气虚血瘀，水液内停，治宜益气健脾、活血利水，方选黄芪桂枝五物汤加减。药用黄芪补益肺脾之气，固表行水为君药。桂枝温经通痹、化气行水为臣药；潞党参、炒白术益气健脾，云茯苓淡渗利湿健脾，助君药黄芪脾运得健，水湿归于正化；泽兰、当归、川芎、路路通、三棱、莪术活血化瘀，利水消肿；泽泻、车前草利水消肿；皂角刺活血行瘀、通络消胀；白芍养血和血，与桂枝相配，调和营卫；以上诸药同为佐药。生姜、大枣相合，调和脾胃，为使药。全方共奏益气活血、温经通络、利水消肿之效。

第11章　前列腺癌中医药调治案例

◆病案 1　前列腺癌术后

【病情介绍】

秦某，男，77 岁。患者 2010 年体检发现血清前列腺特异性抗原（PSA）、游离前列腺特异性抗原（F-PSA）轻度升高，查 B 超，示前列腺增生。2012 年 5 月体检，示前列腺特异性抗原（PSA）、游离前列腺特异性抗原（F-PSA）较前明显升高，查 B 超，示前列腺增生，前列腺钙化灶，前列腺周围区间异常回声区域，建议进一步检查。患者于 2012 年 5 月 30 日行前列腺穿刺，病理提示：查见可疑腺癌。患者 2012 年 6 月 8 日行前列腺癌根治术，术后病理提示：少量异型腺体，D504 弱（+），HCK（+），P63（-），CK5/6（-），结合 HE 切片，前列腺癌，Gleason 评分为 3+3=6/10 分，病灶大小直径 0.3cm。患者术前查骨 ECT（发射型计算机断层扫描仪）未见异常，患者考虑自身年龄较大，未接受去势治疗和前列腺癌内分泌药物治疗，而寻求于中医药治疗。

【治疗经过】

2012 年 9 月 6 日初诊。诊时见：形体偏瘦，疲乏无力，腰酸背痛，偶有尿点滴失禁，无手足心热，无骨节疼痛，纳谷欠佳，口干，大便通畅，夜寐尚安。查见舌质淡红，苔薄白，中裂，脉细弱。证属脾肾不足、癌毒内蕴。治法拟健脾补肾、解毒抗癌。方拟参芪地黄丸加减，处方如下所述。

黄芪 15 克，熟地黄 10 克，党参 15 克，山萸肉 10 克，怀山药 10 克，牡丹皮 10 克，泽泻 10 克，云茯苓 10 克，龙葵 10 克，蜀羊泉 10 克，金樱子 10 克，芡实 10 克，炙甘草 5 克，焦麦芽、谷芽各 15 克，佛手 6 克。14 剂，每日 1 剂，分上、下午口服。嘱患者忌食辛辣刺激之品及海腥发物。

2012 年 9 月 27 日二诊。患者诉口服中药 14 剂后，疲乏无力、腰酸背痛症状均有所缓解，小便点滴失禁状况也有所缓解，唯口干症状无明显变化，食欲可，睡眠一般。查其舌质淡红，苔薄白，中裂，脉细弱。证属脾肾不足、气血两虚、癌毒内留。治法拟健脾补肾、益气养阴、清热解毒。处方如下所述。

黄芪 15 克，熟地黄 10 克，党参 15 克，山萸肉 10 克，怀山药 10 克，牡丹皮 10 克，肥知母 10 克，黄精 15 克，云茯苓 10 克，龙葵 10 克，蜀羊泉 10 克，金樱子 10 克，芡实 10 克，炙甘草 5 克，焦麦芽、焦谷芽各 15 克，佛手 6 克。14 剂，每日 1 剂，分上、下午口服。嘱患者忌食辛辣刺激之品及海腥发物。

2012 年 10 月 18 日三诊。患者诉药后诸症改善，无腰痛，尿色清，大便成形，每日 1 ~ 2 次，食欲可，夜寐尚安。查其舌质淡红，苔薄白，脉细，下肢不肿，血压为 120/80mmHg。证属脾肾不足、气血亏虚、瘀毒内留。治法拟补肾填精、健脾益气、理气活血、清热解毒。处方如下所述。

黄芪 15 克，熟地黄 10 克，党参 15 克，山萸肉 10 克，怀山药 10 克，潼蒺藜、白蒺藜各 10 克，炒白术 10 克，桂枝 10 克，白芍 10 克，云茯苓 10 克，龙葵 10 克，蜀羊泉 10 克，陈皮 6 克，佛手 6 克。14 剂，每日 1 剂，分上、下午口服。嘱患者忌食辛辣刺激之品及海腥发物。

患者此后长期以健脾补肾、解毒抗癌法为主进行中医药调理，随访 6 年以上，末次复查前列腺特异性抗原（PSA）、游离前列腺特异性抗原（F-PSA）均在正常范围，病情稳定。

【案例辨析】

患者为老年男性，前列腺癌术后，首次就诊，症见形体偏瘦，疲乏无力，腰酸背痛，偶有尿点滴失禁，无手足心热，无骨节疼痛，纳谷欠佳，口干，大便通畅，夜寐安和，舌质淡红，苔薄白，中裂，脉细弱。脾胃为后天之本，气血生化之源，脾胃虚弱，气血生化乏源，形体失充，则形体消瘦；肌体失养，则疲乏无力；脾主运化，脾虚运化无权，则纳谷欠佳；腰为肾之府，肾精亏空，则腰为之不利，故腰酸腰痛；肾主藏精，司开阖，肾气不固，膀胱气化失司，《灵枢·九针》云："膀胱不约为遗溺"，而见尿点滴失禁；舌质淡红，苔薄白，中裂，脉细弱为脾肾不足之象。

参芪地黄汤出自清代名医沈金鳌所著的《沈氏尊生书·大肠病方》，书中云："或溃后疼痛为甚，淋漓不已则为气血大亏，需用峻补，宜参芪地黄汤。"参芪地黄汤是由六味地黄丸去泽泻加补气健脾的黄芪、人参，并加调和胃气的生姜、大枣等组成，该方具有补脾滋肾、脾肾同补、先后天兼顾的功能。本例患者年高本已脾肾亏虚，兼以肿瘤术后，癌毒内蕴，防止转移扩散，故以健脾补肾为主，佐以解毒抗癌。方用黄芪益气补脾、熟地黄滋阴补肾、填精生髓，共为君药。党参甘温益气补虚，以增黄芪之力，山萸肉补肝益肾，并能涩精益阴；山药健脾补肾，又能固精；泽泻利湿泄浊，牡丹皮清泻相火，茯苓淡渗脾湿，与熟地黄、山萸肉、怀山药三药相配，肾、肝、脾三脏共补，是为"三补三泻"，共为臣药。龙葵、蜀羊泉清热解毒、败毒抗癌；金樱子、芡实补肾摄精，收涩止尿；炒谷芽、炒麦芽补脾开胃；佛手行气畅中，同为佐药。炙甘草益气安中、调和诸药，为使药。综观全方，组方严谨，配伍合理，扶正祛邪，药精力专，共奏益气养阴、健脾补肾、解毒抗癌之效。

前列腺癌是常见的泌尿生殖系统恶性肿瘤。在欧美国家，前列腺癌的发病率非常高，在美国老年男性中的发病率高达15%以上，是继肺癌之后美国排名第二位的男性肿瘤患者的致死原因。随着我国人均寿命的延长、生活方式及饮食结构等方面的改变，前列腺癌的发病率在我国也呈明显上升趋势。前列腺癌发病原因尚不完全明了。有资料表明，本病的发生与性激素关系密切，遗传可能也是前列腺癌发病的因素之一，在直系亲属中有前列腺癌，本人患前列腺癌的危险性增加1倍；如有2个以上的直系亲属中有前列腺癌，本人患前列腺癌的相对危险性增加5～11倍。其他如年龄因素、化学致癌物质如镉，以及摄入动物脂肪饮食过多也是重要的可能危险因素之一。潜在的因素可能还有维生素A、维生素E、木脂素、异黄酮等摄入不足，并与有慢性前列腺炎病史、输精管结扎术史等有关。

可见要预防前列腺癌，需要做到合理饮食，食物多样化，营养均衡，改变吸烟、酗酒等不良习惯，减少高脂肪物质的摄入，增加富含维生素A、维生素E的摄入，避免接触有毒致癌物质。还要注意节欲养生，避免性生活无度及不洁性行为和性关系，加强运动，避免前列腺炎发生等。对于中老年人，要进行定期的前列腺指检，前列腺B超检查，抽血进行前列腺特异性抗原（PSA）、游离前列腺特异性抗原（F-PSA）的检测，争取及早发现癌前病变，早期治疗，防止发展为前列腺癌。

中医古典医籍中无确切的前列腺癌病名记载，现代中医学家根据本病常见的排尿困难、尿潴留、尿频、尿痛、血尿、腰痛及转移后出现肿块等临床症状特点，将其归于"淋证""癃闭""尿血""精室岩""癥瘕""积聚""腰痛"等病的范畴。

多数医家参考"癃闭""血尿"进行辨证论治。前列腺位于盆腔内、膀胱底部、耻骨后、尿生殖膈之上，直肠壶腹部之前，居于下焦，根据中医学以五脏为中心的藏象学概念，主要由肾统管。肾藏精，为生殖发育之源，精化阴阳，为五脏阴阳之根本，肾又主水，主管水液代谢。《难经·三十九难》云："肾有两脏，其左为肾，右为命门。命门者，精神之所舍也。"故前列腺为藏精之所，属命门之肾。《素问·上古天真论》曰："男子……七八，肝气衰，筋不能动，天癸竭，精少，肾脏衰，形体皆极。"故前列腺癌好发于老年男性。另外《灵枢·经脉》谓足厥阴肝经："起于大指丛毛之际……循股阴入毛中，过阴器，抵小腹，挟胃属肝络胆。"前列腺亦为肝经循行所过，《素问·上古天真论》中多有"肝气衰，筋不能动"等病因的记载，故临证多从下焦肝肾入手，滋补肝肾进行临床治疗。肝藏血，肾藏精，精血互生互化，虚则补其母，临床多以滋水涵木为治。《景岳全书》记载："脾肾不足及虚弱失调之人，多有积聚之病。"肾为先天之本，脾为后天之本，脾肾是人之根本，脾为"气血生化之源""善调脾胃者，可以治五脏"。此例患者本已年高肾虚，加之前列腺癌术后，气血亏虚，当补脾以益气血生化之源，血足则能化生精，后天不断充养先天，正气充足则能祛邪外出，消除残留于体内的癌毒，使邪去而正安，恢复健康。此例患者长期坚持以健脾补肾，佐以解毒抗癌法为主进行中医药调理，随访6年以上，未见病情复发转移，收到了较好的疗效。

◆病案 2 前列腺癌术后压力性尿失禁

【病情介绍】

金某，男，81 岁，患者 2016 年开始出现排尿不畅，尿频尿急尿不尽，白天 2 小时 1 次，夜尿 2～3 次，无肉眼血尿，曾至当地医院行前列腺穿刺，病理示前列腺增生、前列腺炎，予抗炎等对症处理后症状较前缓解，后定期复查。2017年 7 月 19 日患者突发小便闭塞，至急诊科查前列腺彩超，示前列腺增生，前列腺钙化灶，前列腺周缘区底部正中异常回声区域，建议进一步检查，予保留导尿治疗；2017 年 7 月20 日行盆腔磁共振（MR）平扫示：前列腺增生，外周带前列腺炎症，前列腺左侧中央带异常信号影，考虑癌（CA）可能，双侧精囊部分萎缩，膀胱导尿管术后改变，右侧腹股沟椭圆形异常信号，精索鞘膜积液；血清前列腺特异性抗原（PSA）为 76.17ng/ml，游离前列腺特异性抗原（F-PSA）为11.69ng/ml。患者于 2017 年 7 月 28 日行经会阴前列腺穿刺活检术，病理诊断示（前列腺穿刺标本 1～12）标本 1、2、6、7、9、10、11、12 前列腺组织未见明确恶性；标本 3 前列腺腺癌，Gleason 评分为 3+4=7/10 分，癌组织约占穿刺组织的25%；标本 4 见个别异型小腺体（2 个）；标本 5 前列腺腺癌，Gleason 评分为 3+3=6/10 分，癌组织约占穿刺组织的 20%；标本 8 前列腺腺癌，Gleason 评分为 3+4=7/10 分，癌组织约占穿刺组织的 50%。患者前列腺癌诊断明确，西医予比卡鲁胺口服抗雄激素治疗，戈舍瑞林 10.8 毫克皮下注射药物性去势治疗。于 2017 年 8 月 3 日行"单孔腹腔镜下前列腺根治性切除术"，术后病理提示（前列腺癌根治术后标本）：①前列腺腺癌，Gleason 评分为 3+4=7/10 分，癌组织侵及前列腺左下叶和右下叶，癌组织侵近左下、右下切缘，游离切缘未见癌组织累及，左上、右上切缘未见癌组织累及，未见明确脉管癌栓及神经侵犯。②左、右侧精囊未见癌组织累及。③左、右侧输精管切缘未见癌组织累及。病理分期为 $PT_{2c}N_{xc}M_0$。患者术后西医予比卡鲁胺口服抗雄激素治疗，戈舍瑞林 10.8 毫克皮下注射药物性去势治疗，但是患者自术后每遇咳嗽、喷嚏，或久站，或行走而出现尿液自出的漏尿现象，严重影响生活质量。患者求治于外科，告知为术后常见并发症，建议患者加强盆底肌肉锻炼。患者术后 3 月余，尿液自出的漏尿现象未见明显好转，遂求中医药治疗。

【治疗经过】

2017 年 11 月 24 日初诊。诊时见：形体中等，面色少华，神疲怯弱，小便每遇咳嗽、喷嚏，或久站，或较快行走而自出，需要穿尿不湿才能出门，生活不便，腰膝酸软，纳谷欠佳，大便调畅，夜寐尚可，舌质淡红，苔薄白，脉细弱。证属脾肾亏虚、肾失固摄、膀胱失约。治法拟益肾健脾、缩尿止遗。方选桑螵蛸散合参苓白术丸加减，处方如下所述。

桑螵蛸 10 克，潞党参 10 克，云茯苓 15 克，炒白术 10 克，怀山药 15 克，生薏苡仁 20 克，莲子肉 10 克，芡实 15 克，金樱子 15 克，煅牡蛎（先煎）20 克，煅龙骨（先煎）20 克，杜仲 10 克，桑寄生 10 克，炙甘草 5 克，佛手 6 克。14 剂，每日 1 剂，分上、下午口服。嘱患者忌食辛辣刺激之品及海腥发物。

2017 年 12 月 22 日二诊。患者诉服中药后纳谷有增，腰膝酸软减轻，面色渐华，但咳嗽、喷嚏，或久站，或快步行走时小便仍时有自遗。查其舌质淡红，苔薄白，脉细弱。效不更法，仍以益肾健脾，缩尿止遗，考虑患者咳嗽时尿自出，按照中医学理论"肺为水之上源"，肺主通调水道，如《金匮翼》云："脾肺气虚，不能约束水道而病不禁者"，认为其病症不仅与脾虚中气下陷有关，还与肺气宣降失职有关，故拟在原方基础上加黄芪以升提中气，加桔梗以开宣肺气，处方如下所述。

桑螵蛸10克，潞党参10克，炙黄芪15克，云茯苓15克，炒白术10克，怀山药15克，生薏仁20克，莲子肉10克，芡实15克，金樱子15克，煅牡蛎（先煎）20克，煅龙骨（先煎）20克，杜仲10克，桑寄生10克，桔梗5克，炙甘草5克，佛手6克。14剂，每日1剂，分上、下午口服。嘱患者忌食辛辣刺激之品及海腥发物。

2018年1月14日三诊。患者诉服中药后症状有所减轻，近来咳嗽、喷嚏较少，精神较前振作，食欲好，睡眠可。查其舌质淡红，苔薄白，脉细。证属脾肾气虚、失于固摄。治法拟补益脾肾、扶正祛邪。处方如下所述。

潞党参10克，炙黄芪15克，云茯苓15克，炒白术10克，怀山药15克，生薏苡仁20克，莲子肉10克，芡实15克，金樱子15克，杜仲10克，桑寄生10克，黄芩10克，桂枝10克，白芍10克，炙甘草5克。14剂，每日1剂，分上、下午口服。嘱患者忌食辛辣刺激之品及海腥发物。

患者经中药治疗半年后，尿失禁完全消失，出门无须穿尿不湿，生活质量明显改善，增加了战胜病魔的信心。

【案例辨析】

前列腺癌根治术是局限性前列腺癌的标准治疗方式。前列腺位于膀胱的下方，由于老年人自身控尿能力差，所以尿失禁是前列腺癌根治术后的主要并发症之一。前列腺癌术后尿失禁主要包括：尿道括约肌的损伤或牵拉，或术中损伤了骶神经而引起的压力性尿失禁；膀胱尿道吻合口狭窄导致膀胱出口梗阻，从而引起溢尿的急迫性尿失禁及由于尿潴留而引起的充盈性尿失禁。其中压力性尿失禁是前列腺癌术后尿失禁的主要类型。前列腺癌术后，患者由于不能控制排尿，会严重影响患者生活质量，打击患者治疗疾病的信心，且长期尿失禁，容易继发泌尿系统感染及会阴部局部皮肤感染。对于前列腺癌术后的压力性尿失禁，西医治疗一般是指导患者进行盆底肌肉锻炼，即平卧床上以降低腹压，增加尿道闭合压，同时进行收缩肛门运动，以加强盆底肌肉的收缩功能和弹性，改善患者压力性尿失禁状况，对于严重的尿失禁患者需要进行人工尿道括约肌移植或悬吊带手术。对于前列腺癌尿失禁患者要进行术后的心理疏导，克服患者手术后紧张、焦虑情绪，以及尿失禁后的自卑、失望情绪，建立战胜疾病的信心。

尿失禁属于中医"尿遗"范畴。按照中医藏象学理论，人体水液代谢与肺、脾、肾、三焦、膀胱等脏腑有关。正常生理情况下，水液代谢的过程是通过口、食管到胃的受纳摄入，以及脾的运化和传输，肺的宣发与肃降，肾的蒸腾和气化，以三焦为水液通道，输送到五脏六腑，肢体百骸，濡养全身；同时经过代谢产生的废液，主要是化为汗液、尿液排出体外。尿液的产生，主要与肾和膀胱关系密切。肾在五行属水，主管水液代谢，《素问·逆调论》中说："肾者水脏，主津液。"尿液的生成与排泄与肾中精气的蒸腾气化有直接关系，肾中精气气化失常，则可引起关门不利，小便代谢异常。《素问·灵兰秘典论》云："膀胱者，州都之官，气化则能出矣。"膀胱主要有贮存尿液和排尿的功能。《诸病源候论》云："津液之余者，入胞则为小便。"如果各种因素导致肾气受损，肾虚不能主管膀胱气化功能，气虚失于固摄，可发生小便量多，遗尿、尿失禁等症状；肾与膀胱相表里，膀胱气化依赖于肾的蒸腾气化，肾虚气化失常，则出现排尿不畅，或小便不利、尿后余沥不尽、尿频、尿急、尿痛、尿闭，或遗尿、尿失禁。《素问·宣明五气》云："膀胱不利为癃，不约为遗尿。"

本例患者年老体衰，《素问·上古天真论》曰："男子七八，肝气衰，筋不能动，天癸竭，精少，肾脏衰，形体皆极。"《成方便读》有云："夫便数一证……有属下虚不固者……或脾肾虚弱，时欲便而不能禁止，老人小儿多有之。"患者肾亏虚，无以滋养和温煦五脏六腑，气血运行不畅，瘀血败精内生聚积下焦，日久聚生癌毒，癌毒内结于前列腺而生前列腺癌。患者历经手术切除，气血受损，脏腑失养，脾肾不足，气血失充，故见面色少华、神疲怯弱；肾气虚弱，不能主管水液代谢，膀胱开阖失司，膀胱失约，则小便失禁、自行而出；肺主通调水道，下输膀胱，为水之上源，肺气失于宣发肃降既可致咳嗽、喷嚏，也可致肺通调水道失职，故每遇咳嗽、喷嚏而尿自出；久站，或行走耗气伤肾，膀胱失约，也可见尿自出；"腰为肾之府"，肾气亏虚，腰府经络失养，故见腰膝酸软；脾胃亏虚，失于受纳运化水谷，故纳谷欠佳；舌质淡红，苔薄白，脉细弱为脾肾不足之象。本病病位在前列腺，为肾所主，与脾、肺、膀胱有关，病机为脾肾亏虚，肾失固摄，膀胱失约，脾失运化，肺失通调，病理性质以本虚为主，治疗原则以扶正为主，治法以益肾健脾、缩尿止遗为先。

首诊时方选桑螵蛸散合参苓白术丸加减。桑螵蛸散为摄尿（精）止遗的名方，出自《本草衍义》，具有调补心肾、涩精止遗之功效。参苓白术散为益气健脾的名方，出自《太平惠民和剂局方》，具有健脾益气、和胃渗湿之功效。药用桑螵蛸以补肾固精、缩尿止遗，《本草别录》云："疗男子虚损，五脏气微，梦寐失精，遗溺。"党参补益脾肾，助桑螵蛸缩尿止遗，以上两药共为君药，《本草从新》云："（潞党参）补中、益气，和脾胃。"配以莲子肉、芡实、金樱子补肾摄尿止遗；白术、茯苓益气健脾渗湿；莲子肉、芡实、金樱子、白术、茯苓协助君药补肾健脾，缩尿止遗，以上诸药同为臣药。再以杜仲、桑寄生补肾壮腰，牡蛎、龙骨煅制而用，涩性增强，以加强涩尿止遗的功效，怀山药、生薏仁补肾健脾、淡渗利湿，佛手行气助运，使补而不滞，以上7味助君药健脾益肾，缩尿止遗，俱为佐药；炙甘草益气安中，调和诸药，为使药。综观全方，组方严谨，配伍合理，药精力专，补而不滞，共奏健脾补肾、缩尿止遗之功。

其中金樱子、芡实两味药，即为《洪氏集验方》中治疗肾虚所致之男子遗精白浊、女子带下，以及小便频数、遗尿等症的水陆二仙丹。"水陆"，指两药生长环境，芡实生于水中，而金樱子则生于山上；"仙"，谓本方用于临床，具有神奇功效，如同仙方，故称"水陆二仙丹"。芡实甘涩，固肾涩精止遗，《滇南本草》云芡实有："止渴益肾，治小便不禁、遗精、白浊、带下"；金樱子酸涩，固精缩尿。《本草从新》云该药可"涩滑精、止梦遗、遗尿"，《本草正》云可治"小水不禁"。两药配伍，可使肾气得补，精关得固，从而滑精、遗尿、小便不禁、带下诸证蠲除。该方为小方，仅仅有2味药，但配伍合法，具有益精滋阴、收涩固摄之功，可单独用于肾虚不固的遗精、遗尿轻症，也可配合桑螵蛸、沙苑子、莲子肉等用于肾虚不固的遗精、遗尿重症。

前列腺癌根治术后尿失禁，该患者在盆底肌肉锻炼的基础上，配合中医药调治，辨证准确，立法得当，用药精准，取得了较好疗效。对于此类患者，在功能锻炼、药物治疗的基础上，一定要加强心理治疗，可以让既往患病的患者来进行心理疏导，对他们言传身教，对于患者战胜尿失禁后的自卑、失望情绪及建立战胜疾病的信心大有裨益。

◆ *病案 3　前列腺癌淋巴结转移内分泌治疗*

【病情介绍】

万某，男，62 岁。患者于 2011 年 3 月自己发现左颈部、双侧腋窝多发包块，至当地医院就诊，查肿瘤指标提示：前列腺特异抗原（PSA）>154.00ng/ml，游离态前列腺特异抗原（FPSA）>19.90ng/ml；胸腹部 CT 提示：左腋下、颈部、纵隔、腹膜后及盆腔弥漫性淋巴结增大，淋巴瘤可能；前列腺肥大。患者于 2011 年 4 月 1 日在当地医院就诊，行左颈部淋巴结活检术，术后病理诊断考虑转移性腺癌。后至泌尿外科就诊，直肠指检考虑前列腺癌可能，并行前列腺穿刺活检术，前列腺穿刺病理提示：前列腺腺癌。2011 年 4 月 7 日行全身骨ECT（发射型计算机断层扫描仪），排除骨转移可能。泌尿外科向患者建议行睾丸摘除，进行手术性去势治疗或促黄体生成素释放激素激动剂（LHRHa）类似物（亮丙瑞林或戈舍瑞林）药物性去势治疗。患者家属考虑患者的心理承受能力及家庭经济状况，拒绝行睾丸切除以及促黄体生成素释放激素类似物（LHRHa）治疗。患者 2011 年 4 月 11 日开始口服比鲁卡胺片（康士得），抑制雄性激素，考虑前列腺癌容易出现骨转移，患者及其家属遂要求中西医结合治疗。

【治疗经过】

2011 年 4 月 22 日初诊。诊时见：形体消瘦，左腋窝、颈部多发包块，质地中等，活动度差，无明显疼痛，小便余沥，夜间尿频，腰酸膝软，无全身关节疼痛，纳谷一般，口干明显，夜寐欠佳。查其舌质偏红，苔少，中有裂纹，脉细数。考虑患者存在小便余沥难尽、夜间尿频等症状，属于中医"癃闭"范畴，腋窝、颈部多发包块属于中医"瘰疬"范畴。证属脾肾亏虚、痰瘀癌毒交结。治法拟益肾健脾、化痰散结、活血解毒。方选六味地黄丸合参苓白术丸、消瘰丸加减。处方如下所述。

熟地黄 10 克，太子参 15 克，山茱萸 10 克，怀山药 15 克，云茯苓 10 克，炒白术 10 克，玄参 10 克，浙贝母 10 克，煅牡蛎（先煎）20 克，海藻 10 克，百合 10 克，黄精 15 克，甘草 5 克，佛手 10 克。14 剂，每日 1 剂，分上、下午口服。嘱患者忌食辛辣刺激之品及海腥发物。

2011 年 5 月 20 日二诊。患者诉腋窝、颈部包块虽未见明显缩小，但质地较前柔软，口干较前有所好转，夜间尿频仍然，影响睡眠。查其舌质偏红，苔少，脉细数。证属脾肾两虚、痰瘀癌毒内结。治法拟补肾填精、健脾益气、化痰散结。处方如下所述。

熟地黄 10 克，太子参 15 克，山茱萸 10 克，怀山药 15 克，云茯苓 10 克，炒白术 10 克，金樱子 10 克，芡实 10 克，玄参 10 克，浙贝母 10 克，煅牡蛎（先煎）20 克，海藻 10 克，甘草 5 克，佛手 10 克。14 剂，每日 1 剂，分上、下午口服。嘱患者忌食辛辣刺激之品及海腥发物。

2011 年 6 月 17 日三诊。查见患者颈部、腋窝包块有所缩小，血清学复查前列腺特异抗原（PSA）、游离态前列腺特异抗原（FPSA）均较前明显下降，精神转佳，较前喜于交流，夜尿减少，睡眠较前有所改善。查其舌质偏红，苔少，中有裂纹，脉细数。证属脾肾亏虚、气血不足、癌毒内留。治法拟补益脾肾、益气养阴、解毒抗癌。处方如下所述。

熟地黄 10 克，太子参 15 克，山茱萸 10 克，怀山药 15 克，云茯苓 10 克，炒白术 10 克，玄参 10 克，百合 10 克，黄精 15 克，炙甘草 5 克，云茯苓 10 克，龙葵 10 克，蜀羊泉 10 克，陈皮 6 克，佛手 6 克。14 剂，每日 1 剂，分上、下午口服。嘱患者忌食辛辣刺激之品及海腥发物。

患者一直坚持内分泌治疗及中医益肾健脾，佐以解毒抗癌治疗，病情平稳，颈部、腋窝浅表包块逐渐消退，2015年9月16日复查血清肿瘤指标示：前列腺特异性抗原（PSA）、游离前列腺特异性抗原（F-PSA）均在正常范围内。2016年10月10日行CT复查示：①头颅CT平扫未见明显异常；②左腋下、颈部、纵隔、腹膜后多发淋巴结肿大，较2011年4月2日明显缩小；③两肺局灶性间质纤维化；两肺气肿；两肺散在小结节，建议定期随访复查；④胆囊切除术后，胆管及胰管扩张，建议随访复查；右肾囊肿；基本同前；⑤较前片，前列腺体积稍小，膀胱前壁增厚，请结合临床，建议定期复查。

此例患者采用中西医结合治疗，随访至今，病情平稳。

【案例辨析】

本病以左颈部、双侧腋窝多发包块为首发症状，血清肿瘤指标检查示前列腺特异性抗原（PSA）、游离前列腺特异性抗原（F-PSA）升高状况，结合胸腹部CT检查、颈部淋巴结活检病理、前列腺穿刺活检病理等，确诊为前列腺癌。考虑患者有小便余沥不尽、夜尿频多的临床表现，故中医参照癃闭治疗。在中医临证过程中，要尽量全面地掌握患者的检查资料，对于有明确包块的，要做到活检，获取病理资料，西医诊断明确，充分发挥中西医结合的优势，取长补短，为患者带来最大的临床获益。目前临床常用的检查有血液学检查、影像学检查、病理学检查及基因检查检测等，即使作为一名中医师也应该全面了解掌握，作为传统中医学四诊技术的延伸，提高中医诊断的准确性。随着现代科技水平的不断发展，中医学应该兼容并蓄地借助于现代科学技术来加深对人体的相关疾病的认识，提高中医诊断水平，在辨病的基础上更精确地辨证。现代中医要有与时俱进的思想，利用现代科技手段，结合中医传统认识，把中医药继承好，发展好，利用好，让中医药为人类健康做出更大贡献。

随着我国人均寿命的延长、生活方式及饮食结构等方面的改变，前列腺癌的发病率在我国呈明显上升趋势。由于前列腺癌发病较为隐匿，约 50% 的患者在确诊时已属局部晚期，所以前列腺癌的早期发现对于治疗具有重要意义。前列腺特异性抗原（PSA）、游离前列腺特异性抗原（F-PSA）联合检测可在疾病早期、无症状和可治愈阶段发现肿瘤，对前列腺癌筛查具有重大意义。况且，前列腺特异性抗原（PSA）、游离前列腺特异性抗原（F-PSA）检测是一项操作简便、对人体无伤害而且价格低廉的方法，可以广泛用于前列腺癌大筛查。对于前列腺特异性抗原（PSA）、游离前列腺特异性抗原（F-PSA）增高的患者，特别是要进行直肠指检、前列腺 B 超或前列腺磁共振等检查，必要时行经直肠的前列腺穿刺检查，获取病理检测结果，以明确诊断。

前列腺癌存在激素依赖性，是典型的雄激素依赖性肿瘤。目前雄激素去势治疗是前列腺癌内分泌治疗的标准治疗，其作用机制是通过抑制睾丸雄激素分泌，降低雄激素水平，或阻断雄激素受体结合，抑制雄激素活性，使前列腺内的雄激素减少，雄激素的抗凋亡作用被除去，诱导前列腺癌细胞发生凋亡，从而达到治疗目的。比卡鲁胺片（康士得）是非甾体受体雄激素拮抗剂，它自身没有内分泌作用，其治疗前列腺癌的机制主要是与雄激素竞争雄激素受体，阻滞肿瘤细胞对雄激素的摄取，抑制雄激素与靶器官的结合，其与雄激素受体结合后形成受体复合物，进入细胞核内，与核蛋白结合，从而抑制肿瘤细胞生长。此例患者发病时，有多处淋巴结转移，为晚期前列腺癌，无手术治疗机会，且患者家属考虑患者的心理承受能力及家庭经济状况，拒绝行睾丸切除及促黄体生成素释放激素类似物（LHRHa）治疗，故选择了口服比卡鲁胺片的内分泌治疗。

此例患者为老年男性，年过半百而阴气自半。脏腑失养，脾气不足，中气下陷，水湿不归正化，气化不利，而生癃闭之病，《灵枢·口问》云："中气不足，溲便为之变"；肾气不足，膀胱气化不力，亦可生为癃闭之病。《医宗必读·水肿胀满论》云："肾水主五液，凡五气所化之液，悉属于肾。"患者脾肾不足，气化无权，则小便余沥、夜尿频多；患者脾肾不足，水湿不归正化，酿湿为痰，痰随气走，流于肌肤，痰结成块，停聚于局部，而见左腋窝、颈部多发包块；肾为先天之本，脾为后天之本，气血生化之源，脾虚气血化生乏源，五脏六腑失于充养，如《素问·太阴阳明论》所云："脾病不能为胃行其津液，四肢不得禀水谷气，气日以衰，脉道不利，筋骨肌肉皆无气以生，故不用焉"，腰为肾之府，脾肾不足，腰膝失于充养，故腰酸膝软；脾肾不足，阴液亏耗，无以上承，故口干明显；舌质偏红，苔少，中有裂纹，脉细数乃脾肾不足、阴液亏耗之象。故本病病位在前列腺，由肾所主，证属脾肾不足、运化不健、痰浊内生、膀胱气化不利、湿毒内蕴，治法当益肾健脾、化痰散结、解毒抗癌。

方选六味地黄丸、参苓白术散、消瘰丸为基础方进行加减。六味地黄丸有"三补"滋补肾阴，又有"三泻"泄火渗湿。参苓白术散补脾益胃，兼保肺气。消瘰丸清润化痰、软坚散结。药用熟地黄味甘纯阴，入肾经，滋阴补肾，添精益髓，《本草从新》云："滋肾水，封填骨髓，利血脉，补益真阴"；太子参益气、补脾、生津，《河北中草药》云："益气补脾，生津除烦"；两药合用，益肾补脾，滋阴生津，以上二味同为君药。山茱萸滋阴补肾，秘涩精气；怀山药健脾补虚，涩精固肾，补益后天；贝母化痰解毒、散结消肿，《本草纲目拾遗》

云："解毒利痰"，《本草求原》云："功专解毒，兼散痰滞"；煅牡蛎味咸寒，软坚散结、化痰消瘰，《珍珠囊》云："软痞积，为软坚收涩之剂"，《本草纲目》云："消疝瘕积块，瘿疾结核"；四药合用，益肾健脾、化痰散结，同为臣药。茯苓淡渗利湿，白术健脾益气，玄参咸寒养阴、软坚消瘰，《本草别录》云："散颈下核，痈肿"，海藻消痰软坚、散结消瘿，《神农本草经》云："主瘿瘤气，颈下核，破散结气，痈肿癥瘕坚气"，百合、黄精养阴生津，佛手行气助运，以防滋补碍胃，以上诸药同为佐药；甘草益气和中，调和诸药，为使药。纵观全方，攻补结合，补而不腻，组方严谨，配伍合理，共奏益肾健脾、化痰解毒散结之功效。

患者首诊时症见左颈部、双侧腋窝多发包块，触诊质地中等，活动度差，无明显疼痛。按照中医病因学理论，属于广义"痰"的范畴。《丹溪心法》云："凡人身上、中、下有块者，多是痰""痰之为物，随气升降，无处不到"。处方中玄参、贝母、煅牡蛎组成的三味药的小方，为清代著名医家程钟龄所著《医学心悟》中治疗瘰疬的名方——消瘰丸。该方药味少，组方严谨，配伍精当，力专效宏，具有滋阴清热、化痰软坚散结的功效，为阴虚痰凝之瘰疬、痰核的代表方剂。在临床中，对于淋巴结结核、肿瘤的淋巴结转移、恶性淋巴瘤等表现为浅表包块，合并有口干、咽红、脉弦滑者，均可使用。临证中，有痰热胶结者，可配伍夏枯草、黄药子、海藻等清热软坚散结之品，以清疏肝火、软坚散结、消瘰化痰；肿块明显，气血运行不畅，兼见局部皮肤色暗，按之疼痛者，可配伍三棱、莪术、延胡索等以活血止痛、化瘀散结，以增强消瘰散结之功。"脾为生痰之源"，若兼见脾虚痰湿者，可配伍陈皮、法半夏、潞党参、炒白术等以健脾化痰。

◆病案4 前列腺癌内分泌治疗潮热汗出

【病情介绍】

徐某，男，72岁。患者2013年4月2日因排尿困难进行性加重而就诊，血清学检查示前列腺特异抗原（PSA）为7.75ng/ml、游离态前列腺特异抗原（F-PSA）为1.67ng/ml，腹部B超示：双肾多发性囊肿，左肾多发性实质性高回声团（错构瘤），前列腺体积增大，左侧精索静脉曲张。遂于2013年4月15日行经尿道前列腺电切术＋耻骨上膀胱穿刺造瘘术，术后病理示：（前列腺组织）前列腺癌，Gleason评分3+3=6/10分，癌组织占送检组织约15%；免疫组化：PSA（＋）、P504s（＋）、P63（＋）、CKH（－）。患者于2013年6月18日行"腹腔镜下前列腺癌根治术"，术后病理提示：前列腺腺癌，Gleason评分3+3=6/10分，癌组织侵及前列腺左下叶，游离切缘、左上、右上切缘未见癌组织累及，脉管内未见癌栓，神经未见侵犯，左、右侧输精管切缘未见癌组织累及，左、右侧精囊未见癌组织累及。患者术后予戈舍瑞林3.6毫克，每4周皮下注射1次药物去势治疗，口服比卡鲁胺（康士得）抗雄激素治疗。患者术后伤口恢复尚可，但每次给予戈舍瑞林皮下治疗后，潮热汗出，心烦意乱，甚至恶心欲吐，自觉十分不舒服。因为反复承受戈舍瑞林治疗的不良反应之苦，患者遂要求中医药治疗。

【治疗经过】

2013年11月8日初诊。诊时见：形体中等，神疲怯弱，时有潮热汗出，心烦意乱，腰膝酸软，纳谷欠佳，恶心欲吐，失眠多梦，二便尚调。查其舌质淡红，苔薄少，脉细弦。证属肝肾亏虚、阴阳失调、阴虚火旺。治法拟滋肾补肝、清解虚热、调和阴阳。方选滋水清肝饮加减，处方如下所述。

生地黄 10 克，山萸肉 10 克，怀山药 10 克，炒白芍 10 克，当归 10 克，云茯苓 10 克，炒白术 10 克，牡丹皮 10 克，山栀子 10 克，醋柴胡 6 克，地骨皮 10 克，酸枣仁 10 克，瘪桃干 15 克，浮小麦 15 克，甘草 5 克。14 剂，每日 1 剂，分上、下午口服。嘱患者忌食辛辣刺激之品及海腥发物。

2013 年 11 月 29 日二诊。患者诉服中药后潮热汗出次数及程度减少，腰膝酸软减轻，心烦意乱也好转，但是睡眠改善不明显。查其舌质淡红，苔薄少，脉细弦。证属肝肾亏虚、阴虚火旺、心神受扰。治法拟滋养肝肾、滋阴降火、养心安神。处方如下所述。

生地黄 10 克，山萸肉 10 克，怀山药 10 克，炒白芍 10 克，当归 10 克，云茯苓 10 克，炒白术 10 克，牡丹皮 10 克，山栀子 10 克，醋柴胡 6 克，地骨皮 10 克，酸枣仁 10 克，肥知母 10 克，麦冬 10 克，瘪桃干 15 克，浮小麦 15 克，甘草 5 克。14 剂，每日 1 剂，分上、下午口服。嘱患者忌食辛辣刺激之品及海腥发物。

此例患者在行注射戈舍瑞林治疗期间，坚持进行中药配合治疗，患者的不良反应明显减轻了，生活质量较前提高。

【案例辨析】

前列腺癌是典型的雄激素依赖性肿瘤，内分泌治疗是前列腺癌主要治疗手段之一。前列腺癌的生长与雄激素关系密切，内分泌治疗的目的是降低体内的雄激素水平、抑制肾上腺来源雄激素的合成、抑制睾酮转化为双氢睾酮或阻断雄激素与其受体的结合，以抑制前列腺癌细胞的生长。前列腺癌内分泌治疗主要包括去势治疗和抗雄激素治疗两个方面。去势治疗包括手术去势治疗及药物去势治疗。双侧睾丸切除术是目前手术去势的标准治疗手段，可直接快速完全阻断来源于睾丸的雄激素，迅速降低体内雄激素水平，达到去势治疗的目的，但该治疗为不可逆治疗，且对患者的心理状态影响较大，目前多首选药物性去势治疗。药物去势主要包括促黄体生成素释放激素（LHRH）激动剂和促性腺激素释放激素（GnRH）拮抗剂，通过药物作用，降低体内的睾酮水平，达到手术去势的目的，而无须切除睾丸，相比双侧睾丸切除的手术治疗，药物去势是可逆的，对患者的心理及生理影响较小。目前抗雄激素治疗药物主要是非类固醇药物比卡鲁胺（康士得）和氟他胺（缓退瘤），其作用机制为抗雄性药物可与双氢睾酮（DHT）或睾酮竞争性结合前列腺细胞中的雄激素受体，启动细胞凋亡及抑制雄激素依赖性前列腺癌的生长。

戈舍瑞林是人工合成的促黄体生成素释放激素类似物（LHRH-a），临床常用于前列腺癌药物去势治疗。该药的主要作用机制是持续刺激脑垂体，下调LHRH受体的表达，抑制LHRH对腺垂体释放LH的激动作用，一般注射3～4周后，血清睾酮水平可降至去势水平。由于药物代谢的关系，为维持机体去势水平，需每4周给药1次。注射促黄体生成素释放激素类似物（LHRH-a）后会出现血清睾酮一过性升高，常出现性欲减退、潮热、多汗、骨痛、认知功能障碍、疲劳等并发症，一般以初次注射时较为明显。西医临床多推荐予促黄体生成素释放激素类似物（LHRH-a）药物治疗同时，给予抗雄性激素治疗以对抗血清睾酮一过性增高引起的不良反应，减轻患者的痛苦，改善患者生活质量。

此例患者为前列腺癌予戈舍瑞林及比卡鲁胺内分泌治疗后，出现潮热汗出，心烦意乱，可以参照中医学"汗证"辨证施治。《医碥·汗》云："汗者，水也，肾之所主也"；《济生方·诸汗门》云："人之气血，应乎阴阳，和则平，偏则病。阴虚阳凑，故发热自汗；阳虚阴必乘，故发厥、自汗。"《素问·上古天真论》曰："男子……七八，肝气衰，筋不能动，

天癸竭，精少，肾脏衰，形体皆极。"此患者年逾古稀，肝肾
亏虚，加之药物所致，阴气耗伤，阴虚内热，迫津外出，而发
"汗证"。患者肝肾不足，阴气耗伤，阴阳失衡，阴虚阳盛而生
内热，故见潮热；阴虚内热，迫津外出，而见汗出明显；肝肾
不足，相火内扰心神，故见心烦意乱；肝肾不足，筋脉失养，
故腰膝酸软；肝失疏泄，乘犯脾土，又加久病正伤，脏腑失
养，脾胃失于受纳运化，故纳谷欠佳；脾胃虚弱，胃失和降，
胃气上逆，故恶心欲吐；"阳入于阴则寐，阳出于阴则寤"，肝
肾阴虚，相火内扰心神，阳不入阴，故见失眠多梦；舌质淡
红，苔薄少，脉细弦，为肝肾亏虚，阴阳失调，虚热内生之
象。本病病位在前列腺，为肾主管，涉及于肝、心，其病机为
肝肾亏虚、阴阳失调、虚热内生、扰动心神，治法拟滋肾补
肝、清解虚热、调和阴阳、养心安神。

　　患者肝肾亏虚，阴阳失调，虚热内生，治以滋肾补肝、
清解虚热、调和阴阳，方选滋水清肝饮为基础加减。药用生
地黄味苦微寒，入肝肾经，《本草经疏》云其为"补肾家之要
药，益阴血之上品"，《本草从新》云其"养阴退阳，凉血生
血"，张洁古云："地黄生则大寒而凉血，血热者须用之"，补
肝肾阴、清解虚热为君药。山茱萸补肾平肝、强阴益精；怀
山药固肾益精、健脾补虚；牡丹皮味苦微寒，《本草纲目》云
其"凉血，治血中伏火，除烦热"，《本草新编》云："牡丹皮
乃治骨蒸之圣药，原不必分有汗无汗也"，凉血退热；山栀子
清热凉血、泻火除烦；四药合用，助君药补肝肾阴、清热除烦
之功，同为臣药。茯苓淡渗利湿，白术健脾益气，两药合用有
扶土之意；白芍滋阴柔肝，当归养血活血，两味合用养肝体以
助肝用，少配柴胡疏肝解郁，共奏恢复肝气疏泄条达的作用；
地骨皮味甘寒，入肾经，《本草纲目》云其可"去下焦肝肾虚
热"，《医学启源》云其可"解骨蒸肌热"，清解虚热；酸枣仁

养血柔肝、宁心安神；瘪桃干、浮小麦除虚热止汗，以上诸药同为佐药；甘草益气和中、调和诸药，为使药。纵观全方，清补结合，补而不腻，敛而不滞，组方严谨，配伍合理，共奏滋肾补肝、清解虚热、调和阴阳之功效。

内分泌治疗是前列腺癌目前最常用的治疗方法，但内分泌治疗常会导致潮热、盗汗、乏力、骨痛等不良反应，增加了患者的痛苦，影响患者的生活质量。中药通过滋肾补肝、清解虚热、调和阴阳的方法，可以缓解患者经内分泌治疗后出现的潮热、盗汗、乏力等不良反应，从而减轻患者的痛苦，提高患者的生活质量。由于前列腺癌在辨证论治时常需要运用补肾类药物，但补肾类中药或多或少含有一定的激素，并影响人体的性激素水平，外源性雄激素的补充对前列腺癌的发展有促进作用，一些补肾阳的药物如鹿茸、肉苁蓉、淫羊藿、菟丝子等提取物，大多有激活前列腺上皮细胞内雄激素受体活性作用，或类雄激素样作用，升高睾酮水平。我们在临证治疗前列腺癌时，尽量不用肉苁蓉、淫羊藿、菟丝子、鹿茸等有类雄激素作用的药物，如辨证确实需要运用滋补肾阳之药，应辅以滋养肾阴之药，防止"独阳无制"、化为阳毒，延误病情。

◆病案 5 前列腺癌骨转移

【病情介绍】

赵某，男，66 岁。患者于 2014 年 12 月 3 日无明显诱因出现血尿、尿频、尿急，至当地医院就诊，查腹部磁共振（MRI）示：前列腺占位，前列腺癌不除外；血清前列腺特异抗原（PSA）＞123ng/ml。患者于 2014 年 12 月 31 日在当地医院行前列腺穿刺活检术，术后病理提示：前列腺腺癌（Gleason 评分为 8 分），在外院行口服比卡鲁胺（康士得）内分泌治疗，病情稳定。2015 年 7 月后患者出现全身骨节疼痛，服止痛药可短时间缓解，但疗效越来越差，遂要求中西医结合治疗。

【治疗经过】

2015 年 11 月 23 日初诊。诊时见：精神不振，全身乏力，腰酸腰痛，右侧髂骨疼痛，畏寒肢冷，无胸闷气喘，无口干，胃纳尚可，大便偏稀，小便清长，夜寐一般。查其舌质淡红，苔薄白，脉细弱。辨证属脾肾阳虚、癌毒内蕴。治法拟温肾补脾、散寒止痛，佐以抗癌，方选金匮肾气丸合独活寄生汤加减。处方如下所述。

制附子（先煎）10 克，肉桂（后下）5 克，熟地黄 10 克，山萸肉 10 克，独活 10 克，杜仲 10 克，桑寄生 10 克，细辛 3 克，党参 15 克，怀山药 10 克，云茯苓 10 克，炒白术 10 克，肉豆蔻（后下）6 克，龙葵 10 克，蜀羊泉 10 克，炙甘草 5 克。14 剂，每日 1 剂，分上、下午口服。嘱患者忌食辛辣刺激之品及海腥发物。

2015 年 12 月 21 日二诊。患者诉服用中药后，畏寒肢冷减轻，大便渐实，腰背酸痛及右侧髂骨疼痛也有所减轻，复查全身骨 ECT（发射型计算机断层扫描仪），示右侧第 1 肋及第3肋、第7胸椎、右侧髂骨及髂臼多发异常放射性浓聚影，肿瘤骨转移可能性大。复查血清前列腺特异性抗原（PSA）为295.7mg/ml，游离前列腺特异性抗原（F–PSA）为9.25mg/ml，诊断考虑前列腺癌病情进展，多发骨转移，向家属建议患者行双侧睾丸切除去势治疗，或促黄体激素释放激素类似物（LHRH–A）药物去势，患者家属考虑患者心理承受能力及家庭经济状况，不考虑手术去势及药物去势治疗，也不考虑双膦酸盐抗骨转移治疗，要求中医药治疗。查其面色少华，倦怠乏力，舌质淡暗，苔薄白，脉细涩。证属肾精亏虚、气血不足、瘀毒内结。治法拟补肾壮骨、益气养血、活血解毒。处方如下所述。

制附子（先煎）10克，肉桂（后下）5克，熟地黄10克，山萸肉10克，独活10克，杜仲10克，桑寄生10克，细辛3克，党参15克，怀山药10克，云茯苓10克，炒白术10克，土鳖虫10克，骨碎补10克，鸡血藤15克，陈皮5克，炙甘草5克。14剂，每日1剂，分上、下午口服。嘱患者忌食辛辣刺激之品及海腥发物。

此后患者以中药补脾温肾、散寒止痛。佐以抗癌汤剂口服调理，全身骨节疼痛不甚，不因疼痛而影响饮食和睡眠，也不因疼痛而影响患者情绪。随访至2017年5月，患者因疼痛加重，而加用吗啡类镇痛药物。中医药治疗减轻了患者痛苦，提高了患者生活质量，做到了带瘤生存。

【案例辨析】

随着我国人均寿命的延长、生活方式及饮食结构等方面的改变，前列腺癌的发病率在我国呈明显上升趋势，逐渐成为男性常见的泌尿系统恶性肿瘤。由于健康意识淡薄，我国男性前列腺癌发现时大多已是晚期，也多见发生骨转移的病例。骨转移是前列腺癌常见的并发症之一，有超过3/4的患者都会发生骨转移，目前有30%～50%的患者在初诊时即有骨转移发生。与其他组织相比，前列腺癌细胞对骨髓组织的亲和力更强，癌细胞迁徙至骨后使破骨细胞活跃度增加，致使骨质含量溶解降低，从而导致成骨细胞活性上升，前列腺癌骨转移病灶产生。前列腺癌骨转移产生后，可引起病变骨的骨痛、病理性骨折、脊髓压迫及恶性高钙血症等并发症，其中病理性骨折、脊髓压迫及恶性高钙血症称为骨相关事件（SRE）。缓解骨转移疼痛，预防和降低骨相关事件的发生，对于提高患者生活质量，延长其生存时间有重要意义。对于晚期前列腺癌骨转移，临床常常根据患者的具体情况，给予内分泌治疗、化疗、放疗、放射性核素治疗、双膦酸盐类药物治疗、分子靶向治疗、手术治疗等治疗手段。

前列腺癌骨转移属于中医学"骨瘤""骨蚀""骨痹""骨疽""骨瘘"等病证范畴。《素问·阴阳应象大论》云："肾生骨髓"；《医经精义》云："肾主骨，肾藏精，精生髓，髓生骨，故骨者，肾之所合"，说明肾中精气旺盛，才能生髓生骨，骨髓才能得以充养；《素问·灵兰秘典论》云："肾者作强之官，伎巧出焉"，说明肾中精气旺盛，充脑养骨，使人运动强劲，动作精巧。《灵枢·刺节真邪》云："有所结，深中骨，气因于骨，骨与气并，日以益大，则为骨疽"；《素问·长刺节论》云："病在骨，骨重不可举，骨髓酸痛，寒气至，名曰骨痹"；《医宗金鉴·外科心法要诀》云："形色紫黑，坚硬如石，疙瘩叠起，推之不移，昂昂坚贴于骨者，名骨瘤"；《外科大成》云："骨瘤属肾，色黑皮紫，高堆如石，贴骨不移，治宜补肾行瘀，破坚利窍，为调元肾气丸"。可见前列腺癌骨转移骨瘤之病位在肾。其发病之初是因患者年老精亏，素体虚衰，肾精不足，癌毒乘虚而入，癌毒一旦形成并积聚，其致病力很强，造成体内痰浊瘀血阻滞，癌毒搏结而发生骨转移骨瘤病变。由此可见，前列腺癌骨转移的发病机制主要以肾虚为本，癌毒瘀结为邪实之标，气血瘀滞，不通则痛，导致患者临床表现为骨痛，疼痛使患者生活质量下降，情绪低落，失去战胜疾病的信心。

本例患者为老年男性，前列腺癌内分泌治疗后，以骨痛为主要临床表现，全身骨扫描提示多发骨转移，中医属于"骨瘤"的范畴。患者年过花甲，肾精亏虚，五脏阴阳渐虚，无以滋养和温煦五脏六腑，功能下降，气血运行不畅，瘀血败精内生，聚积于下焦，日久聚生癌毒，癌毒内结于前列腺而生前列腺癌。癌毒流注于骨，而生骨瘤之病。《素问·六节藏象论》云："肾者主蛰，封藏之本，精之处也，其充在骨"，《医经精义》云："肾藏精，精生髓，髓生骨，故骨者肾之所合也"，患者肾气不足，加之久病肾阳受损，癌毒流注于骨，癌毒一方面阻碍气机，不通则痛，另一方面癌毒日久，肾气受损，无以滋养骨骼，不荣则痛，故患者右侧髂骨疼痛；肾阳虚衰，无以温煦肢体肌肤，故畏寒肢冷；"腰为肾之府"，肾气不足，腰府失养，不荣则痛；肾气不足，形体失养，故精神不振，全身乏力；"肾者水脏，主津液"，"小便者，水液之余也"，肾阳亏虚，气化失常，膀胱开阖失司，故小便清长；肾阳不足，无以温煦脾阳，火不暖土，脾失健运，水谷运化失常，清浊相混，故大便稀溏；舌质淡红、苔薄白、脉细弱乃脾肾亏虚之象。本患者病变部位在骨，在脏为肾，涉及脾脏，病机主要为肾阳虚衰、癌毒内结于骨，治疗当以温肾补脾、散寒止痛，佐以抗癌为法。

患者肾气亏虚，久病伤阳，累及于脾，癌毒内蕴，流注于骨，不通则痛，治以温肾补脾、散寒止痛，佐以抗癌为法，方选金匮肾气丸合独活寄生汤加减。药用附子味辛甘性大热，主入肾经，《本草正义》云："附子，本是辛温大热，其性善走，故为通行十二经纯阳之要药"，大辛大热，温阳补火；肉桂味辛甘热，亦主入肾经，《本草经疏》云："治命门真火不足，阳虚寒动于中，及一切里虚阴寒，寒邪客里之证"，补火助阳、散寒止痛；《医学衷中参西录》云："附子、肉桂，皆气味心热，能补助元阳"，补肾阳之虚、助气化之复，两者同为君药。《类经》云："善补阳者，必于阴中求阳，则阳得阴助，而生化无穷"，熟地黄补肾滋阴、填精生髓；山茱萸补肾平肝、强阴益精；怀山药固肾益精、健脾补虚；三药助附子、肉桂蒸化精气，取阴生阳长之效；独活辛温，善祛深伏骨节之寒邪，散寒止痛，王好古云："治项强腰脊痛"；细辛辛散寒邪、温通经脉止痛；共为臣药。杜仲、桑寄生补益肝肾、强筋壮骨；党参甘温益气健脾，茯苓淡渗脾湿，白术健脾益气；肉豆蔻温中涩肠止泻；龙葵、蜀羊泉清热解毒、败毒抗癌；同为佐药。炙甘草益气和中、调和诸药，为使药。纵观全方，攻补结合，以温肾补脾为主，祛邪解毒为辅，组方严谨，配伍合理，共奏温肾补脾、散寒止痛、抗癌解毒之功效。

前列腺癌晚期骨转移，由于病程日久，肾阳耗损，又加内分泌治疗，药毒之邪戕伐阳气，阳虚则生内寒，临床多见患者表现为腰膝酸软、骨节疼痛、肢寒怕冷、遇冷加重、得热痛减等肾阳虚衰之象。《外科正宗·瘿瘤论》云："肾主骨，恣欲伤身，肾火郁遏，骨无荣养而为肿曰骨瘤……治当补肾气，养血行瘀，散肿破坚，利窍调元，肾气丸是也。"前列腺癌骨转移疼痛，临床治疗多以温补肾阳、散寒止痛为主。前列腺癌为雄激素依赖性肿瘤，外源性雄激素的补充对前列腺癌的发展有促进作用。鹿茸、肉苁蓉、淫羊藿、菟丝子等温肾补阳之品，现代药理证实有类雄激素作用，所以临床温补肾阳，多用附子、肉桂等辛温助阳之品，避免使用鹿茸、肉苁蓉、淫羊藿、菟丝子等温肾之品，以免加重病情。按照中医理论以补脾温肾、散寒止痛，佐以抗癌为法调理该患者，减轻了患者痛苦，提高了患者生活质量，做到了带瘤生存。

第12章　其他恶性肿瘤中医药调治案例

◆ 病案 1　胆囊癌术后胁痛

【病情介绍】

季某，男，63 岁。患者于 2013 年 5 月 13 日行胆囊癌根治术，术后病理示中 - 低分化腺癌，分期为 Ⅱ a，术后行化疗 6 个疗程。2014 年 2 月 18 日复查血化未见明显异常，但患者时感手术伤口部位不适，疲劳时加重，遂要求中医药治疗。

【治疗经过】

2014 年 4 月 15 日初诊。患者形体消瘦，面色萎黄，倦怠乏力，时感右胁疼痛，晨起口苦，厌食油腻，食后腹胀，矢气多而臭味大，稍进生冷则易泄泻，尿黄，睡眠一般。查其舌质紫暗，边有齿印，苔薄白，舌下静脉迂曲，脉细弦。辨证属脾气虚弱、血瘀气滞、正虚邪留。治法拟益气健脾、活血散结、扶正祛邪。处方如下所述。

太子参 15 克，炙黄精 15 克，炒白术 10 克，怀山药 15 克，炒扁豆 15 克，炒薏苡仁 15 克，煨木香 10 克，青皮、陈皮各 5 克，三棱 10 克，莪术 10 克，土鳖虫 5 克，当归 10 克，白芍 10 克，石见穿 30 克，白花蛇舌草 30 克，木瓜 15 克，肉豆蔻 5 克，泽泻 10 克。14 剂，每日 1 剂，早晚分服。嘱患者戒烟酒，少食煎炸烧烤食品，少吃坚果类零食及生冷瓜果，忌食腌制或是易霉变食品。

2014 年 4 月 30 日二诊。患者诉药后右胁疼痛缓解，食欲较前有所改善，大便渐成形，每日 1～2 次，小便通畅，睡眠可。查其舌质淡红，苔薄白，脉细弦。证属脾气虚弱、气滞血瘀、肝脾不调。治法拟抑木扶土、益气活血、扶正解毒。处方如下所述。

太子参 15 克，炙黄精 15 克，炒白术 10 克，怀山药 15 克，炒扁豆 15 克，炒薏苡仁 15 克，煨木香 10 克，青皮、陈皮各 5 克，郁金 10 克，鸡内金 10 克，三棱 10 克，莪术 10 克，白芍 10 克，石见穿 30 克，白花蛇舌草 30 克，木瓜 15 克，泽泻 10 克，麦冬 15 克。14 剂，每日 1 剂，早晚分服。嘱患者戒烟酒，少食煎炸烧烤食品，少吃坚果类零食及生冷瓜果，忌食腌制或是易霉变的食品。

2014 年 5 月 14 日三诊。患者诉口干苦较甚，晨起尿黄，食欲尚可，大便成形，每日 1 次，睡眠可。查其舌质淡红，少津，苔薄黄，脉细弦。辨证属气阴两虚、气滞血瘀、正虚邪留。治法拟益气养阴、健脾助运、活血散结。处方如下所述。

太子参 15 克，炙黄精 15 克，炒白术 10 克，怀山药 15 克，炒扁豆 15 克，炒薏苡仁 15 克，煨木香 10 克，青皮、陈皮各 5 克，三棱 10 克，莪术 10 克，白芍 10 克，石见穿 30 克，白花蛇舌草 30 克，南沙参 15 克，麦冬 12 克，女贞子 10 克，五味子 5 克。14 剂，每日 1 剂，早晚分服。嘱患者戒烟酒，少食煎炸烧烤食品，少吃坚果类零食及生冷瓜果，忌食腌制或是易霉变的食品。

【案例辨析】

胆囊癌早期缺乏特征性的症状及体征，早期诊断困难，易与胆囊结石，胆囊息肉样病变，胆囊炎等良性胆囊病变相混淆，当出现上腹痛、纳差、黄疸等临床表现时多属中晚期。其手术切除率低，术后 5 年生存率低。早期胆囊癌手术预后较好，5 年生存率可达到 100%。原发性胆囊癌病因迄今尚未明

确，胆囊黏膜的不典型增生是目前公认的胆囊癌癌前病变。而
部分胆囊炎、胆囊结石、胆囊息肉样病变、Mirizzi 综合征等
胆囊的良性疾病可能通过一定的病理生理过程而逐渐演变成胆
囊癌癌前病变，进而发展成为胆囊癌。

　　本例患者行胆囊癌根治术后，分期较早，肝功能基本正
常，但有右上腹不适的临床症状，消化能力下降，配合中药治
疗既能缓解其不适症状，又能预防病情复发转移，提高其生活
质量。初诊时患者形体消瘦，面色萎黄，倦怠乏力，脉细，此
均为正气虚弱、机体失养的表现，可见患者虽经手术切除病
灶、化疗抑制癌细胞的治疗，但是全身营养状况下降，易受邪
气侵袭，病情容易复发。肝胆疏泄失职，气机不畅，不通而
痛，故见胁痛、脉弦。气郁化火，肝火上炎，故见口苦尿黄。
木横犯土，乘犯脾胃，脾失健运，胃失受纳，故见厌食油腻，
食后腹胀，矢气多而臭味大，稍进生冷则易泄泻，舌边有齿
印。气滞血瘀，血行不畅，故见舌质紫暗、舌下静脉迂曲。病
位在中焦，与肝、胆、脾、胃关系密切，涉及气分与血分，故
当兼顾调和肝脾、理气活血，方选参苓白术散、归芍六君子汤
合方加减。益气健脾用太子参、白术、山药、黄精等，养肝用
当归、白芍，使肝体得养而肝用正常，胆汁排泄通畅而能帮助
脾胃消化功能。理气用木香、青皮、陈皮等，活血消癥散结用
三棱、莪术、石见穿、土鳖虫，清除残留癌毒之邪，预防肿瘤
复发转移。

　　二诊时患者诉药后病情改善，查其舌质转为淡红，瘀血征
象已经不明显，说明辨证准确，治疗有效，瘀血有消散之势，
故基本治法不变，用药中去肉豆蔻，防其过于温燥而伤阴，去
土鳖虫，防其有小毒，但有异味影响汤剂口感。而加麦冬配合
太子参益气养阴、顾护胃阴，加郁金理气活血、疏利肝胆，加
鸡内金消积滞、健脾胃。本方体现了中医治病重视调动人体自

身抗病御邪的积极性，而不主张多用毒药，处处顾及正气，尤其是保护患者良好的食欲，强调有胃气则生。

患者诉口干苦较甚，查其舌干少津液、苔黄，此为阴津受损之象，经过前期治疗后，其脾运化之力已经渐渐恢复，但由于体内残留邪气伤正，癌毒损耗胃阴，胃为阳土，喜润恶燥，故此时当减少辛燥药物，而加以滋阴生津之品。在治法上转以偏于扶正，方选生脉散、参苓白术散、沙参麦冬汤合方加减。

除药物治疗以外，还要特别重视指导患者的饮食调节，所谓三分治、七分养，良好的饮食习惯及食谱搭配能帮助病情痊愈，而不良的饮食习惯或者与体质不相配的食材选择有可能会加重病情、甚至诱使肿瘤复发转移。此患者虽然胆囊癌肿已切除，但胆汁的生成、排泄途径发生了改变，对消化道有明显的影响，故要重视选择易消化的食品，不能盲目进补，加重胃肠负担，防止南辕北辙，想尽快恢复反而诱发肿瘤复发。

◆病案 2　胆囊癌术后食欲不振

【病情介绍】

纪某，男，63 岁。患者于 2016 年 4 月 12 日在外院行胆囊癌根治术，术后病理示为中－低分化腺癌，分期为Ⅱb，后行放化疗，因消化道反应较重，未能完成，故来寻求中药治疗。

2016 年 7 月 5 日初诊。患者形体消瘦，神疲乏力，食欲不振，有时口苦，晨起恶心欲吐，右上腹隐隐不适，大便稀溏，尿黄，睡眠一般。查其舌质淡暗，边有齿印，苔薄黄，脉细弦。证属脾虚肝郁、气滞血瘀、胃失受纳。治法拟健脾助运、理气活血、消食和胃。处方如下所述。

炙黄芪 15 克，太子参 10 克，怀山药 15 克，茯苓 15 克，炒薏苡仁 15 克，煨木香 6 克，白芍 10 克，当归 10 克，蒲公英 15 克，石见穿 15 克，白花蛇舌草 15 克，鸡内金 10 克，金钱草 15 克，莪术 10 克，焦山楂、焦神曲各 15 克，炙甘草 5 克。14 剂，每日 1 剂，早晚分服。嘱患者戒烟酒，少食煎炸烧烤食品，少吃坚果类零食及生冷瓜果，忌食腌制或是易霉变的食品。

2016 年 7 月 19 日二诊。患者诉近来痰多，颈部不适，口干不欲饮，大便稍成形，每日 2 ～ 3 次。B 超检查显示颈部颌下淋巴结增大，其中一个大小约为 0.6cm × 0.5cm。已在外院查治，建议暂不行穿刺，以观察为主。查其舌质淡暗，边有齿印，苔薄白腻，脉细弦。证属脾虚生痰、气滞血瘀、邪毒伤正。治法拟益气健脾、化痰散结、行气活血。处方如下所述。

生黄芪 15 克，太子参 10 克，炒白术 10 克，茯苓 15 克，当归 10 克，赤芍、白芍各 10 克，夏枯草 15 克，浙贝母 10 克，黄芩 10 克，三棱 10 克，莪术 10 克，皂角刺 10 克，昆布

10 克，海藻 10 克，白花蛇舌草 15 克，焦山楂、焦神曲各 15 克，炙甘草 5 克。14 剂，每日 1 剂，早晚分服。嘱患者戒烟酒，少食煎炸烧烤食品，少吃坚果类零食及生冷瓜果，忌食腌制或是易霉变的食品。

2016 年 8 月 9 日三诊。患者诉药后痰量减少，食欲较前有所改善，无胁痛，无胃痛，大便渐已成形，每日 1 ～ 2 次，小便通畅，睡眠尚可。查其舌质淡紫，可见瘀斑，苔薄白，脉细。辨证属脾气虚弱、气血亏虚、痰瘀交结。治法拟益气健脾、活血化痰、扶正解毒。处方如下所述。

太子参 15 克，炙黄精 15 克，炒白术 10 克，怀山药 15 克，炒扁豆 15 克，炒薏苡仁 15 克，煨木香 10 克，青皮、陈皮各 5 克，三棱 10 克，莪术 10 克，土鳖虫 5 克，当归 10 克，白芍 10 克，石见穿 30 克，白花蛇舌草 30 克，木瓜 15 克，肉豆蔻 5 克，泽泻 10 克。14 剂，每日 1 剂，早晚分服。嘱患者戒烟酒，少食煎炸烧烤食品，少吃坚果类零食及生冷瓜果，忌食腌制或是易霉变的食品。

【案例辨析】

胆囊癌是胆道系统最常见的恶性肿瘤，其发病率在消化系统肿瘤中位列第五，女性发病率为男性的 3 倍。起病隐匿，早期症状、体征不明显，恶性程度高，患者预后较差。临床资料显示，80% ～ 95% 的胆囊癌患者有胆囊结石病史，结石阻塞，胆汁排泄不畅，造成反复发作胆囊炎症，慢性炎症及细菌产生的毒素、代谢产物的长期刺激可导致胆囊上皮细胞恶性变。单药化疗对胆囊癌的治疗效果有限，放疗对患者 5 年生存率也无明显改善。

按照胆囊癌的常见临床症状，可归属于中医学"胁痛""黄疸""积聚"等范畴来讨论。饮食不节是患者发病及病情加重的常见诱因，饮酒无度、恣食肥甘油腻、煎炸烧烤之品，一方面损伤脾胃，造成脾失健运、胃失受纳；另一方面易酿生痰湿热毒，痰湿蕴结中焦，脾胃气机升降失常，则影响肝胆疏泄功能，造成胆汁排泄不畅，气滞又进一步造成血瘀湿阻，无形之气、火、毒附着于有形之痰、湿、瘀，则易化生癌毒，发生胆囊癌变。

此例患者已行手术、化疗、放疗，局部肿瘤细胞生长得到抑制，但是造成癌变的起始因素尚未清除，再加干预性治疗带来的不良反应，人体正气亏虚未得修复，脏腑功能较为低下，食欲下降，即使患者不能较快康复，也容易使患者丧失抗癌信心，情绪低落。初诊时见患者形体消瘦，神疲乏力，舌淡脉细，此为正气受损、气血亏虚之象；脾气虚弱，运化无力，故见大便稀溏、舌边齿印；胃失受纳，故见食欲不振；胃气上逆，故见晨起恶心欲吐；中焦壅滞，肝胆失于疏泄，气机郁滞，不通而痛，故见右上腹隐隐不适、脉弦；气郁化火，故见有时口苦、尿黄。其病机要点为肝脾不调、土壅侮木，故治法上先予健脾助运、消食和胃，使中焦恢复气机条畅，气行则血液、津液得以正常运行。方选参苓白术散、健脾丸、二金汤合方加减。健脾丸出自《医方集解》，具有健脾消食之功效，方中陈皮、枳实理气化积；山楂、麦芽、神曲消食和胃；人参、白术益气健脾，以助运化。诸药相合，消补兼施，标本同治，脾健食消。参苓白术散出自《太平惠民和剂局方》，具有补益脾胃、渗湿止泻的功效，方中人参、白术、茯苓益气健脾渗湿为君；配伍山药、莲子肉助君药以健脾益气，兼能止泻；并用白扁豆、薏苡仁助白术、茯苓以健脾渗湿，均为臣药；更用砂仁醒脾和胃、行气化滞，是为佐药；桔梗宣肺利气、通调水道，又能载药上行，培土生金，为佐药；甘草健脾和中、调和诸药，为使药。综观全方，补中气、渗湿浊、行气滞，使脾气健运，湿邪得去，则诸症自除。《温病条辨》所载二金汤以鸡内金、海金沙为君药，此处取其意，以鸡内金、金钱草二药相配，发挥疏通胆道的作用。

二诊时患者诉发现颈部颔下淋巴结增大，按照中医理论属痰瘀交结所致，痰由正常津液不归正化所形成，瘀由血液运行不畅凝结所形成，津液不能上承故见口干，内有痰瘀之邪，故不欲饮，舌暗为瘀血之象，苔腻为痰湿之征。治法上加强化痰散结、行气活血之力，扶正仍以益气养血为主。方选归芍六君子汤、消瘰丸、四海舒郁丸合方加减。归芍六君子汤出自《笔花医镜》，清代张秉成言其"以六君子为君，加当归和其血，使瘀者去而新者得有所归；白芍通补奇经，护营敛液，有安脾御木之能，且可济半夏、陈皮之燥性耳"。仿消瘰丸清润化痰、软坚散结之方意，以浙贝母化痰散结，夏枯草清热泻火、散结消肿。四海舒郁丸出自《疡医大全》，具有行气化痰、散结消瘿的作用，方中青木香、陈皮理气化痰；海蛤粉、海带、海藻、昆布清热化痰、软坚散结；海螵蛸破血消瘿，诸药合用共奏行气化痰、软坚消瘿之效。皂角刺为豆科植物皂荚的干燥棘刺，善于托毒消肿，《本草汇言》言："皂荚刺，拔毒祛风。凡痈疽未成者，能引之以消散，将破者，能引之以出头，已溃者能引之以行脓。于疡毒药中为第一要剂。又泄血中风热风毒，故厉风药中亦推此药为开导前锋也。"

三诊时患者诉药后痰量减少，查其舌象提示痰邪得化，故治法转以扶正为主，为遵《黄帝内经》"大毒治病，十去其六"所训，顾护人体正气，也是充分调动人体自身的抗邪机制，利于带瘤生存。选方用药仿张锡纯十全育真汤之方意，张锡纯在《医学衷中参西录》中言："三棱、莪术，若治陡然腹胁疼痛，由于气血凝滞者，可但用三棱、莪术，不必以补药佐之；若治瘀血积久过坚硬者，原非数剂所能愈，必以补药佐之，方能久服无弊。"方中用黄芪以补气，用人参以培元气之根本，用知母以滋阴，用山药、玄参以壮真阴之渊源；用三棱、莪术以消瘀血，用丹参以化瘀血之渣滓；又用龙骨、牡蛎，既可取其收涩之性，助黄芪以固元气，又可取其凉润之性，能助知母以滋真阴，还可取其开通之性，能助三棱、莪术以消融瘀滞；山药疗肺虚之咳逆、肾虚之喘促最良；龙骨、牡蛎治多梦之纷纭，虚汗之淋漓尤胜。十全育真汤能补助人身之真阴阳、真气血、真精神，故称十全育真。

　　胆囊癌发病与病情进展与饮食因素密切相关，故患者在行胆囊癌手术之后，更要注意饮食调节，如果条件允许可以选择少吃多餐，不要一次吃饱。在食品搭配上，宜选择易于消化、营养丰富的食物，不可食用油腻饮食，进食后可适当活动，以利于胃肠道排空。坚果（干果）类如瓜子、杏仁、开心果、核桃等虽然有较好的补脑益智作用，但含有很高的脂肪油脂，较难消化，需要浓缩胆汁帮助消化，有可能造成胆汁排泄不畅、胆道阻塞，从而诱发胆绞痛。如果不能及时消化坚果，易造成宿食停滞，产生饱腹感、腹胀感，使患者厌食或腹泻。因此，在患者的日常饮食调理中，要重视指导患者进食易消化之品，维持正常的肠胃功能。

◆病案3　胆管癌术后腹壁切口疝

【病情介绍】

严某，女，65岁。患者于2017年11月14日因黄疸伴发热而至外院就诊，血清学检查示总胆红素、直接胆红素、碱性磷酸酶、γ-谷氨酰转移酶、CA-199均升高，腹部CT检查示肝外胆管占位伴胆总管下段结石，遂于2017年11月16日行胆管癌根治手术。术后病理诊断为高-中分化腺癌，临床分期为Ⅰb。患者术后引流管分泌物较多，伤口局部疼痛不适，站立时触及手术切口部位的腹壁包块，不能久立或负重，拟为手术切口疝建议行疝修补术，患者及其家属拒绝再次手术，遂要求中医药治疗。

【治疗经过】

2018年4月14日初诊。患者右上腹可见膨出的包块，按之柔软，无明显压痛，引流管可见较多分泌物，局部坠胀，久立久行则有坠痛感，食欲不振，晨起恶心痰多，不咳嗽，口干苦，大便不畅，排便时腹痛，腰痛尿黄，睡眠不实。舌质暗红，苔薄黄，舌下静脉紫暗，脉细弦。证属肝脾不调、疏泄不利、气滞血瘀。治法拟疏利肝胆、健脾助运、理气活血。处方如下所述。

太子参15克，天冬15克，麦冬15克，猪苓15克，茯苓15克，泽兰10克，泽泻10克，陈皮5克，半夏10克，柴胡5克，当归10克，赤芍10克，黄芩10克，郁金10克，鸡内金10克，金钱草15克，海金沙（包煎）10克，白芍10克，甘草3克。14剂，每日1剂，分上、下午口服。嘱患者不食海腥发物、辛辣刺激之品，多饮温开水，少食生冷瓜果。

2018年5月5日二诊。患者已在局部使用有弹力的腹带，并注意休息，诉局部坠痛感减轻，食欲较前改善，但矢气多，腰背不适，遇阴雨天气加重，有痰色白，睡眠一般。舌质暗红，可见瘀斑，苔薄黄，舌下静脉紫暗，脉细弦。证属气滞血瘀、肝脾受损。治法拟活血散结、养肝健脾、利胆化湿。处方如下所述。

太子参 20 克，天冬 15 克，麦冬 15 克，猪苓 15 克，茯苓 15 克，泽兰 10 克，泽泻 10 克，陈皮 5 克，半夏 10 克，守宫 5 克，三七（冲服）5 克，当归 10 克，白芍 10 克，百合 20 克，黄芩 10 克，郁金 10 克，鸡内金 10 克，金钱草 15 克，海金沙 10 克，大贝 10 克，夜交藤 30 克，忍冬藤 30 克，甘草 3 克。14 剂，每日 1 剂，分上、下午口服。嘱患者不食海腥发物、辛辣刺激之品，多饮温开水，少食生冷瓜果。

2018 年 6 月 1 日三诊。患者诉引流管引出的分泌物已很少，局部无疼痛坠胀，食欲好转，稍有口干，饮水一般，大便成形，每日 1～2 次，色质正常，小便通畅，晨起稍黄，无腰痛，睡眠一般。舌质暗红，苔薄黄，少津液，脉细弦。证属气阴两伤、瘀毒内留。治法拟益气养阴、活血解毒。处方如下所述。

太子参 20 克，天冬 15 克，麦冬 15 克，猪苓 15 克，茯苓 15 克，泽兰 10 克，泽泻 10 克，陈皮 5 克，半夏 10 克，守宫 5 克，三七（冲服）5 克，南沙参 15 克，北沙参 15 克，白芍 10 克，百合 20 克，黄芩 10 克，郁金 10 克，鸡内金 10 克，金钱草 15 克，夜交藤 30 克，忍冬藤 30 克，甘草 3 克。4 剂，每日 1 剂，分上、下午口服。嘱患者不食海腥发物、辛辣刺激之品，多饮温开水，少食生冷瓜果。

【案例辨析】

胆管癌指胆管系统衬覆上皮发生的恶性肿瘤，包括肝内胆管癌与肝外胆管癌，肝外胆管癌又分为肝门部胆管癌和远端胆管癌，病理上以腺癌为多见。在治疗上，只要患者身体条件允许、无远处转移，应尽早采取手术根治性切除。此例胆管癌患者在手术后出现了腹壁切口疝，主要症状是原腹部手术切口处有包块出现，用力时突出，平卧休息则缩小或消失。同时患者胆道引流管内引流物多而有异味，说明伴有一定程度的感染，故伤口久久不能愈合，给患者带来了较大的痛苦。

初诊时患者右上腹可见膨出的包块，局部坠胀，久立久行则有坠痛感，引流管可见较多分泌物，此为手术造成的腹壁切口疝，分析其产生原因与患者年高病重，体质虚弱有关，气虚失于固摄，脾虚肌肉不强，故扶正当从健脾益气入手，而脾虚易受肝乘，患者本为肝胆之病，肝胆疏泄不利，证候特点为肝强脾弱、木横犯土，故采用抑木扶土、调和肝脾的治法。方选人参麦冬汤、逍遥散、四苓散、四金汤合方加减。人参麦冬汤出自《辨证录》，具有益气养阴的功效，方中人参甘温，大补元气、益肺生津，为君药；麦冬甘寒，滋阴润肺、养阴生津，为臣药；两药相伍，人参益不足之气，麦冬养不足之阴，合用则气阴得复、心神得养。逍遥散出自《太平惠民和剂局方》，具有疏肝养血、健脾和中的功效，方中柴胡疏肝解郁，使肝气得以调达，为君药；当归甘辛苦温，养血和血；白芍酸苦微寒，养血敛阴、柔肝缓急，为臣药；白术、茯苓健脾去湿，使运化有权，气血有源，炙甘草益气补中、缓肝之急，为佐药；另以薄荷少许，疏散郁遏之气，透达肝经郁热；生姜温胃和中，为使药。四苓散出自《丹溪心法》，具有健脾止泻、利水除湿之功效，方中白术燥而淡，燥则能健脾，淡则能利湿；茯苓甘而淡，甘则能补中，而淡亦渗湿；猪苓苦而淡，泽泻咸而淡，苦者有渗利而无补益，咸者能润下而兼渗利。四金汤来源于民间验方，现多用于治疗胆囊炎、胆石症，现代药理研究显示金钱草、海金沙、鸡内金均能促使胆囊收缩，促进胆汁分泌和排泄，使胆管内结石易于排出，而且能溶解结石；再加郁金

活血止痛，行气解郁、利胆退黄，气味芳香，有助于患者配合
治疗。

二诊时患者通过局部使用有弹力的腹带，并注意休息，
伤口已渐愈合，但查其舌质暗红，可见瘀斑，舌下静脉紫暗，
说明手术造成血出脉外，体内瘀血未消，血瘀则气滞，影响肝
胆疏泄，胆汁排泄不畅，故在原先治法基础上加强活血化瘀。
方用虎七散，为近代研制的具有抗癌解毒、消癥散结作用的有
效组方，由守宫与参三七组成，入药用的守宫为室内墙上爬行
的壁虎，性寒味咸，有小毒，具有祛风、定惊、散结、解毒的
作用，同时动物入药，还有益肾敛精、强壮身体的作用。参三
七含有皂苷成分，与人参类似，在《本草纲目》中誉为"金不
换"，《本草拾遗》则认为人参补气第一，三七补血第一，味同
而功亦等，且称"北参南七"。诸药合用，一方面强身壮体、
帮助患者恢复正气；另一方面缓消瘀血，使有形之邪渐消，癌
毒无处附着，不能继续在体内为患。

三诊时患者诉引流管引出的分泌物已很少，局部无疼痛
坠胀，食欲好转，说明患者正气渐强，脏腑功能逐渐恢复，组
织修复能力提高，相当于拨乱反正，感染得以控制，故引流物
减少，胆汁得以帮助消化食物，则食欲改善。前面丢失较多正
常体液，造成阴液耗伤，故见口干、舌红、苔黄、少津、脉
细，此均为阴伤之象，故治法中当加强滋阴生津。药物选用南
沙参、北沙参、天冬、麦冬、百合，均为甘凉多汁之品。《本
草新编》中言"沙参能滋肺气，乃上焦宁谧，而中、下二焦安
有乱动之理。沙参又能通肝气，肝气通，乃中、下二焦之气又
通。下气既通，岂有逆之犯之变哉。此上焦又安其位，无浮动
之病也"。南沙参为桔梗科植物轮叶沙参的根，多生于低山草
丛中和岩石缝内；北沙参为伞形科植物珊瑚菜的根，野生于海
边沙滩，张璐《本经逢原》云："沙参有南北二种，北者质坚

性寒，南者体虚力微"。天冬、麦冬均是百合科植物的块根，《日华子本草》言天冬"镇心，润五脏，益皮肤，悦颜色，补五劳七伤"。《神农本草经》将麦冬列为养阴润肺的上品，言其"久服轻身，不老不饥"。百合是百合科植物的肉质鳞叶，性味甘寒，具有养阴润肺、清心安神的作用，《日华子本草》言其"安心，定胆，益志，养五脏"。以此类甘味养阴生津之品，药食两用，使阴津得复，虚火得清，有助于手术后伤口的修复，也利于控制感染病灶。

此患者通过中药治疗，加快了手术伤口的修复。通过益气健脾，有助于肌肉生长，创口愈合；在扶正的基础上，少量用活血化瘀之品，使体内瘀血渐渐消散，气机得以条畅，肝胆疏泄正常，帮助脾胃消化吸收，气血生化有源，脏腑功能得以恢复，组织得以充养，体现了重视脾胃后天之本的理念，治法上灵活运用抑木扶土之法。

◆**病案 4 胰头癌术后**

【病情介绍】

钱某，男，48 岁。患者因右上腹痛在外院行上腹部 CT 检查示胰头部占位，拟诊为早期胰腺癌，于 2014 年 5 月 13 日在外院行胰腺癌根治术，术后病理示为高分化导管腺癌，未见淋巴结转移，未行放化疗，定期复查血清学指标未见明显异常，遂要求中医药治疗。

2015 年 8 月 3 日初诊。患者形体消瘦，面色萎黄，诉时有右上腹不适，有时连及腰部，饮食稍有不慎则易腹泻，晨起口苦，尿黄，睡眠一般。查其舌质淡暗，舌边有齿印，舌下静脉迂曲，苔薄白，脉细涩。证属气血亏虚、湿热交结、气滞血瘀。治法拟益气养血、燥湿和胃、化瘀解毒。处方如下所述。

炙黄芪 15 克，当归 10 克，太子参 15 克，炒白术 10 克，生薏苡仁 20 克，怀山药 15 克，白芍 10 克，炮穿山甲（先煎）10 克，制附片（先煎）5 克，黄芩 10 克，干姜 5 克，黄连 3 克，郁金 10 克，金钱草 15 克，鸡内金 10 克，炒麦芽、炒谷芽各 15 克，炙甘草 3 克。14 剂，每日 1 剂，早晚分服。嘱患者戒烟酒，少食煎炸烧烤食品，少吃坚果类零食及生冷瓜果，忌食腌制或是易霉变的食品。

2015 年 8 月 17 日二诊。患者诉药后食欲好转，腹部无胀痛，大便成形，饮水一般，尿黄，睡眠一般。查其舌质淡红，苔薄白腻，脉细。证属肝脾不调、气滞血瘀、癌毒伤正。治法拟健脾和胃、疏利肝胆、化瘀解毒。处方如下所述。

太子参 15 克，炒白术 10 克，茯苓 15 克，生薏苡仁 20 克，木香 10 克，砂仁（后下）3 克，青皮、陈皮各 6 克，法半夏 10 克，郁金 10 克，三棱 10 克，莪术 10 克，穿山甲（先煎）10 克，金钱草 30 克，海金沙 15 克，鸡内金 10 克，泽泻、泽兰各10克，炙甘草3克。14剂，每日1剂，早晚分服。嘱患者戒烟酒，少食煎炸烧烤食品，少吃坚果类零食及生冷瓜果，忌食腌制或是易霉变的食品。

2015年9月7日三诊。患者诉近来晨起口干苦，咽中不适，有时咳出白痰，不咳嗽，大便成形，每日1次，尿黄赤，劳则腰痛，睡眠一般。查其舌质暗红，舌苔薄黄，脉细。证属肝强脾弱、气郁化火、瘀毒伤正。治法拟健脾助运、疏利肝胆、清热解毒。处方如下所述。

太子参15克，炒白术10克，茯苓15克，生薏苡仁20克，法半夏10克，青皮、陈皮各6克，枳壳10克，三棱10克，莪术10克，穿山甲（先煎）10克，郁金10克，炙鸡内金10克，金钱草30克，夏枯草15克，蒲公英15克，泽泻、泽兰各10克，炙甘草3克。14剂，每日1剂，早晚分服。嘱患者戒烟酒，少食煎炸烧烤食品，少吃坚果类零食及生冷瓜果，忌食腌制或是易霉变的食品。

【案例辨析】

胰腺癌是一种恶性程度很高，诊断和治疗都很困难的消化道恶性肿瘤，约90%为起源于腺管上皮的导管腺癌，发病率男性高于女性，男女之比为（1.5～2）∶1，男性患者远较绝经前的妇女多见，绝经后妇女的发病率与男性相仿。胰腺癌的病因尚不十分清楚，其发生与吸烟、饮酒、高脂肪和高蛋白饮食、过量饮用咖啡、环境污染及遗传因素有关，近年来的调查报告发现糖尿病人群胰腺癌的发病率明显高于普通人群，伴糖尿病的胰腺癌患者较不伴发者预后差，而且术后更易发生并发症。胰腺癌临床表现取决于癌的部位、病程早晚、有无转移及邻近器官累及的情况，多数患者出现上腹部饱胀不适、疼痛。

此例胰腺癌患者为早期发现，手术亦较为成功，术后配合中药治疗，有利于根除造成发生胰腺癌的基础病因，防止肿瘤复发转移，从而改善患者的预后。按其临床症状特点，参照中医学"胁痛""积聚"范畴来辨证论治。其诱发因素常与饮食、情志有关，酒食不节，损伤脾胃，运化失职，痰湿内生，湿热内蕴，中焦枢机不利，影响肝胆疏泄之职；或因情志失调，肝胆气郁，木横犯土，影响脾胃运化功能。其癌肿虽在胰，但病变却与肝、胆、脾、胃功能失调密切相关。肝失条达、胆失疏泄，脾失健运，胃失和降，进而气郁化火，气滞血瘀，湿热内聚，无形之火热毒邪附着于有形之痰湿瘀血，化生癌毒，癌毒伤气耗阴，形成邪愈胜而正愈虚，正愈虚而邪愈胜的恶性循环。

首诊时患者表现为形体消瘦，面色萎黄，舌淡脉细，此为正气受损、气血两虚、机体失养所致。右上腹不适，有时连及腰部，舌质暗，舌下静脉迂曲，脉涩，为气虚无力推动血行、气滞血瘀、不通而痛所致。口苦尿黄为肝胆疏泄不利、气郁化火所致。饮食稍有不慎则易腹泻，舌边有齿印，为脾运失健，痰湿内生之象。患者本肿瘤术后，正气受伤，邪毒残留，故当扶正祛邪。方选当归补血汤以益气生血，参苓白术散健脾化湿，归芍六君子汤健脾养肝，附子泻心汤寒热并用，泻热燥湿，三金汤疏利肝胆，此四方合方加减，使气血得充，正气得强，湿热得化，气血流畅，恢复体内气血阴阳平衡。在此基础上，又加用炮穿山甲一味，为鲮鲤科动物鲮鲤的鳞甲，性味咸寒，归肝经、胃经，具有活血散结、通经下乳、消痈溃坚的功效。张锡纯在《医学衷中参西录》中云："穿山甲，气腥而窜，其走窜之性无微不至，故能宣通脏腑，贯彻经络，透达关窍，凡凝血血聚为病皆能开之"。诸药合用，使脾气旺而能运化水谷，气血生化有源，肝血足而能行使疏泄之职，全身气机调畅，血脉充盈、阳气旺盛则能使新陈代谢有序，旧血消散而新血能发挥营养机体的作用。

二诊时患者疼痛缓解、食欲改善，但查其舌苔白腻，故治疗侧重于健脾助运，方选香砂六君子汤合三金汤加减，并加三棱、莪术与炮穿山甲配合加强消癥散结之力。张锡纯在《医学衷中参西录》中云："三棱气味俱淡，微有辛意；莪术味微苦，气微香，亦微有辛意，性皆微温，为化瘀血之要药。以治男子痃癖，女子癥瘕，月经不通，性非猛烈而建功甚速。其行气之力，又能治心腹疼痛、胁下胀疼，一切血凝气滞之症。若与参、术、芪诸药并用，大能开胃进食，调血和血。若细核二药之区别，化血之力三棱优于莪术，理气之力莪术优于三棱。"缪希雍在《本草经疏》中言莪术"行气破血散结，是其功能之所长，若夫妇人、小儿气血两虚，脾胃素弱而无积滞者，用之反能损真气，使食愈不消而脾胃益弱。即有血气凝结、饮食积滞，亦当与健脾开胃、补益元气药同用，乃无损耳"。三棱、莪术均来源于植物的根茎，两药常配合运用于腹中积块之症，价格不高而药力较强。

三诊时患者诉口干苦，尿黄赤，舌红苔黄，此为气郁化火、肝胃郁热所致。热邪煎熬津液为痰，故见有痰，咽中不适。气滞血瘀，不通而痛，故见腰痛，舌暗。在前面调和肝脾治法的基础上，加夏枯草、蒲公英清泻肝胃郁热。夏枯草为唇形科双子叶植物夏枯草的干燥果穗，始载于《神农本草经》，味苦、辛，性寒，具有清肝泻火、明目、散结消肿的作用，《本草求真》言："夏枯草，辛苦微寒。按书所论治功，多言散结解热，能愈一切瘰疬湿痹，目珠夜痛等症，似得以寒清热之义矣。何书又言气禀纯阳，及补肝血，得毋自相矛盾乎？讵知气虽寒而味则辛，凡得辛则散，其气虽寒犹温，故云能以补血也。是以一切热郁肝经等证，得此治无不效，以其得藉解散之功耳。"蒲公英的主要功能是清热解毒、消肿和利尿，药理学研究显示它具有广谱抗菌的作用，还能激发机体的免疫功能，达到利胆和保肝的作用。鲜嫩的蒲公英全草可作为蔬菜食用，如《本草纲目》所云："蒲公英嫩苗可食，生食治感染性疾病尤佳。"

　　胰腺癌恶性度高，预后差，现代医学疗法尚未取得突破性进展，配合中药治疗的优势在于从整体观念出发，审证求因，针对造成胰腺癌发病的根本原因，调节脏腑功能，扶正祛邪，能较好地缓解患者的临床症状，提高患者的生活质量，增强患者战胜疾病的信心。

◆**病案5　宫颈癌术后**

【病情介绍】

庄某，女，51岁。患者因不规则阴道出血，于2015年5月12日行宫颈刮片病理检查示中分化鳞状细胞癌，遂于2015年5月19日行全子宫切除术，临床分期为Ⅰb，血清学检查未见明显异常。

【治疗经过】

2015年6月9日初诊。患者诉腰酸不适，烘热阵作，心烦口苦，头晕心慌，食欲可，尿黄，大便偏干，量不多，夜寐不安，时有盗汗。查其面色少华，口唇色淡，舌质淡暗，苔薄白，舌下静脉迂曲，脉细涩。证属血虚血瘀、湿热下注。治法拟养血活血、清热解毒。处方如下所述。

当归10克，川芎10克，生地黄10克，川牛膝10克，三七（冲服）5克，天花粉15克，三棱10克，莪术10克，夜交藤30克，鸡血藤30克，黄柏5克，桑寄生15克，川续断15克，炙甘草5克，墓头回10克。14剂，每日1剂，早晚分服。嘱患者劳逸结合，调畅情志，忌食海腥发物。

2015年6月23日二诊。患者诉心慌气短，劳则腰酸，食欲可，夜间口干，梦多易惊，入睡困难，尿黄，大便量少。查其舌质淡红，少津，苔薄黄，脉细。证属气阴两虚、虚火伤津、心失所养。治法拟益气养阴、清热活血、养心安神。处方如下所述。

三七（冲服）5克，太子参15克，麦冬15克，五味子10克，川牛膝10克，百合20克，生地黄10克，桑寄生15克，川续断15克，当归10克，南沙参15克，北沙参15克，天花粉15克，紫丹参10克，郁金10克，夏枯草10克，萆草15克。14剂，每日1剂，早晚分服。嘱患者劳逸结合，调畅情志，忌食海腥发物。

2015 年 7 月 22 日三诊。患者诉手足心热，夜间盗汗，睡眠易醒，有时头晕耳鸣，食欲可，饮水多，大便偏干，小便通畅。查其舌质红，苔少，脉细。证属肾虚火旺、心失所养、阴虚阳亢。治法拟滋肾填精、养血清热、泻南补北。处方如下所述。

桑寄生 15 克，川续断 15 克，生地黄 10 克，川芎 10 克，熟地黄 10 克，桂枝 10 克，阿胶 10 克，炙鳖甲（先煎）15 克，牛膝 10 克，当归 10 克，肉苁蓉 10 克，巴戟天 10 克，郁金 10 克，鸡内金 10 克，糯稻根 15 克，浮小麦 15 克，陈皮 5 克，炙甘草 5 克。28 剂，每日 1 剂，早晚分服。嘱患者劳逸结合，调畅情志，忌食海腥发物。

【案例辨析】

宫颈癌是常见的妇科肿瘤，其发病原因主要是高危型HPV 持续感染，早期筛查和积极治疗癌前病变可以降低其发病率。有资料显示，妇科常规体检检出宫颈癌癌前病变率为1.21%，尤其是在 41 ～ 55 岁年龄阶段、宫颈糜烂Ⅱ～Ⅲ度，或有宫颈息肉的妇女尤当积极治疗，预防发生宫颈癌。

中医古籍无宫颈癌的病名，类似宫颈癌症状的记载散见于"带下病""五色带下"等文献中。其发病原因与体质虚弱、不洁房事、感受外邪等有关，女性本属血少气多的体质特征，若加后天调养失当、过度劳累、伤精耗血，正气不足，则易感受外邪，所谓邪之所凑，其气必虚。邪伤冲任，经脉阻滞，功能失常，血瘀胞宫，发生肿瘤。正如宋代陈自明在《妇人大全良方》中所云："妇人脏腑调和，经脉循环，则月水以时而无病。若乘外邪而合阴阳，则小腹胸胁腰背相引而痛，月事不调，阴中肿胀，小便淋漓，面色黄黑，则生瘤矣。"宫颈癌病位在胞宫，与肾、肝、脾等功能密切相关，证候特点是本虚标实，其虚以肾精、肝血、气虚为多，标实可兼夹血瘀、气滞、湿热、癌毒。

　　本例患者早期发现，已行根治手术，多数预后较好，再配合中药治疗以根除其初始病因，改善其临床症状，并有预防复发转移的益处，使患者更快更好地痊愈。初诊时患者面色少华，口唇色淡，舌淡脉细，腰酸不适，头晕心慌，为气血不足、肝肾亏虚之象。烘热阵作，心烦口苦，夜寐不安，时有盗汗，为阴虚火旺、上扰心神之象。尿黄便干为火热伤津、肠燥津枯之象。阴血不足，血脉空虚，血行迟缓，又加气虚无力推动，故见舌暗，舌下静脉迂曲，脉涩，为血瘀之象。肝肾精血同源，互生互化，故采用滋水涵木的方法，补肾以养肝，使肝血有藏，冲任、胞宫得以充养，血脉充盈，血行流畅。方选四物汤、保阴煎合方加减。四物汤出自宋代《太平惠民和剂局方》，是一首养血活血的基本方，方中当归补血养肝、和血调经，为君；熟地黄滋阴补血为臣；白芍药养血柔肝和营为佐；川芎活血行气、畅通气血为使。四味合用，补而不滞，滋而不腻，养血活血，可使营血调和。保阴煎出自《景岳全书》，具有滋阴凉血止血的作用，方中生地黄清热凉血、养阴生津；熟地黄、白芍养血敛阴；黄芩、黄柏清热泻火、直折热邪；续断固肾止血，地榆、槐花凉血止血；甘草调和诸药。又加一味墓头回，为败酱科植物学的根，性凉味苦涩，入肝、心经，具有燥湿止带、收敛止血，清热解毒的功效，《本草纲目》记载其多用来治带下、崩中。

　　二诊时查患者舌红少津脉细，综合分析为气阴两伤之象，故治法上偏重扶正养阴，方选生脉散、百合地黄汤、沙参麦冬汤合方加减。百合地黄汤出自张仲景《金匮要略》，具有养阴清热、补益心肺的作用，方中百合色白入肺，养肺阴而清气热；生地黄色黑入肾，益心营而清血热；心肺同治，阴复热退，百脉因之调和，病可自愈。在用药上，尽量少用苦燥伤阴之品，清热选用了夏枯草、葎草，虽能清热却不苦燥，且能活血散结。葎草又名拉拉秧，来源于桑科植物，善走血分，既能凉血止血，又能活血行血。

三诊时患者头晕耳鸣，手足心热，夜间盗汗，综合分析为肝肾阴虚于下，阳热亢盛于上，扰动心神所致。仿照泻南补北治法特点，取大补阴丸、保阴煎、地黄饮子合方之意以补肾填精、滋养肾阴，使肾水足而上济心火，虚火得消。因熟地较为滋腻，阿胶、鳖甲为动物类药，也难以消化，故加郁金、鸡内金、陈皮疏肝和胃以助运化，帮助行使药力。又加糯稻根、浮小麦增强止汗之力，因汗为心之液，当心阴不足、心神不安时，易见盗汗，而糯稻根、浮小麦均来源于谷物，善于止汗，又能帮助顾护正气。

早期宫颈癌患者通过采用手术切除子宫可获得近期治愈的疗效，然而其体质易感性，以及子宫切除后、体内激素分泌调节、内环境改变，并未得到修复，患者会因为不能很好地适应内环境的改变而出现不适症状，影响其生活质量，采用中药治疗可以从整体上恢复患者失去的阴阳气血平衡，修复组织创伤，增强机体免疫功能，从而更好地预防病情复发。

◆病案6 喉癌术后

【病情介绍】

郭某，男，73岁。于2017年3月5日行声门型喉癌手术，病理示为中分化鳞状细胞癌，行颈部淋巴结清扫，其中2枚淋巴结查有癌细胞浸润，有高血压病史20余年，服用2种降压药物，有糖尿病史2年，口服长效降糖药。患者及其家属拒绝行进一步放、化疗，要求中药治疗。

【治疗经过】

2017年6月7日初诊。患者诉喉部手术伤口处分泌物较多，自觉局部有痰黏着感，颈部皮肤绷紧感，阵发性咳嗽，有痰色黄，口渴欲饮，食欲不振，大便秘结，睡眠不佳。查其舌质红，苔黄腻，脉弦滑。证属痰热交结，阻于咽喉，肺气失宣。治法拟清热化痰、解毒宣肺。处方如下所述。

瓜蒌皮15克，法半夏10克，黄连3克，夏枯草10克，大贝母10克，玄参10克，黛蛤散（包煎）10克，杏仁10克，桃仁10克，牛蒡子15克，急性子10克，芦根15克，冬瓜子15克，黄芩10克，桔梗6克，生甘草3克。14剂，水煎服，日1剂。嘱患者忌食辛辣刺激之品，少吃煎炸烧烤及粗糙坚硬食品，避风寒，防外感，保护伤口，少去人群集中的公共场所。

2017年7月14日二诊。患者诉痰量较前减少，但夜间咳嗽，有时盗汗，倦怠乏力，食欲一般，大便每日1次，夜尿2次，睡眠不佳。查其舌质淡红，苔薄黄，脉弦。测血压为139/82mmHg。证属肺热未清、卫表失和、气阴受损。治法拟清肺化痰、益气固表、养阴润肺。处方如下所述。

桑叶10克，菊花10克，桑白皮15克，黄芩10克，炙枇杷叶15克，大贝母10克，荆芥10克，防风10克，太子参 15 克, 黄芪 30 克, 炒白术 10 克, 猪苓 15 克, 茯苓 15 克, 桔梗 5 克, 陈皮 5 克, 百合 30 克, 忍冬藤 30 克, 夜交藤 30 克, 炙甘草 3 克。14 剂, 水煎服, 每日 1 剂。嘱患者忌食辛辣刺激之品, 少吃煎炸烧烤及粗糙坚硬的食品, 避风寒, 防外感, 保护伤口, 少去人群集中的公共场所。

2017 年 8 月 9 日三诊。患者诉咳嗽缓解, 口干减轻, 稍有白痰, 食欲可, 二便正常, 睡眠较前改善。查其舌质淡红, 苔薄白, 脉弦。证属脾气虚弱、痰湿内生、肺窍不利。治法拟益气健脾、理气化痰、利肺开窍。处方如下所述。

太子参 15 克, 党参 15 克, 黄芩 10 克, 黄精 20 克, 山药 20 克, 夜交藤 30 克, 鸡血藤 30 克, 郁金 10 克, 鸡内金 10 克, 陈皮 5 克, 法半夏 10 克, 炒白术 10 克, 猪苓 15 克, 茯苓 15 克, 炒薏苡仁 30 克, 远志 5 克, 石菖蒲 5 克, 桔梗 5 克, 川贝 5 克, 炙甘草 3 克。14 剂, 水煎服, 日 1 剂。嘱患者忌食辛辣刺激之品, 少吃煎炸烧烤及粗糙坚硬食品, 避风寒, 防外感, 保护伤口, 少去人群集中的公共场所。

【案例辨析】

喉癌是头颈部常见的恶性肿瘤之一, 好发于 40～60 岁的男性, 以鳞状细胞癌最为多见。早期发现、早期诊断、选择最佳手术模式使喉癌 5 年生存率得以提高, 但手术会给患者带来吞咽、发音、嗅觉、言语等诸多生理问题, 造成其生存质量下降, 配合中药治疗不仅能有效缓解患者的临床症状, 而且对于预防癌症复发转移具有重要意义。患者在手术后出现较大喉腔缺损, 一部分气道直接暴露在外界, 易受外邪侵袭, 发生感染, 分泌物增加, 同时在缺损的喉腔内可引起肉芽组织及瘢痕增生, 导致喉腔狭窄, 引起喉腔形态及气流通路的破坏性改变, 影响患者的正常呼吸, 容易发生咳嗽咽痛。临床资料显示喉癌术后并发肺炎的发生率约为 23%, 喉癌术后肺炎的产生还会影响呼吸、吞咽、发音等功能的恢复，甚至影响术后放射治疗、化学药物治疗。配合中药治疗，可以保护气道残留部分的功能、减少分泌物、预防感染，缓解或治愈患者咳嗽症状，使患者尽快恢复呼吸、吞咽、发音等功能。

喉癌病位在喉，喉连气管，内通于肺，属呼吸关隘，自古就有"喉为肺所主"之说。肺主一身之气，司呼吸，肺气充沛，宣降有度，则喉气充足，功能健旺，发音洪亮。若邪阻于肺，肺失宣降，喉失发声功能，则为"金实不鸣"；若肺气受损、阴津不足，不能维持喉的正常功能，则为"金破不鸣"。此患者初诊之时，手术伤口处分泌物较多，咳嗽痰黄，舌质红，苔黄腻，脉弦滑，此为痰热内蕴、阻滞肺气、宣降不利之象。热盛伤津，津不上承，故见口渴欲饮。肺失肃降，津液不能下布大肠，肠腑枯燥，故见大便秘结。痰阻气滞，困遏脾运，故见食欲不振。热性上炎，上扰心神，心神不安，故见睡眠不佳。综合分析，患者此阶段邪实为盛，属"金实不鸣"，治当以祛邪为主，故选消瘰丸、小陷胸汤、千金苇茎汤合力清热化痰散结。消瘰丸出自程国彭《医学心悟》，具有清热化痰、软坚散结的作用，方中玄参清热滋阴、凉血散结；牡蛎软坚散结；贝母清热化痰。三药合用，可使阴复热除，痰化结散，使瘰疬自消。小陷胸汤出自张仲景《伤寒论》，具有清热涤痰、宽胸散结的作用，方中全瓜蒌甘寒，清热涤痰、宽胸散结，用时先煮，意在"以缓治上"而通胸膈之痹；臣以黄连苦寒泄热除痞，半夏辛温化痰散结，全方辛开苦降，润燥相得。苇茎汤出自于孙思邈《备急千金要方·肺痈》，具有清肺化痰、逐瘀排脓的作用，方中苇茎甘寒轻浮，清肺泻热为君；瓜瓣化痰排脓为臣；桃仁活血祛瘀，薏苡仁清肺破毒肿，共为佐使。四药合用，共成清肺化痰、逐瘀排脓之功。

二诊时患者咳嗽，舌红苔黄，综合分析为肺热未清，宣肃失常，痰已不多，故治法转为扶正祛邪并进，祛邪以清肺热为主，方选桑菊饮、桑白皮汤、百合固金汤合方加减，扶正以玉屏风散固护卫气、四君子汤补益脾气。痰本为津液所聚而成，痰虽消而津液已伤，故待痰邪渐去之时还要顾及肺之阴津，故渐加沙参、麦冬等品以滋养肺阴。

三诊时患者症状不多，病情已经平稳，其舌象基本正常，故知其邪已去七八分，当转以顾护脏腑正常功能为主，调动人体自身抗病能力以求自行修复，此例患者本已年高，又经手术，正气耗损，而不能发声，肺主呼吸功能也受影响，日久子耗母气，故以培土生金之法调理善后，杜绝生痰之源，保持肺气清肃，以防病情复发或转移。方选参苓白术散、六君子汤合方加减，另加川贝母打粉冲服，能充分发挥清热润肺、化痰止咳的功效，止咳效果好且药性平和，散结利咽，使患者保持气道通畅。

喉癌的发病与吸烟、饮酒、反复呼吸道感染、喜食辛辣刺激之品有关，对于喉癌患者，劝其戒除烟酒、少食辛辣刺激之品非常重要，同时要注意避开外邪，劝患者少去公共场所，尤其是在流感高发季节，注意切断传染途径，以防反复呼吸道感染，细菌病毒在咽喉部聚集，刺激细胞发生突变。除口服中药以外，还可配合中药足浴、针灸等外治法提高患者免疫力，并帮助患者选择适合的体育锻炼方法，增强抵抗力。